科学出版社普通高等教育案例版医学规划教材

广东省精品教材

供医学、药学、医学检验技术等专业使用

案例版

人体解剖学与组织胚胎学

第 3 版

主　编　曾明辉　李艳萍

科学出版社

北　京

郑 重 声 明

为顺应教育部教学改革潮流和改进现有的教学模式，适应目前高等医学院校的教育现状，提高医学教育质量，培养具有创新精神和创新能力的医学人才，科学出版社在充分调研的基础上，引进国外先进的教学模式，独创案例与教学内容相结合的编写形式，组织编写了国内首套引领医学教育发展趋势的案例版教材。案例教学在医学教育中，是培养高素质、创新型和实用型医学人才的有效途径。

案例版教材版权所有，其内容和引用案例的编写模式受法律保护，一切抄袭，模仿和盗版等侵权行为及不正当竞争行为，将被追究法律责任。

图书在版编目（CIP）数据

人体解剖学与组织胚胎学/曾明辉，李艳萍主编. —3版. —北京：科学出版社，2023.12

科学出版社普通高等教育案例版医学规划教材·广东省精品教材

ISBN 978-7-03-076973-2

Ⅰ. ①人… Ⅱ. ①曾… ②李… Ⅲ. ①人体解剖学–高等学校–教材 ②人体组织学–人体胚胎学–高等学校–教材 Ⅳ. ① R32

中国国家版本馆 CIP 数据核字（2023）第 208616 号

责任编辑：钟　慧/责任校对：宁辉彩
责任印制：张　伟/封面设计：陈　敬

科学出版社 出版
北京东黄城根北街 16 号
邮政编码：100717
http://www.sciencep.com

北京汇瑞嘉合文化发展有限公司 印刷
科学出版社发行　各地新华书店经销
*

2010 年 8 月第　一　版　开本：787×1092　1/16
2023 年 12 月第　三　版　印张：16 1/2
2023 年 12 月第十七次印刷　字数：488 000

定价：98.00 元
（如有印装质量问题，我社负责调换）

《人体解剖学与组织胚胎学》(第3版)
编写人员

主　审	汪华侨	曾园山					
主　编	曾明辉	李艳萍					
副主编	刘　靖	周　畅	贾　琴	张　黎	潘三强	李晓明	郭文平
编委会	曾明辉	李艳萍	周　畅	汪华侨			
	曾园山	张　黎	刘　靖	潘三强			
	罗　涛	郭文平	李晓明	程　欣			
	贾　琴	罗　利	陈英华	严　莉			
	杨俊华	吴　爽	马宇昕	李莉霞			
	吴燕明	张　洁	蒋裕芸	伍思琪			
	张雪梅	李卫东	洪乐鹏	文锦坤			

参编人员（按姓氏汉语拼音排序）

曹佳会	广州中医药大学	汪华侨	中山大学中山医学院
陈英华	南方医科大学	王　欣	广东药科大学
程　欣	暨南大学	文锦坤	广东药科大学
冯滢瀛	广州华商职业学院	吴　爽	广东药科大学
郭文平	广州中医药大学	吴燕明	广东药科大学
洪乐鹏	广州医科大学	伍思琪	广东药科大学
贾　琴	广东药科大学	严　莉	广东药科大学
蒋裕芸	广东药科大学	杨俊华	广东药科大学
李莉霞	广东药科大学	杨雅琪	广东药科大学
李晓明	广东药科大学	曾满红	广东药科大学
李卫东	广东药科大学	曾明辉	广东药科大学
李艳萍	广东药科大学	曾园山	中山大学中山医学院
刘　靖	广东药科大学	张　洁	广东药科大学
罗　利	广东省医学学术交流中心	张　黎	广东药科大学
罗　涛	中山大学中山医学院	张雪梅	湖南医药学院
马宇昕	广东药科大学	张玉英	广东药科大学
潘三强	暨南大学	周　畅	广东药科大学
唐　佩	广东药科大学		

绘　图	曾明辉	周　畅	

前　言

自《人体解剖学与组织胚胎学》（第 2 版）2016 年 8 月出版以来，陆续得到了国内多个知名院校的认可和使用，使用的范围涵盖医学类、药学类和医学检验技术等十余个专业，对这些专业的人才培养起到了十分重要的作用。其简洁、明快的特色，以及较为完善的内容描述和精美的插图，既能充分满足教学需要，又不会使学生和教师觉得烦琐累赘，使得读书、学习变成了一种享受，深受广大师生的喜爱。同时，《人体解剖学与组织胚胎学》（第 2 版）在这些年的使用过程中也发现了一些不足之处，主要表现在：①教材的专业属性使其内容比较多，学生不太好归纳总结。②部分案例对教材内容的补充说明仍然不够充分，如案例 21-1 是胚泡植入部位不正确导致的不全流产，但在正文里没有相应解释说明，使学生不易理解；有些重要内容没有相关案例，如胰岛相关内容跟糖尿病有密切关系，但却没有糖尿病的案例。③有些同学反映，部分练习题在教材里找不到直接的答案，希望提供练习题答案等。

本次修订充分贯彻党的二十大报告中关于教育、科技、人才是全面建设社会主义现代化国家的基础性、战略性支撑思想，保留了第 2 版简洁、明快的特色和风格，保留了原有的框架和基本内容，并针对其不足之处进行了修改，主要包括以下 5 个方面：①对内容比较多并且不太好归纳总结的章节增加了思维导图，共 28 幅，使学生更易于整体把握、总结和记忆。②保持教材的先进性，将相关学科的新进展融入教材之中，如对视野中物体光线在视网膜上投射点位的确定，引入了更精确的视野-视网膜投射模型；对用于判断眼外肌功能障碍导致的各种斜视，临床上经常使用的，但以前教材里没有的谢林顿（Sherrington）定律（法则）和黑林（Hering）法则（定律）作了介绍等。③对全部案例在教材正文里的引用做了补充，使正文与案例更加有机衔接，使学生更易于理解；对内容重要但没有案例的章节增加了案例，如胰岛相关内容增加了糖尿病的案例。④把思政内容融入教材，宣扬实事求是的科学态度和敬畏生命、珍爱生命、崇尚科学的精神，以及救死扶伤的人道主义精神，激励和启发学生学好医学、药学，服务人民的志向。在相关章节内容中介绍了我国科学家的贡献，如在胰岛素相关内容中，介绍了我国科学家在世界上首先人工合成具有生物活性的牛胰岛素等，增加同学们的民族自豪感。⑤针对有学生反映部分练习题在教材里找不到直接答案的问题，修订中将部分综合性及探索性较强练习题的参考答案附在教材后面，便于学生查阅复习；将部分记忆型的叙述题做了删减，替换成了启发性思考题。

本教材第 3 版的出版是全体编写人员、出版社和有关部门工作人员辛勤工作的结果，内容丰富、结构严谨，争取在编写质量上更加完善和进一步提高，在更高的水平上满足教学的需求，希望为不断提高教学水平和增强学生的竞争力作出新的贡献。教材中可能还有不足之处，敬请读者批评指正，如有建议和意见请发至 zmh8864321@163.com，在此谨致真诚的感谢！

曾明辉　李艳萍

2023 年 8 月

目　　录

第一篇　人体解剖学

第二篇　人体组织学与胚胎学

第一篇　人体解剖学

人体解剖学绪论

一、人体解剖学的概念

人体解剖学（human anatomy）是一门研究正常人体形态、结构和器官空间位置关系的学科。弗里德里希·恩格斯说过："没有解剖学就没有医学。"解剖学是医生的地图。解剖学不但是医学的重要基础课，也是药学的基础课。对药学类专业而言，了解人体解剖学的知识，能够更好地理解药物在体内如何被吸收、转运、代谢，如何发挥治疗作用，并可激发创造性的思维，为药物研发和制造打下基础。

二、人体解剖学的区分

人体解剖学分为大体解剖学（巨视解剖学）、显微解剖学（组织学）、成长解剖学、放射解剖学和临床解剖学等。大体解剖学（gross anatomy）又进一步分为系统解剖学（systematic anatomy）和局部解剖学（regional anatomy）。系统解剖学是以人体的功能系统（如运动系统、消化系统、呼吸系统等）为单位，逐个系统地来研究和学习人体器官的形态、位置和结构。人体的器官组成分为 9 个系统：运动系统、消化系统、呼吸系统、泌尿系统、生殖系统、循环系统、感觉器官、神经系统和内分泌系统。局部解剖学是在系统解剖学的基础上，以区域（如胸部、腹部等）为单位，逐个区域地来研究和学习人体器官或结构的形态和空间位置关系。

三、人体的分部

人体（human body）可人为地分为头、颈、躯干、上肢和下肢（图绪-1）。躯干前面的上部和下部分别称为胸部（thorax）和腹部（abdomen）；而躯干后面的上部和下部分别称为背部（back）和腰部（lumbar）。颈的后部称为项。上肢再分为肩、臂（上臂）、前臂和手。下肢再分为臀部（gluteus）、大腿（thigh）、小腿和足。

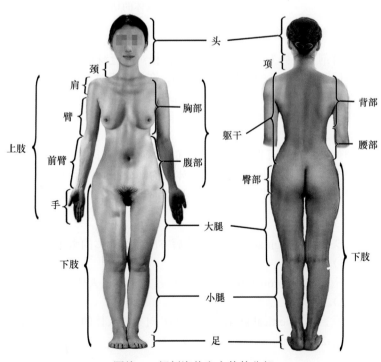

图绪-1　解剖姿势和人体的分部

四、人体解剖学的常用术语

（一）解剖学姿势

解剖学姿势（anatomical position）指身体直立，面向前，两眼平视前方；两足跟、足尖靠拢，足尖向前；两上肢垂于身体的两侧，掌心向前（图绪-1，图绪-2）。在描述人体任何器官或结构的形态和位置时，均以此姿势为准。

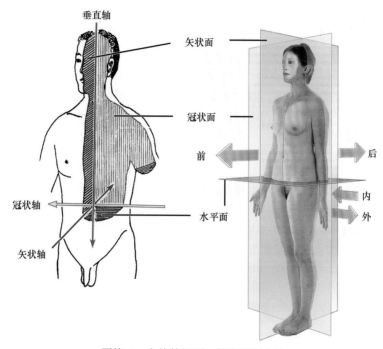

图绪-2　人体的切面、轴和解剖方位

（二）解剖方位

以解剖学姿势为准，前（腹侧）指相对靠近身体前面（腹部）的部分；后（背侧）指相对靠近身体后面（背部）的部分（图绪-2）。在描述手时常用掌侧面代替前，用背侧面代替后。上指相对靠近头顶的部分；下指相对靠近足底的部分。在躯干，有时用颅侧来代替上，用尾侧来代替下。近侧用于表示相对靠近肢体的根部或附着端的部分；而远侧用于表示相对远离肢体的根部或附着端的部分。

内侧指相对靠近正中矢状面的部分；而外侧指相对远离正中矢状面的部分。内用于表示相对靠近中空性器官的内腔或相对靠近体腔的部分；而外用于表示相对远离中空性器官的内腔或相对远离体腔的部分。浅指相对靠近体表的部分；而深指深部相对远离体表的部分。

（三）身体的轴

1. 矢状轴（sagittal axis）　为前后方向穿过人体的水平轴，与身体的前面垂直，与矢状面平行（图绪-2）。

2. 冠状轴（coronal axis）　为从左右方向穿过人体的水平轴，与矢状轴垂直，与冠状面平行（图绪-2）。

3. 垂直轴（vertical axis）　为上下方向穿过人体的轴，与地面垂直，与冠状轴和矢状轴相互垂直（图绪-2）。

（四）相关平面

1. **矢状面**（sagittal plane）　是与身体前面垂直，将人体分为左、右两部分的切面。其中通过人体中线，将人体分为左、右对称两部分的切面，称正中矢状面（median sagittal plane）（图绪-2）。

2. **冠状面**（coronal plane）　又叫额状面（frontal plane），是与矢状面垂直，将人体分为前、后两部分的切面（图绪-2）。

3. **水平面**（horizontal plane）　又叫横切面（transection），沿水平线穿过人体，将人体分为上、下两部分的切面（图绪-2），与矢状面和冠状面相互垂直。

单个器官的切面以其本身的长轴为准，器官的横切面是与其长轴垂直的切面，而器官的纵切面是与其长轴平行的切面。

（曾明辉）

作业练习

名词解释：解剖学姿势、矢状面、冠状面、水平面。

运动系统

运动系统（locomotor system）包括骨、骨连结和骨骼肌3部分。单块骨由骨连结相连形成骨骼（skeleton）。运动系统的功能主要有构成人体的基本支架、运动、保护重要器官（如脑、心、肺、肝等）、作为某些矿物质（如钙、磷等）的储藏库，以及造血等。

第一章 骨 学

第一节 骨学总论

成人的骨有206块，按部位可分为躯干骨、四肢骨和颅骨等（图1-1、图1-2）。

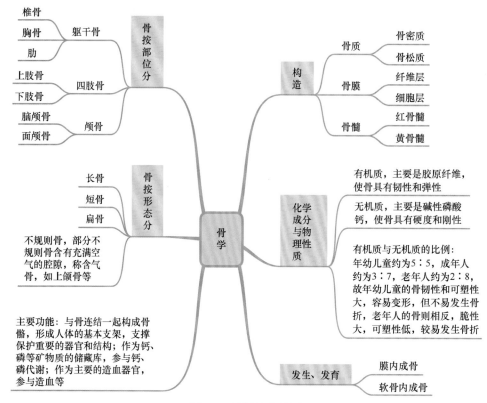

图1-1 骨学思维导图

一、骨的形态和分类

按形态，人体的骨分为长骨、短骨、扁骨和不规则骨4类（图1-1、图1-2）。

1. 长骨 分布于四肢，呈长管状，分为一体和两端（图1-2B）。体又称骨干，含有骨髓腔（bone medullary cavity），在活体骨中容纳骨髓（bone marrow）。两端膨大，称骨骺，具有光滑的关节面。在活体，关节面由关节软骨覆盖。骨干与骨骺之间的部分称干骺端，在青少年含有骺软骨。骺软骨在成年后骨化，变成骺线。

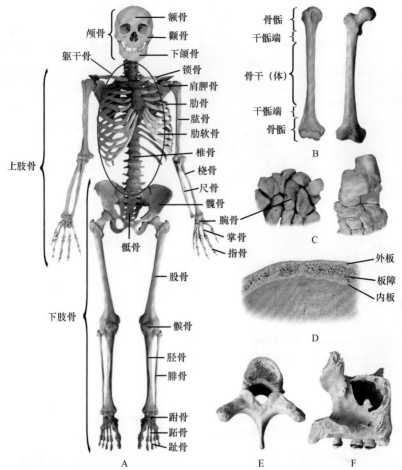

图 1-2　骨的分部、形态和分类（标本）

A.全身骨概况；B.长骨；C.短骨；D.扁骨；E.不规则骨；F.含气骨

2. 短骨　大致呈立方形，多成群分布于腕和足，包括腕骨和跗骨（图 1-2C）。

3. 扁骨　呈板状，主要参与构成颅腔和胸腔的壁，如颅盖骨和肋骨（图 1-2D）。扁骨的功能主要是保护重要的器官，如脑、心、肺、肝、脾等。

4. 不规则骨　形状不规则，包括椎骨（图 1-2E）、髋骨、面颅骨等。有些颅骨内含有充满空气的腔隙，称含气骨（图 1-2F）。这些含气骨内的腔隙称为窦。窦常根据其所在的骨来命名，如上颌骨内的腔隙称上颌窦。

二、骨 的 构 造

骨由骨质、骨膜和骨髓构成（图 1-3），有丰富的血液供应和神经分布。

1. 骨质（bone substance）　分为骨密质（又称密质骨）和骨松质（又称松质骨/海绵状骨质）（图 1-3）。骨密质（compact bone）的质地致密，主要分布于长骨的骨干和其他骨的表面，能够抵抗压力和卷力；骨松质（cancellous bone）呈海绵状，分布于长骨的骨骺和其他骨的内部，由相互交织在一起的骨小梁构成。

2. 骨膜（periosteum）　分为骨外膜和骨内膜两部分，通常说的骨膜指骨外膜，它覆盖于除关节面以外的整个骨表面，由纤维结缔组织构成，可分为内、外两层（图 1-3）。外层致密，又称纤维层，由纤维结缔组织构成；内层疏松，又称细胞层。骨内膜衬于骨髓腔和骨松质网眼的壁。骨外膜的细胞层和骨内膜含有的成骨细胞和破骨细胞，分别具有产生新骨质和吸收旧骨质的功能。骨膜含有丰富的血管和神经，在骨的营养、再生和修复中起重要作用。为防止骨坏死或延迟愈合，

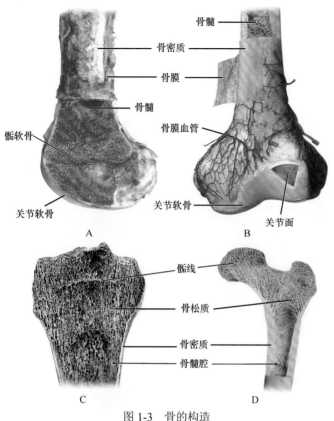

图 1-3　骨的构造

A. 新鲜猪骨标本；B. 固定骨湿标本；C、D. 骨质干标本

3. 骨髓　充填于骨髓腔和骨松质的间隙内，分为红骨髓和黄骨髓两种（图 1-3）。红骨髓（red bone marrow）属于造血组织，由不同发育阶段的血细胞构成，呈红色，有造血功能。黄骨髓（yellow bone marrow）主要由脂肪组织构成，呈黄色，没有造血能力。胎儿和 5 岁以下婴幼儿的骨髓都是红骨髓。从 6 岁开始，长骨骨干内的红骨髓逐渐被黄骨髓取代。到 18 岁左右，四肢长骨骨髓腔里的红骨髓几乎都被黄骨髓取代。短骨、扁骨、不规则骨、长骨骨骺的骨髓终身都是红骨髓。在慢性失血过多或重度贫血时，黄骨髓可重新转化为红骨髓，恢复造血功能。

三、骨的化学成分和物理性质

在化学组成上，骨由有机质和无机质组成。有机质主要是胶原纤维，构成骨的支架，赋予骨弹性和韧性。无机质主要由钙盐（如碱性磷酸钙等）构成，使骨具有硬度和刚性。骨的物理性质取决于其有机质与无机质的比例。有机质的比例越大，其弹性、韧性越大；无机质的比例越大，则其硬度和脆性越大。用稀盐酸来浸泡，可将骨的无机质去除，剩下的有机质可弯曲打结而不会折断（图 1-4）；用火来烧，可将骨的有机质去除，剩下的无机质松脆如泥沙。有机质与无机质的比例随年龄的增长而发生变化，在成年人，有机质与无机质的比例约为 3∶7，最为合适，故成年人的骨具有很大的硬度，以及适当的弹性和韧性。在年幼儿童，这个比例约为 5∶5，故他们的骨较柔软，容易变形，但不易发生骨折。在老年人，该比例约为 2∶8 或更低，骨的无机质占有较大的比例，故他们的骨脆性较大，较易发生骨折。案例 1-1 中老人和小孩同时摔倒，老人发生了骨折，而小孩没有，就是老年人尤其是女性老年人（因体内雌激素水平下降导致体内钙质流失，易发生骨质疏松）骨脆性大的缘故。

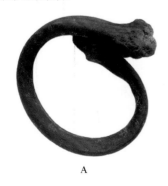
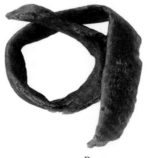
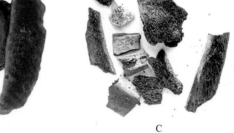

图 1-4　脱钙骨和焚烧骨（标本）

A. 脱钙腓骨；B. 脱钙肋骨；C. 焚烧骨

案例 1-1

　　患者，女，65 岁，牵着一 4 岁男孩在路上行走，两人不慎同时摔倒。老人当即不能起身，右腿不能活动，而小孩无大碍。立刻送医院。经 CT 检查等，老人被诊断为：右侧股骨颈骨折；小孩仅有膝关节前面皮肤轻微擦伤。

　　问题：老人与小孩两人同时摔倒，为何老人发生了骨折，而小孩却没有？

四、骨的发生和发育

　　骨约在胚胎第 8 周发生于中胚层的间充质，有膜内成骨和软骨内成骨两种成骨形式。

　　1. 膜内成骨　从胚胎第 8 周开始，中胚层的间充质先分化成膜状，在膜的基础上骨化，形成骨组织，称膜内成骨。多数扁骨，如颅盖骨等，以这种形式形成。

　　2. 软骨内成骨　中胚层的间充质先分化发育成软骨雏形，再骨化形成骨组织，称软骨内成骨。长骨就是以此形式形成的。一些骨由单一的骨化中心发育而来，而另一些则由两个或多个骨化中心发育而来。初级骨化中心发育成骨干，而次级骨化中心发育成骨骺。在发育早期的一段时间里，骨骺和骨干被骺软骨分隔开（图 1-3A）。骺软骨不断发育和骨化，形成骨组织，使骨不断加长。最后，骺软骨也全部骨化，变成骺线（图 1-3C、D）。骺线一旦形成，骨的长度就不会再增加。大多数骺软骨的骨化时间在 18～20 岁，女性比男性早 1～2 年。骨骼的发育一般在 25 岁全部完成。

（曾明辉　李莉霞）

第二节　躯　干　骨

　　躯干骨包括椎骨、肋和胸骨（图 1-1、图 1-2，图 1-5）。

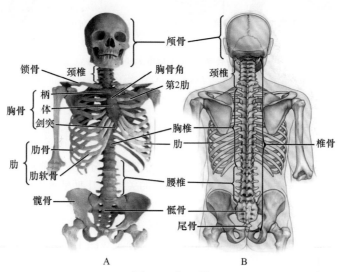

图 1-5　躯干骨
A. 前面观（标本）；B. 后面观（模式图）

一、椎　骨

　　在成年以前，分离椎骨的正常数目是 32 或 33 块，包括颈椎 7 块、胸椎 12 块、腰椎 5 块、骶椎 5 块、尾椎 3～4 块。在成年人，5 块骶椎相互融合成骶骨，3 块或 4 块尾椎融合成尾骨。

（一）椎骨的一般形态

典型椎骨（vertebra）由椎体和椎弓两部分组成（图1-6）。椎体呈短圆柱状，椎弓通过椎弓根与椎体相连，共同围成椎孔（vertebral foramen）。各椎骨的椎孔依次贯通，构成椎管（vertebral canal）。椎弓根的上面和下面分别有椎上切迹和椎下切迹。一个椎骨的椎下切迹与相邻椎骨的椎上切迹围成一个椎间孔（intervertebral foramen）。椎间孔有脊神经和伴随的血管通过。椎弓上有7个突起：1个棘突，伸向后方或后下方；1对横突，伸向侧方；1对上关节突和1对下关节突。

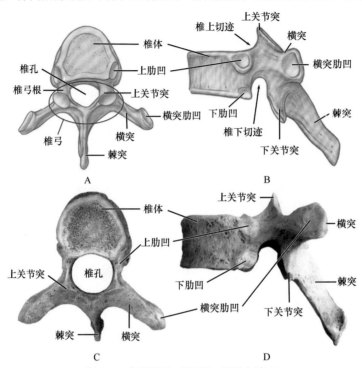

图1-6　典型椎骨（胸椎）的形态特点

A.上面观（模式图）；B.侧面观（模式图）；C.上面观（标本）；D.侧面观（标本）

（二）各部椎骨的主要特征

1.胸椎（thoracic vertebra）　在椎体侧面后部有上肋凹和下肋凹，在横突末端的前面有横突肋凹（图1-6）。胸椎的棘突较长，斜向后下方。关节突的关节面几乎呈冠状位（图1-6）。

2.颈椎（cervical vertebra）　在横突上有横突孔，横突末端分叉形成前、后两个结节（图1-7C）。第2～6颈椎的棘突较短，末端分叉。上、下关节突的关节面几乎呈水平位。第3～7颈椎体上面侧缘向上突起，称椎体钩。第1颈椎（寰椎）无椎体和棘突，呈环状，由前弓、后弓及两个侧块组成，前弓后面正中有齿突凹（图1-7D）。第2颈椎（枢椎）的椎体上面有齿突，与寰椎齿突凹相关节（图1-7F）。第7颈椎又名隆椎，棘突较长，不分叉（图1-7E），体表容易触及，是项部的重要体表标志。

3.腰椎（lumbar vertebra）　椎体较大，棘突宽而短，粗壮，呈方形的板状，大致水平伸向后方（图1-7G、H）。关节突的关节面几乎呈矢状位。

4.骶骨（sacrum）　由5块骶椎融合而成，近似三角形（图1-7A、B）。骶骨有一底、一尖、前面、后面和侧面，其内有骶管。

5.尾骨（coccyx）　由3～4块尾椎融合而成（图1-7A、B），其底在上方与骶骨尖相连，而其尖是游离的。

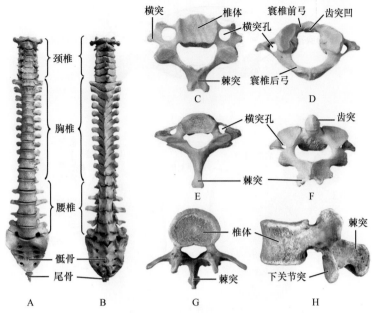

图 1-7 椎骨的分部和各部椎骨的特点（标本）

A. 脊柱（前面观）；B. 脊柱（后面观）；C. 典型颈椎；D. 寰椎；E. 隆椎（第 7 颈椎）；F. 枢椎（第 2 颈椎）；G. 典型腰椎（上面观）；
H. 典型腰椎（左侧面观）

二、肋

人体有 12 对肋（rib，costa），每条肋由肋骨与肋软骨两部分组成（图 1-5）。上 7 对肋的前端借肋软骨直接与胸骨连接，称真肋。下 5 对肋不直接与胸骨相接，称假肋。第 8～10 对肋的前端借肋软骨依次与上位肋的肋软骨连接，形成肋弓（costal arch）。第 11、12 对肋的前端游离，故这两对肋称为浮肋。典型的肋骨包括肋头、肋颈和肋体 3 部分。

三、胸 骨

胸骨（sternum）位于胸前壁正中，属于扁骨，分为胸骨柄、胸骨体和剑突 3 部分（图 1-5）。胸骨柄与胸骨体连接处，形成微向前突的胸骨角（sternal angle）。胸骨角即使在肥胖者也容易被触摸到，其两侧与第 2 肋的肋软骨相连，是临床上计数肋和肋间隙的重要标志。

（李莉霞　曾明辉）

第三节 四 肢 骨

一、上 肢 骨

上肢骨分为上肢带骨（肩带骨）和自由上肢骨两部分。

（一）上肢带骨（肩带骨）

上肢带骨包括锁骨和肩胛骨（图 1-8）。

1. 锁骨（clavicle）　呈"S"形，横行于胸廓前上方，全长在体表可触及，中部为体，内侧端为胸骨端，外侧端为肩峰端（图 1-2、图 1-5、图 1-8），将上肢和躯干连接起来。

2. 肩胛骨（scapula）　为三角形扁骨，贴于胸廓后面外上部，可分三缘（内侧缘、外侧缘和上缘）、三个角（上角、下角和外侧角）和二面［前面（肋面）和后面（背侧面）］（图 1-5、图 1-8）。肩胛骨的外侧角上有浅窝状关节面，称关节盂。后面有斜行的突起，称肩胛冈。肩胛冈的最外侧端称肩峰，是肩的最高部位。

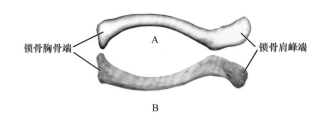

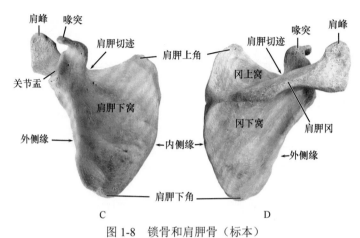

图 1-8　锁骨和肩胛骨（标本）

A. 右侧锁骨（上面观）；B. 右侧锁骨（下面观）；C. 右侧肩胛骨（前面观）；D. 右侧肩胛骨（后面观）

（二）自由上肢骨

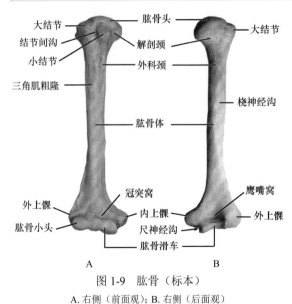

图 1-9　肱骨（标本）

A. 右侧（前面观）；B. 右侧（后面观）

自由上肢骨包括肱骨（上臂骨），桡骨和尺骨（前臂骨）及手骨（图 1-2）。

1. 肱骨（humerus）　位于上臂，是最长、最大的上肢骨，分一体及上、下两端（图 1-2、图 1-9）。上端有肱骨头，与肩胛骨的关节盂相关节。肱骨体中部的前外侧面有三角肌粗隆，体后面有浅而斜行的桡神经沟。肱骨的下端宽而扁，其外侧有肱骨小头，内侧有肱骨滑车，分别与桡骨头和尺骨的滑车切迹形成关节。肱骨滑车后面上方有较深的鹰嘴窝。肱骨下端的外侧和内侧分别有外上髁和内上髁。

2. 桡骨和尺骨　即前臂骨，它们都为长骨（图 1-2、图 1-10）。桡骨（radius）位于前臂外侧部，有一体（干）和上、下两端。整体上看上端较小，下端较大。上端膨大，称桡骨头，其上面有桡骨小头凹与肱骨小头相关节。桡骨头周围的环状关节面与尺骨相关节。桡骨头下方为桡骨颈。桡骨体呈三棱柱形，内侧缘为骨间缘，活体上有前臂骨间膜附着，并通过此膜与尺骨的骨间缘相连。下端外侧向下突出，称桡骨茎突。下端内面有尺切迹，与尺骨头相关节。下端下面有腕关节面与腕关节相关节。

尺骨（ulna）位于前臂的内侧部，也有一体（干）和上、下两端。上端粗大，前面有滑车切迹与肱骨滑车相关节。滑车切迹后上方有鹰嘴，前下方有冠突，冠突外侧面有桡切迹，与桡骨头周围的环形关节面相关节。冠突下方有尺骨粗隆。尺骨体上段粗，下段细，外缘为骨间缘。下端有尺骨头与桡骨的尺切迹相关节。尺骨头后内侧有锥状的尺骨茎突。

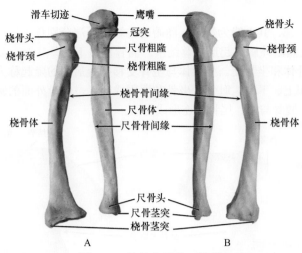

图 1-10 桡骨和尺骨（标本）

A. 右侧桡骨、尺骨（前面观）；B. 右侧桡骨、尺骨（后面观）

3. 手骨 包括腕骨、掌骨和指骨 3 部分（图 1-2、图 1-11）。

（1）**腕骨**（carpal bone）：包括 8 块短骨，排成近、远两列，每列 4 块（图 1-11）。从外往内，近侧列是手舟骨、月骨、三角骨和豌豆骨，远侧列是大多角骨、小多角骨、头状骨和钩骨。

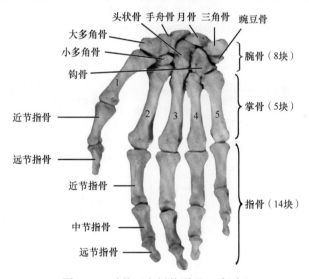

图 1-11 手骨（右侧前面观）（标本）

（2）**掌骨**（metacarpal bone）：包括 5 块长骨，从桡侧向尺侧分别为第 1～5 掌骨（图 1-11）。每块掌骨由近端的基底部、中部的骨干和远端的头组成。

（3）**指骨**（phalanx）：都属于长骨，共 14 块（图 1-11）。拇指有 2 节，即近节指骨和远节指骨，其余各指为 3 节，分别是近节指骨、中节指骨和远节指骨。

二、下肢骨

下肢骨也分为下肢带骨（髋带骨）和自由下肢骨两部分。

（一）下肢带骨（髋带骨）——髋带

髋骨（hip bone）为不规则骨（图 1-2、图 1-5、图 1-12）。在 16 岁以前，髋骨由髂骨（ilium）、耻骨（pubis）和坐骨（ischium）以软骨相连而成。在 16 岁左右，相连的软骨骨化，这 3 块骨融合形成髋骨。

髂骨构成髋骨的上部，其上缘为髂嵴。髂嵴的前端和后端分别称为髂前上棘和髂后上棘。髂前上棘后方5～7cm处髂嵴外唇突起形成髂结节。髂骨翼后下有耳状面与骶骨相关节。坐骨构成髋骨的后下部，分坐骨体和坐骨支。坐骨体与坐骨支移行处后部的隆起称为坐骨结节。耻骨构成髋骨前下部，分为体和上、下支。耻骨与坐骨共同围成闭孔。髋骨外面的圆形深窝称为髋臼，与股骨头相关节。左、右髋骨与骶、尾骨相连形成骨盆。

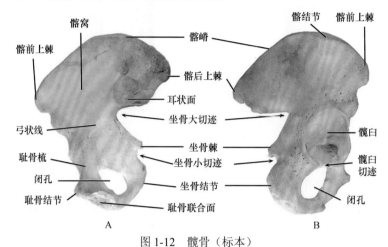

图 1-12　髋骨（标本）

A.右侧髋骨（前内侧面观）；B.右侧髋骨（后外侧面观）

（二）自由下肢骨

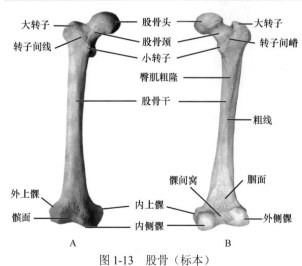

图 1-13　股骨（标本）

A.右侧股骨（前面观）；B.右侧股骨（后面观）

自由下肢骨包括股骨、髌骨、胫骨、腓骨和足骨。

1. 股骨（femur）　是人体最长、最重的骨，约为身高的1/4，由一体（干）和两端组成（图1-2、图1-13）。上端为球形的股骨头，头下方为较细的股骨颈。颈下方的外侧有大转子，内侧有小转子。股骨干略呈弧形，凸向前。股骨下端膨大，形成内侧髁和外侧髁。股骨的内侧髁、外侧髁和胫骨的内侧髁、外侧髁，与髌骨一起形成膝关节。内上髁和外上髁分别位于股骨内侧髁、外侧髁的上方。

2. 髌骨（patella）　是人体最大的恒定籽骨，位于膝关节前面，包埋于股四头肌的肌腱内（图1-2、图1-14）。

3. 胫骨（tibia）　为位于小腿内侧部的粗大长骨，分一体（干）和上、下两端（图1-2、图1-14）。上端较下端大，并向两侧突出形成内侧髁和外侧髁，前面的隆起称为胫骨粗隆，为髌韧带附着处。胫骨干呈三棱柱形，外侧缘称为骨间缘，活体上有小腿骨间膜附着。胫骨下端稍膨大，其内下方的突起称内踝。胫骨下端下面和内踝外侧面的关节面与距骨滑车相关节。

4. 腓骨（fibula）　细长，位于小腿外侧部，分一体两端（图1-2、图1-14）。上端称腓骨头，头下方纤细的部分称为腓骨颈。腓骨的下端形成外踝，外踝后面有外踝窝，常据此区分左、右腓骨。

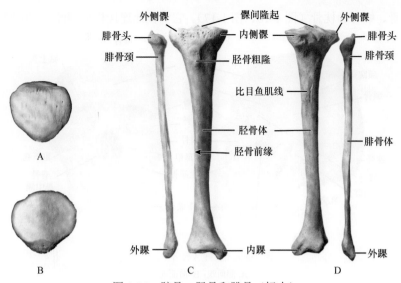

图 1-14 髌骨、胫骨和腓骨（标本）

A. 右侧髌骨（前面观）；B. 右侧髌骨（后面观）；C. 右侧胫骨和腓骨（前面观）；D. 右侧胫骨和腓骨（后面观）

5. 足骨（bone of foot） 包括跗骨、跖骨和趾骨 3 部分（图 1-2、图 1-15）。

（1）跗骨（tarsal bone）：包括 7 块短骨，排成前、中、后三列（图 1-15）。后列由距骨和其后下方的跟骨组成。中列由足舟骨组成。前列由内侧楔骨、中间楔骨、外侧楔骨和骰骨组成。

（2）跖骨（metatarsal bone）：为 5 块长骨，从内向外分别为第 1～5 跖骨（图 1-15）。

（3）趾骨（phalange of toe）：共 14 块，与指骨相似，都属长骨（图 1-14）。跗有 2 节，即近节趾骨和远节趾骨，其余各趾为 3 节，分别是近节趾骨、中节趾骨和远节趾骨。

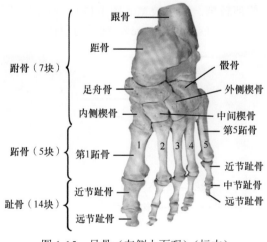

图 1-15 足骨（左侧上面观）（标本）

（李莉霞 曾明辉）

第四节 颅 骨

颅骨（skull，cranium）分为脑颅骨和面颅骨两部分。

一、脑 颅 骨

脑颅骨（bone of cerebral cranium）：位于颅的后上部，有 8 块，包括成对的顶骨和颞骨；单块的额骨、筛骨、蝶骨和枕骨（图 1-16、图 1-17）。它们彼此连接构成颅腔，容纳脑。

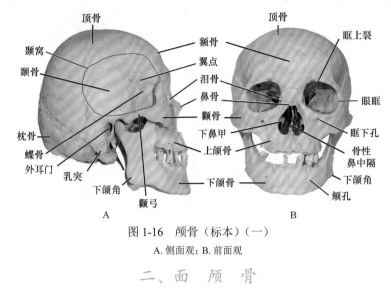

图 1-16　颅骨（标本）（一）
A.侧面观；B.前面观

二、面颅骨

面颅骨（bone of facial cranium）：位于颅的前下部，有 15 块，包括成对的上颌骨、颧骨、鼻骨、泪骨、腭骨和下鼻甲；不成对的下颌骨、犁骨和舌骨（图 1-16、图 1-18）。

三、颅的整体观

除下颌骨和舌骨外，颅骨借缝或软骨牢固地结合成一个整体。

（一）颅的上面观

颅的上面呈卵圆形，前部较窄，后部较宽（图 1-17）。额骨与顶骨之间有冠状缝（coronal suture）。左、右顶骨之间有矢状缝（sagittal suture）。枕骨与顶骨之间有人字缝（lambdoid suture）。

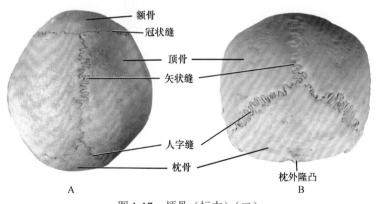

图 1-17　颅骨（标本）（二）
A.上面观；B.后面观

（二）颅的后面观

颅的后面可见人字缝和枕鳞。此面最突出的部分为枕外隆凸（图 1-17）。

（三）颅底的内面观

颅底内面呈阶梯状，分为颅前窝、颅中窝和颅后窝（图 1-18）。每个窝都有很多孔和裂与颅底外面相通。颅前窝有筛孔通鼻腔。颅中窝的中央为垂体窝，并有视神经管和眶上裂通眶腔，还有破裂孔、圆孔、卵圆孔和棘孔通颅外。颅后窝有颈静脉孔、枕骨大孔等，其中枕骨大孔（foramen magnum）是最大和最明显的一个（图 1-18）。

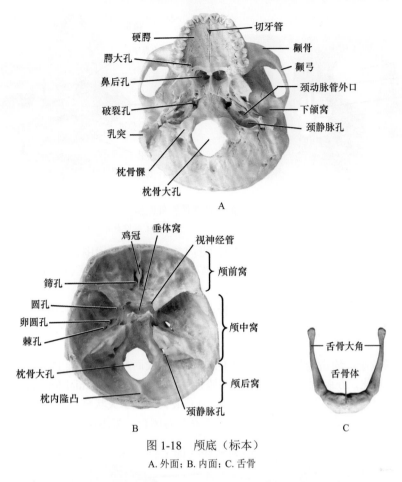

图 1-18　颅底（标本）

A. 外面；B. 内面；C. 舌骨

（四）颅底的外面观

颅底的外面（图 1-18）可分成前、后两部分。前部由硬腭和牙槽弓构成；后部有许多孔和裂，大多数孔、裂与颅底内面的孔、裂对应，并贯通。

（五）颅的侧面观

在颅的侧面（图 1-16），**外耳门**（external acoustic pore）位于颅侧面中央部，其后方为**乳突**，前方是**颧弓**。颧弓的上方为**颞窝**，其下方为**颞下窝**。

（六）颅的前面观

1. 眶（orbit）　为一对四面呈锥体形的深腔，容纳眼球及其附属结构。眶可分底、尖，以及上、下、内、外四壁。眶底朝前外方，而尖向后内方。眶尖部有**视神经管**通颅中窝。泪腺窝位于眶上壁前外侧部，容纳泪腺。在眶上缘内侧部有**眶上切迹**（或**眶上孔**）。在下壁后部有**眶下裂**，向后通颞下窝和翼腭窝。眶下壁中部有**眶下沟**。眶下沟前行，与**眶下管**相延续，并终于**眶下孔**。泪囊窝位于内侧壁前下部，容纳泪囊，此窝向下经**鼻泪管**通鼻腔。外侧壁与上壁交界处的后份有**眶上裂**，向后通颅中窝。

2. 骨性鼻腔（bony nasal cavity）　为位于口腔顶和颅底之间的不规则腔隙，由骨性鼻中隔分为左、右两部（图 1-16）。骨性鼻腔的前方借**梨状孔**与外界相通，其后方的开口为成对的**鼻后孔**。在骨性鼻腔的外侧壁上有**上鼻甲**、**中鼻甲**和**下鼻甲**。每个鼻甲下方的间隙分别为**上鼻道**、**中鼻道**和**下鼻道**（图 1-19）。

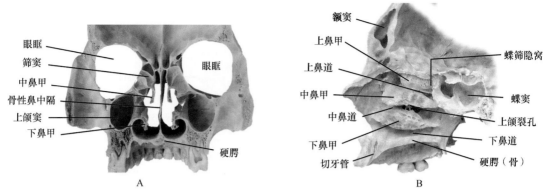

图 1-19　鼻旁窦和骨性鼻腔外侧壁（标本）

A. 通过筛板和上颌窦中部的颅骨冠状面；B. 骨性鼻腔外侧壁

3. 鼻旁窦（paranasal sinus）　又称**副鼻窦**（图 1-19），为鼻腔周围含气骨中的腔隙，与鼻腔相通，有引起声音共鸣和减轻颅骨重量的作用。鼻旁窦包括**额窦**、**筛窦**（筛小房/筛骨迷路）、**蝶窦**和**上颌窦** 4 对，它们分别位于相应的颅骨内。

4. 骨性口腔（bony oral cavity）　由上颌骨、腭骨及下颌骨围成（图 1-16）。

四、新生儿颅骨的特征

新生儿面颅较小，约占全颅的 1/8（图 1-20），而成人面颅约占全颅的 1/4。新生儿颅骨之间的间隙没有完全骨化，在脑颅骨之间有较大的膜性间隙，称**颅囟**（cranial fontanelle）。颅囟包括**前囟**、**后囟**、**蝶囟**和**乳突囟**（图 1-20）。前囟（额囟）最大，位于矢状缝与冠状缝相接处；后囟（枕囟）位于矢状缝与人字缝汇合处。前囟一般 1.5 岁左右闭合，最迟不超过 2 岁，其余颅囟在出生后不久闭合。

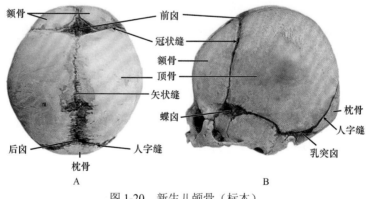

图 1-20　新生儿颅骨（标本）

A. 上面观；B. 侧面观

（曾明辉　李莉霞）

作 业 练 习

1. 案例 1-1，老人与小孩同时摔倒，为何老人发生了骨折，而小孩却没有？

2. 名词解释：骨骼、骨髓、胸骨角、椎管。

第二章 关节学

第一节 关节学总论

骨之间由纤维结缔组织、软骨组织或骨组织在其表面的不同部位相连，这些骨与骨之间的连接结构（装置）称为**骨连结**（osseous connection）或**关节**（joint，articulation）。关节是运动的枢纽，它与骨一起形成骨骼，参与构成人体的基本支架，保护一些重要的器官。根据其运动幅度的大小和形态结构特征，骨连结可分为两种类型：**直接连结**（不动关节）和**间接连结**（滑膜关节）（图 2-1、图 2-2）。

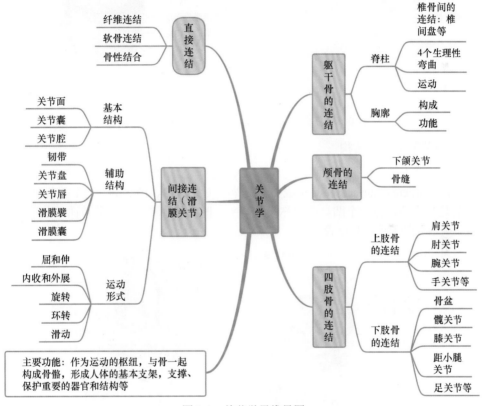

图 2-1　关节学思维导图

一、直接连结

直接连结为骨与骨直接相连，相关节的骨之间无间隙，不能运动或仅有微小运动，包括纤维连结、软骨连结和骨性结合 3 类（图 2-1、图 2-2）。**纤维连结**是骨与骨之间以纤维结缔组织相连，又分为韧带连结和缝两种。**软骨连结**是骨与骨之间以软骨相连，并可分为透明软骨结合和纤维软骨联合两种。**骨性结合**为骨与骨以骨组织相连，常由纤维连结或软骨连结骨化而成。

二、间接连结

间接连结又称**滑膜关节**（synovial joint）或关节，相关节的骨仅借关节面周围的纤维结缔组织相连（图 2-2D、图 2-3），构成关节的骨面之间具有充以滑液的腔隙（关节腔）。

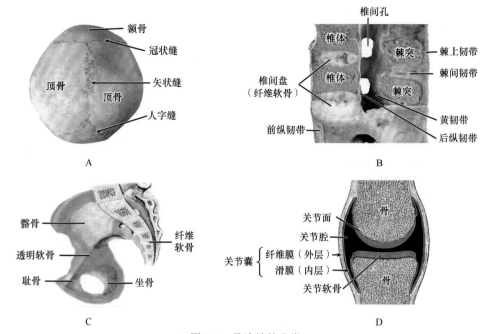

图 2-2　骨连结的分类

A.缝；B.韧带连结和纤维软骨连结；C.透明软骨连结；D.滑膜关节

（一）滑膜关节的基本结构

滑膜关节的基本结构包括关节面、关节囊和关节腔，它们同时存在于每一个滑膜关节中。

1. 关节面（articular surface）　是构成关节的骨面（图 2-2D、图 2-3）。一个关节至少有两个关节面，一般是一个凸，另一个凹。凸者称为关节头，凹者称为关节窝。关节面被关节软骨覆盖，非常光滑。关节软骨无神经和血管。

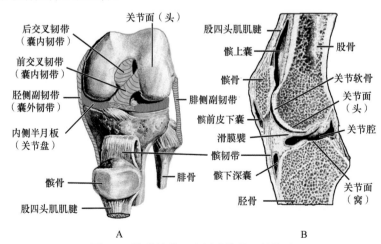

图 2-3　滑膜关节（右侧膝关节）的构造

A.膝关节前面观（去除关节囊）；B.通过膝关节中心的矢状面

2. 关节囊（articular capsule）　由纤维结缔组织膜构成，附着于关节面的周围和邻近的骨面，与关节面一起围成关节腔（图 2-2D、图 2-3）。关节囊可分为纤维膜（外层）和滑膜（内层）。纤维膜由致密结缔组织构成，其某些部分可增厚形成韧带。滑膜衬贴于纤维膜的内面和除关节软骨、关节盘之外的关节内结构，富含血管，能产生滑液。

3. 关节腔（articular cavity）　为关节囊和关节面围成的密闭间隙，含有适量滑液，润滑关节

（图 2-2D、图 2-3）。关节腔相对于大气压而言为负压。

（二）滑膜关节的辅助结构

关节的辅助结构包括韧带、关节盘、关节唇、滑膜襞和滑膜囊（图 2-2、图 2-3），它们分别存在于某些滑膜关节内。韧带（ligament）是连接相关节骨之间的致密纤维结缔组织束，对关节的稳固性至关重要，可分为囊外韧带和囊内韧带两种。关节盘（articular disc）也称关节内软骨，是扁平的纤维软骨盘，位于关节的关节面之间，将关节腔分成两部分，能使关节面更为适配，减少关节的震荡。关节唇（articular labrum）是附于关节窝周缘的纤维软骨环，可加深关节窝，增加关节的稳固性。滑膜襞（synovial fold）由关节囊的滑膜突入关节腔形成，可扩大滑膜的面积，有利于滑液的分泌和吸收（图 2-3）。滑膜囊（synovial bursa）由滑膜形成，一般位于肌腱与骨面或其他结构（如皮肤等）之间，含有滑液，可减少肌腱与骨面等之间的摩擦。有些滑膜囊与关节腔相通，有些则不相通。

（三）关节的运动

1. **屈和伸** 指关节沿冠状轴进行的运动（图 2-4）。运动时，如果相关节两骨之间的角度变小，或一块骨相对固定，另一块骨向前运动，称为屈；反之，两骨之间的角度增大，或一块骨相对固定，另一块骨向后运动，称为伸。但这一原则在踝关节例外。

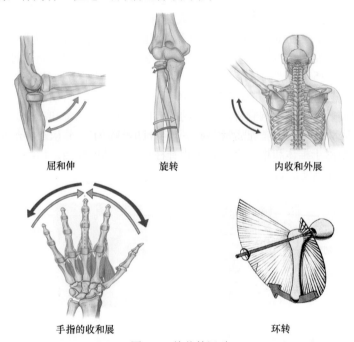

屈和伸　　　　旋转　　　　内收和外展

手指的收和展　　　　环转

图 2-4　关节的运动

2. **内收和外展** 指关节沿矢状轴进行的运动（图 2-4）。相关节的一块骨相对固定，另一块骨朝向正中矢状面的运动称为内收，而远离正中矢状面的运动称为外展。手指的内收、外展以中指的正中线为准，向此中线靠拢为内收，远离此中线为外展。对于足趾，则以第 2 趾的正中线为准，朝向此中线的运动称为内收，而远离此中线的运动称为外展。

3. **旋转** 是关节沿其垂直轴的运动（图 2-4）。如果相关节骨的前面转向内侧称为旋内；反之，相关节骨的前面转向外侧则称旋外。在前臂，旋内又称旋前，旋外又称旋后。在足部，足底转向内称内翻，足底转向外称外翻。

4. **环转** 指相关节骨一块相对固定，另一块的近侧端在其原位转动，而其远侧端做圆周运动（图 2-4）。

5. 滑动　指一个关节面在另一关节面上前后或左右移动，没有明显的大角度运动或旋转运动。

（四）滑膜关节的分类

按运动轴的数目和关节面的形态，通常将关节分为单轴关节、双轴关节和多轴关节 3 类。单轴关节只有一个运动轴，包括屈戍关节（滑车关节）和车轴关节。双轴关节有两个互相垂直的运动轴，包括椭圆关节和鞍状关节。多轴关节有 3 个及以上的运动轴，包括球窝关节和平面关节。

（张　黎　严　莉）

第二节　躯干骨和颅骨的连结

一、躯干骨的连结

（一）脊柱

1. 椎骨间的连结　脊柱（vertebral column）由 24 块椎骨、1 块骶骨和 1 块尾骨连结形成（图 1-5，图 1-7）。椎骨的连结分为椎体间的连结和椎弓间的连结（图 2-5、图 2-6）。

椎体间的连结包括椎间盘、前纵韧带和后纵韧带（图 2-5）。椎间盘（intervertebral disc）是位于相邻椎骨椎体之间的纤维软骨盘（第 1 颈椎与第 2 颈椎之间除外），由周围的纤维环和中央的髓核组成（图 2-5），将相邻的椎体紧密相连。成人共有 23 个椎间盘。纤维环由多层坚韧的纤维软骨板同心圆状排列形成，牢固地将相邻椎体的上、下面连接起来。髓核为胚胎期脊索的残留物，呈胶状。椎间盘坚韧而富有弹性，负重时被压缩，除去负重后又复原。负重过大、外伤、不适当的运动等都会导致纤维环破裂、髓核脱出，称椎间盘突出症，其一方面使脊柱的连续性受到破坏，影响脊柱本身支撑身体、运动等功能；另一方面可压迫脊神经等，特别是向后脱出，可压迫脊神经根，甚至压迫脊髓，导致受影响脊神经分布的相应区域疼痛、感觉和（或）运动功能障碍。案例 2-1 出现的脊柱运动障碍、疼痛等症状就是下腰部椎间盘突出，并压迫神经所致。前纵韧带位于脊柱前面，牢固地附于椎体和椎间盘，有防止脊柱过度后伸的作用。后纵韧带位于椎体及椎间盘的后面，有防止脊柱过度前屈的作用。

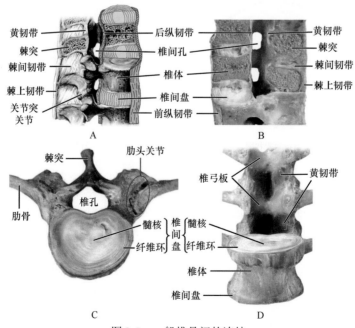

图 2-5　一般椎骨间的连结

A. 椎骨间的连结右侧面观（模式图）；B. 椎骨间的连结左侧面观（标本）；C. 椎间盘和肋头关节上面观（标本）；D. 椎间盘和黄韧带前面观（标本）

　　椎弓间的连结包括黄韧带、棘间韧带、棘上韧带、横突间韧带、关节突关节等（图 2-5、图 2-6）。寰椎与枕骨及枢椎的连结，包括寰枕关节和寰枢关节（图 2-6）等。

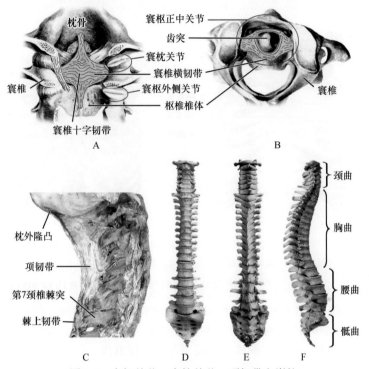

图 2-6　寰枢关节、寰枕关节、项韧带和脊柱

A. 寰椎与枢椎和枕骨的连结（模式图）；B. 寰枢正中关节（模式图）；C. 项韧带右侧面观（标本）；D. 脊柱前面观（标本）；
E. 脊柱后面观（标本）；F. 脊柱右侧面观（标本）

　　2. 脊柱的整体观及其运动　脊柱在成年男性长约 70cm，在成年女性长约 60cm。前面自上而下逐渐加宽，椎骨的椎体在骶骨耳状面以下迅速变小。后面出现由所有椎骨棘突形成的纵嵴，位于后正中线上。侧面观察，成人脊柱可见颈曲、胸曲、腰曲和骶曲 4 个明显的生理弯曲（图 2-6）。胚胎期全身在屈曲状态下发育。新生儿约在出生后 4 个月开始抬头时，逐渐形成颈曲；约在出生后 6 个月坐起，以及在 1 岁左右站立行走时，逐渐形成腰曲。这些弯曲增大了脊柱的弹性，对维持身体平衡、保持稳固的直立姿势、减轻震荡、扩大胸腔和盆腔的容积有重要意义。

　　脊柱的运动包括屈（向前弯曲）和伸（向后弯曲）、侧屈（向左侧或右侧弯曲）、旋转和环转。脊柱的功能主要是支撑躯体、保护脊髓、参与构成胸腔和盆腔等。

（二）胸廓

　　胸廓（thoracic cage）由 12 块胸椎、12 对肋、1 块胸骨，以及它们之间的骨连结共同组成（图 2-7）。椎骨与肋的连结包括肋头关节和肋横突关节。胸骨与肋的连结包括由第 2～7 肋软骨与胸骨相应的肋切迹构成的胸肋关节，以及第 1 肋与胸骨柄的软骨连结。第 8～10 肋软骨的前端依次与上位肋软骨相连形成肋弓。

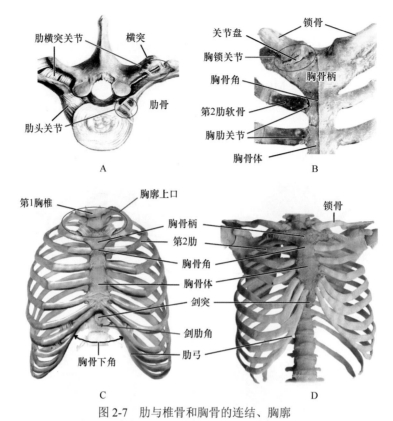

图 2-7　肋与椎骨和胸骨的连结、胸廓

A.肋与椎骨的连结（模式图）；B.肋与胸骨的连结、胸锁关节（标本）；C.胸廓前面观（模式图）；D.胸廓前面观（标本）

　　胸廓容纳胸腔脏器（心、肺、食管、气管等），成人胸廓大致呈圆锥形，前后扁平。胸廓上口较窄，由胸骨柄上缘、第 1 肋和第 1 胸椎围成，是胸腔与颈部的通道。胸廓下口较宽而不规则，由第 12 胸椎、第 12 肋、第 11 肋前端、肋弓和剑突围成。两侧肋弓之间向下开放的角为胸骨下角，肋弓与剑突之间的夹角称剑肋角。胸廓的功能主要是支撑身体、保护支持胸部和部分腹腔内脏，以及参与呼吸运动等。

<h2 style="text-align:center">二、颅骨的连结</h2>

　　绝大多数的颅骨借缝、软骨或骨性结合牢固地连接在一起（图 1-16、图 1-17）。颞下颌关节（temporomandibular joint）简称下颌关节（mandibular joint），是颅骨唯一的滑膜关节，由下颌骨的下颌头与颞骨的下颌窝及关节结节构成（图 2-8），其内有关节盘将关节腔分为上、下两部分。两侧的下颌关节为联合关节，同时运动，它们的运动包括开口和闭口，下颌前进、后退和侧方运动。如果关节囊过分松弛，张口过大，下颌头可向前下脱位。在复位时，应先将下颌向下压，然后再向后上方推送。

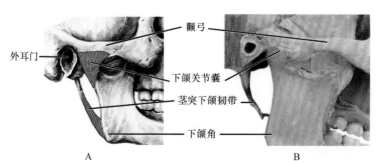

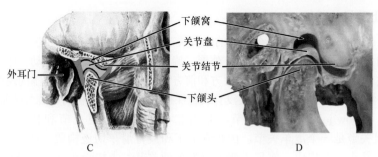

图 2-8 颞下颌关节

A.右侧下颌关节（模式图）；B.右侧下颌关节（标本）；C.右侧下颌关节矢状面（模式图）；D.右侧下颌关节矢状面（标本）

第三节 四肢骨的连结

一、上肢骨的连结

（一）上肢带骨的连结

上肢带骨的连结包括胸锁关节、肩锁关节、喙肩韧带等。

1. 胸锁关节 由锁骨的胸骨端与胸骨柄的锁骨切迹及第1肋软骨的上面构成，是上肢骨与躯干骨连结的唯一关节，关节囊及其周围的韧带十分坚韧紧密，其内有一个关节盘（图2-7、图2-9）。此关节使肩部做上下、前后运动，以及微小旋转和环转运动。

2. 肩锁关节 是一个小的滑膜关节，由锁骨的肩峰端与肩峰的关节面构成（图2-7、图2-9），活动度小。

3. 喙肩韧带 连于肩胛骨的喙突与肩峰之间，与喙突、肩峰共同构成喙肩弓（图2-9），有防止肱骨头向上脱位的作用。

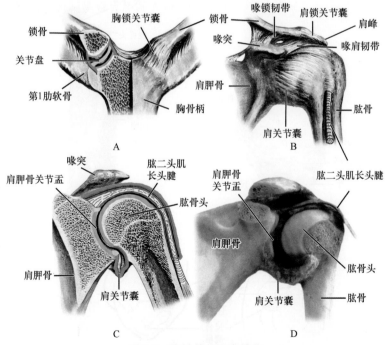

图 2-9 胸锁关节和肩关节

A.胸锁关节的构成；B.左侧肩关节前面观；C.左侧肩关节冠状面；D.左侧肩关节前面打开关节囊

（二）自由上肢骨的连结

1. 肩关节（shoulder joint） 是一个典型的球窝关节，由肱骨头与肩胛骨的关节盂构成（图 2-9），为全身最灵活的关节，可做屈、伸、内收、外展、旋内、旋外，以及环转运动。肱二头肌长头腱穿过关节腔。此关节的稳定主要靠其上方、后方和前方的肌腱维持。肩关节周围的这些肌腱称为肩袖或肌腱袖。关节囊薄弱，特别是下部，又没有肌腱保护，故肩关节脱位时，肱骨头常从此部位脱出。

2. 肘关节（elbow joint） 为复关节，分为肱尺关节、肱桡关节和桡尺近侧关节 3 部分（图 2-10）。肱尺关节是一个滑车关节，由肱骨滑车和尺骨滑车切迹构成。肱桡关节为球窝关节，由肱骨小头与桡骨小头凹构成。桡尺近侧关节为车轴关节，由桡骨头环状关节面与尺骨桡切迹、桡骨环状韧带构成（图 2-10D）。肘关节可做屈和伸，以及前臂的旋前、旋后运动。当肘关节完全伸直时，肱骨内、外上髁和尺骨鹰嘴三点位于一条直线上；当肘关节屈至 90° 时，此三点连线构成尖朝下的等腰三角形（图 2-10）。肘关节发生脱位时，三点位置关系将发生改变。上臂骨或前臂骨骨折时此三点位置关系不会发生改变。

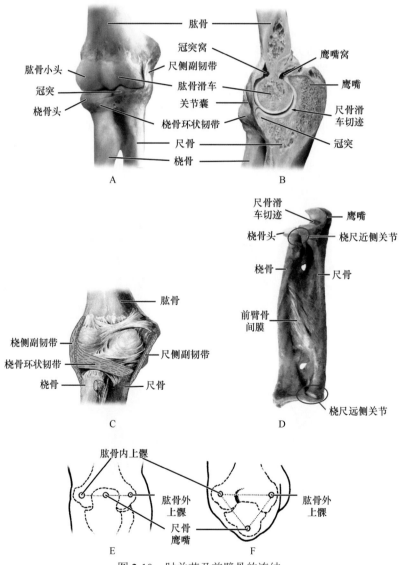

图 2-10 肘关节及前臂骨的连结

A. 肘关节的构成（标本，前面打开关节囊）；B. 通过肱骨滑车的肘关节矢状面（标本）；C. 肘关节前面观（模式图）；D. 前臂骨的连结（标本）；E. 肘关节伸直时肱骨内上髁、外上髁与尺骨鹰嘴的关系（示意图）；F. 肘关节屈至 90° 时肱骨内上髁、外上髁与尺骨鹰嘴的关系（示意图）

3. **桡、尺骨的连结** 包括桡尺近侧关节、桡尺远侧关节和前臂骨间膜（图2-10、图2-11）。**前臂骨间膜**（interosseous membrane of forearm）连于桡骨的骨间缘与尺骨的骨间缘之间，将桡骨和尺骨紧密相连，十分坚韧，在前臂半旋前或半旋后位时最宽、最紧张（图2-10D）。为防止前臂骨间膜挛缩影响前臂的旋转功能，在进行前臂骨折的复位、固定时，应将前臂固定在半旋前位（拇指朝上）。**桡尺远侧关节**由尺骨头和桡骨的尺切迹构成（图2-10D）。桡尺近侧关节和远侧关节是联合关节，它们同时运动，允许前臂旋前、旋后。

4. **手关节** 包括腕关节（桡腕关节）、腕骨间关节、腕掌关节、掌骨间关节、掌指关节和指骨间关节（图2-11）。**腕关节**（wrist joint）是典型的椭圆关节，关节头由手舟骨、月骨和三角骨构成，关节窝由桡骨的腕关节面和尺骨头下方的关节盘构成（图2-11）。腕关节的运动包括屈、伸、内收、外展和环转。

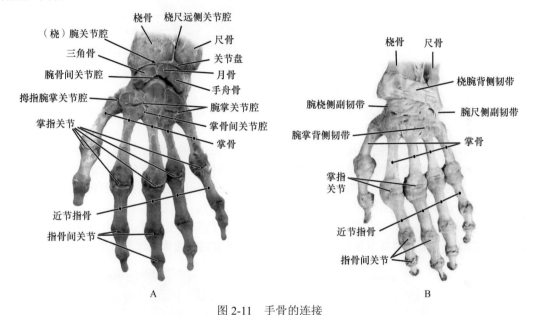

图 2-11 手骨的连接

A.左手骨的连结后面观（标本，冠状面或去除关节囊）；B.左手骨的连结后面观（标本）

腕骨间关节为相邻各腕骨之间构成的平面关节（图2-11）。**腕掌关节**由远侧列腕骨与5个掌骨底构成。**拇指腕掌关节**为鞍状关节，可做屈、伸、内收、外展和对掌运动。

掌指关节由掌骨头与近节指骨底构成（图2-11），属于球窝关节，可做屈、伸、内收、外展及环转运动。指骨间关节由相邻两节指骨的底和滑车构成，是典型的滑车关节，只能做屈、伸运动。

二、下肢骨的连结

（一）下肢带骨的连结

下肢带骨的连结包括骶髂关节、骶结节韧带、骶棘韧带和耻骨联合（图2-12、图2-13）。骶髂关节由骶骨的耳状面和髂骨的耳状面构成，具有相当大的稳固性，一般不活动，以适应支持体重的功能。**骶结节韧带**（sacrotuberous ligament）起自骶、尾骨的侧缘，止于坐骨结节；**骶棘韧带**（sacrospinous ligament）位于骶结节韧带前上方，起自骶、尾骨侧缘，止于坐骨棘（图2-13）。骶棘韧带与坐骨大切迹围成**坐骨大孔**（greater sciatic foramen）。骶棘韧带、骶结节韧带和坐骨小切迹围成**坐骨小孔**。**耻骨联合**（pubic symphysis）由两侧耻骨联合面借纤维软骨构成的**耻骨间盘**连接而成。耻骨间盘中常出现一矢状裂隙（耻骨联合腔），女性的较男性的大一些，特别是在妊娠后期、分娩期和经产妇更明显。

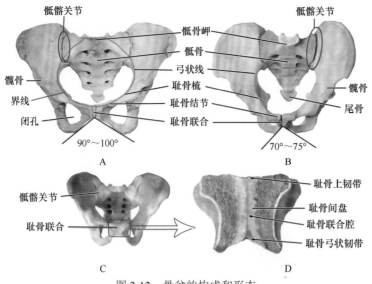

图 2-12　骨盆的构成和形态

A. 女性骨盆前上面观（标本，去除关节囊）；B. 男性骨盆前上面观（标本，去除关节囊）；C. 女性骨盆前上面观（标本）；
D. 耻骨联合冠状面（标本）

骨盆（pelvis）由左、右髋骨及骶骨、尾骨，以及它们之间的骨连结构成（图 2-12、图 2-13）。骨盆起着传导重力和支持、保护盆腔脏器的作用。骨盆由界线分为上方的**大骨盆（假骨盆）**和下方的**小骨盆（真骨盆）**。通常说的骨盆指小骨盆。**界线**（terminal line）是由骶骨岬向两侧，经骶翼前缘、弓状线、耻骨梳、耻骨嵴至耻骨联合上缘构成的环形线（图 2-12）。**骨盆上口（入口）**由界线围成，**骨盆下口（出口）**由尾骨尖、骶结节韧带、坐骨结节、坐骨支、耻骨下支和耻骨联合下缘围成。两侧的坐骨支与耻骨下支构成**耻骨弓**，耻骨弓下方的夹角称为**耻骨下角**（subpubic angle）。

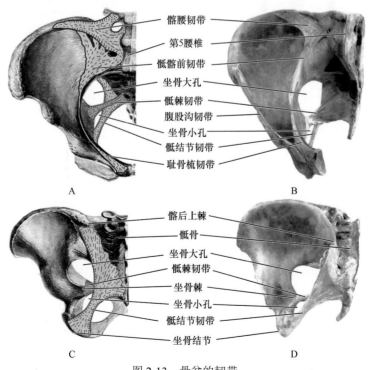

图 2-13　骨盆的韧带

A. 前上面观（模式图）；B. 前上面观（标本）；C. 后下面观（模式图）；D. 后下面观（标本）

骨盆是男、女差异较明显的结构，男、女骨盆的主要区别见表 2-1。

表 2-1　男、女骨盆的主要区别

结构	男性骨盆	女性骨盆
骨盆形态	粗壮、较高、较窄	细薄、较短、较宽
耻骨下角	一般小于 90°（70°～75°）	一般大于 90°（90°～100°）
骨盆上口	心形	近似圆形或椭圆形
骨盆腔	较小，较狭窄	较大，较宽敞
骨盆下口	较小、较窄	较大、较宽

（二）自由下肢骨的连结

1. 髋关节（hip joint） 由髋臼与股骨头构成，为典型的球窝关节（图 2-14），相当于上肢的肩关节，可做屈、伸、内收、外展、旋外、旋内，以及环转运动，但其运动幅度较肩关节的小，而稳固性则较肩关节的大，以适应支撑身体的需要。髋臼唇附于髋臼周缘以加深关节窝。髋关节由股骨头韧带、髂股韧带、耻股韧带、坐股韧带等加强（图 2-14）。在前面，关节囊将股骨颈全部包绕，而在后面，关节囊附着于股骨颈的中外 1/3 处。股骨头的营养主要靠关节囊和股骨干的血管供应，当股骨颈外 1/3 骨折（囊外骨折）时，只要复位固定好，一般容易恢复；内 2/3 骨折（囊内骨折）时，由于股骨头的营养供应几乎中断，预后较差，常需换人工股骨头。

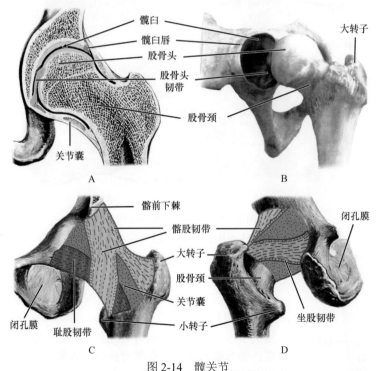

图 2-14　髋关节

A. 左侧髋关节冠状面（模式图）；B. 髋关节去除关节囊（标本）；C. 左侧髋关节前面观（模式图）；D. 左侧髋关节后面观（模式图）

2. 膝关节（knee joint） 由股骨的内侧髁、外侧髁与胫骨的内侧髁、外侧髁，以及髌骨一起构成（图 2-3、图 2-15、图 2-16）。可做屈、伸运动，在半屈位时也可做少许旋内和旋外运动。该关节有髌韧带、前交叉韧带、后交叉韧带、胫侧副韧带、腓侧副韧带等加强。关节内有内侧半月板和外侧半月板，分别位于股骨内侧髁、外侧髁与胫骨内侧髁、外侧髁之间。关节囊的滑膜在股四头肌肌腱与股骨下端之间形成髌上囊；在髌韧带与胫骨上端之间有髌下深囊，在髌骨下方、髌韧带与皮肤之间有髌前皮下囊（图 2-3，图 2-15）。

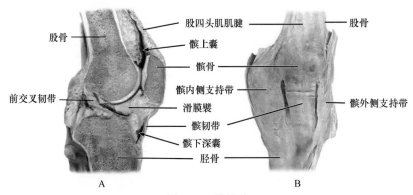

图 2-15　膝关节

A. 矢状面（标本）；B. 前面观（标本）

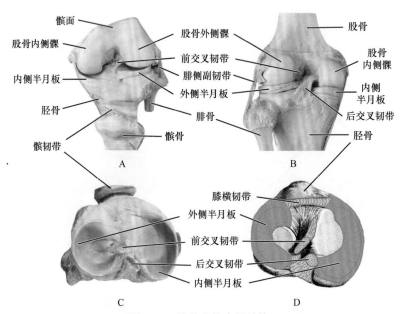

图 2-16　膝关节的内部结构

A. 从前面打开关节囊，并屈到约 70°（标本）；B. 从后面打开关节囊（标本）；C. 半月板上面观（标本）；D. 半月板上面观（模式图）

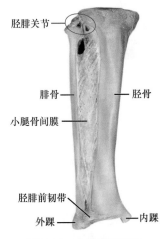

图 2-17　小腿骨的连结

3. 胫-腓骨的连结　包括小腿骨间膜、上端的胫腓关节和下端的胫腓前韧带、胫腓后韧带（图 2-17），两骨间几乎无活动。

4. 足关节　包括踝关节、跗骨间关节、跗跖关节、跖骨间关节、跖趾关节和趾骨间关节（图 2-18）。踝关节（ankle joint），又称距小腿关节（talocrural joint），由胫、腓骨下端的关节面与距骨滑车构成。关节囊的前、后壁薄而松弛，内侧有三角韧带（内侧韧带），外侧有距腓前韧带、跟腓韧带和距腓后韧带加强（此三条韧带一起称外侧韧带）（图 2-18）。踝关节为滑车关节，能做足背屈（伸）和跖屈（屈）运动。在跖屈时，能做轻微的侧方运动。此关节背屈时较跖屈时稳定。

跗骨间关节：位于跗骨之间（图 2-18）。跗跖关节由 3 块楔骨、骰骨与 5 块跖骨的底构成。跖骨间关节位于第 2～5 跖骨底。这些关节都属于平面关节，只能做微小滑动。跖趾关节由跖骨头与近节

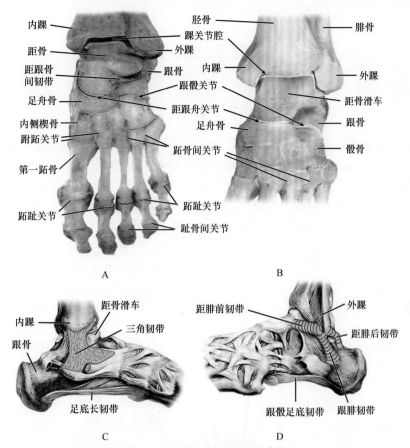

图 2-18　踝关节和足骨间的连结

A. 踝关节和足骨间的关节切开（标本）；B. 踝关节和跗骨间的关节去除关节囊（标本）；C. 足内侧面的韧带（模式图）；D. 足外侧面的韧带（模式图）

趾骨底构成，属于球窝关节，可做微小的屈、伸、内收、外展和环转运动。足的趾骨间关节由相邻的两节趾骨的底与滑车构成，属于滑车关节，只能做屈、伸运动。

5. 足弓　是由跗骨和跖骨以及其间的骨连结一起形成，弓凸向上，分为内侧纵弓、外侧纵弓和横弓（图 2-19）。足弓增加了足的弹性和稳固性，具有保护足底血管、神经的作用。如足的韧带、肌腱被拉长或受损，足弓塌陷，则称为扁平足。

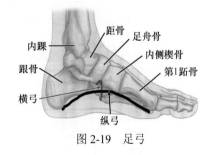

图 2-19　足弓

（张　黎　严　莉）

作业练习

1. 简述骨盆的构成和分部，并比较男、女骨盆的区别。
2. 以膝关节为例说明滑膜关节的基本结构和辅助结构各有哪些。
3. 名词解释：肋弓、椎间盘、剑肋角、界线。

第三章　肌　　学

第一节　肌学总论

人体的肌有骨骼肌、心肌和平滑肌 3 种（图 3-1）。平滑肌（smooth muscle）主要分布于内脏及血管壁。心肌（cardiac muscle）分布于心壁和邻近心脏的大血管壁上。骨骼肌（skeletal muscle）主要分布于躯干和四肢。运动系统的肌均为骨骼肌。骨骼肌受人的意志支配，属于随意肌，是运动系统的动力部分，多数附着于骨骼。在显微镜下，骨骼肌与心肌都有横纹，统称为横纹肌（striated muscle）。心肌和平滑肌不受人的意志支配，属于非随意肌。

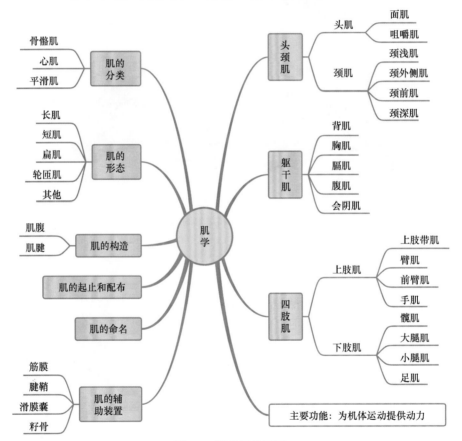

图 3-1　肌学思维导图

一、肌的形态和构造

肌由肌腹和肌腱两部分组成（图 3-2）。肌腹一般位于肌的中部，是它的肌性部分，色红而柔软，主要由骨骼肌纤维（肌细胞）组成，具有收缩能力。肌腱位于肌的两端，主要由致密的胶原纤维束构成，色白、质韧，无收缩能力。肌借肌腱附着于骨骼。扁肌的腱性部分呈膜状，称腱膜。按外形，肌主要分为长肌、短肌、扁肌（阔肌）和轮匝肌 4 种（图 3-2）。

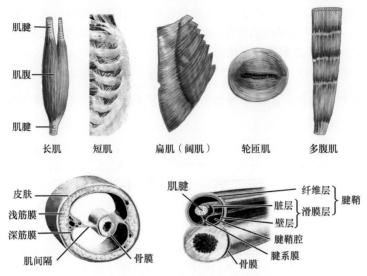

图 3-2　肌的形态、构造和辅助装置

二、肌的起止、作用和命名

肌通常以两端附着在骨面上，中间跨过一个或多个关节。通常把位置相对固定（一般为靠近身体正中面）或在四肢近侧部的附着点称为起点，把位置相对移动（一般为远离身体正中面）或在四肢远侧部的附着点称为止点。起点和止点在一定条件下可以相互置换。肌的配布与关节的运动轴一致，在关节每一个运动轴的两侧各有一群作用相反的肌。某一个运动的完成，通常是几块肌或几群肌共同作用的结果。在运动中起主要作用的肌称主动肌，起协同作用的称协同肌，与主动肌作用相反的肌为拮抗肌。肢体远侧部运动时，稳定肢体近侧部的肌称为固定肌。同一块肌在不同情况下扮演的角色是不同的，可以是主动肌，也可以是拮抗肌或协同肌或固定肌。

肌可按其形状、位置、起止点、作用等来命名，或联合两个或以上的特点等来综合命名。如斜方肌、三角肌等是按形状命名的；冈上肌、胫骨前肌、胫骨后肌等是按位置命名的；胸锁乳突肌等是按起止点命名的；大收肌是按作用命名的；肱二头肌、股四头肌等是按形态和位置命名的；胸大肌、腰大肌等是以大小和位置命名的。了解肌的命名原则有助于学习和记忆。

三、肌的辅助装置

肌的辅助装置包括筋膜、滑膜囊、腱鞘和籽骨。

（一）筋膜

筋膜（fascia）分为浅筋膜和深筋膜两种（图 3-2）。浅筋膜（皮下组织/皮下脂肪）位于真皮之下，包被全身各部，由疏松结缔组织构成，内含脂肪、浅血管、浅淋巴管及淋巴结、皮神经等。浅筋膜的厚度和脂肪含量因身体部位、性别及营养状态而异。深筋膜（固有筋膜）位于浅筋膜的深面，由致密结缔组织构成，包被体壁、四肢的肌、血管和神经等。在四肢，深筋膜还发出肌间隔，插入肌群之间，并附着于骨膜，将不同的肌群互相分隔开。

（二）滑膜囊

滑膜囊是由滑膜形成的封闭结缔组织的囊，内有滑液，多位于肌腱与骨面相接触处，以减少两者之间的摩擦。

（三）腱鞘

腱鞘（tendinous sheath）是双层的鞘管，通常位于手和足，肌腱在其中走行（图 3-2）。腱鞘的外层为纤维膜（腱纤维鞘）；内层为滑膜（腱滑膜鞘），由双层滑膜构成。腱滑膜鞘包裹在肌腱表面的部分称脏层，贴在纤维膜内面和骨面的部分称壁层。脏、壁两层之间的间隙称腱鞘腔，内含少量滑液，可减少摩擦，使肌腱能在鞘内自由滑动。

（四）籽骨

籽骨出现于某些肌腱中，能减少摩擦、改变拉力的方向等。全身唯一恒定的籽骨是髌骨（图 2-3），其余的均不恒定。

（严 莉 张 黎）

第二节 头颈躯干肌

一、头 肌

头肌分为面肌（表情肌）和咀嚼肌两部分（图 3-3）。面肌（facial muscle）主要分布于眼、口、鼻等孔裂周围，包括眼轮匝肌、口轮匝肌、颊肌、枕额肌等（图 3-3），有闭合或开大上述孔裂的作用；同时在不同的方向牵动面部皮肤，显示喜、怒、哀等表情。咀嚼肌（masticatory muscle）包括咬肌、颞肌、翼内肌和翼外肌，分布于颞下颌关节周围，收缩时使下颌骨向上、向前、向后和向左右运动，参与咀嚼、辅助发音等活动（图 3-3）。

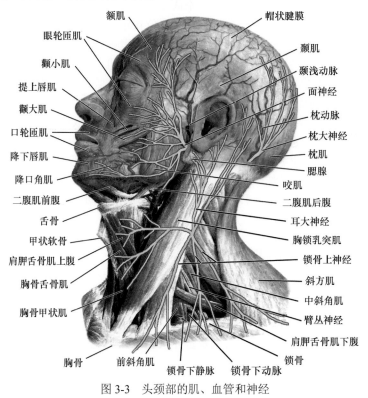

图 3-3 头颈部的肌、血管和神经

二、颈 肌

颈肌可分为颈浅肌、颈外侧肌、颈前肌和颈深肌。

颈浅肌主要有颈阔肌（图 16-12）。颈外侧肌主要有胸锁乳突肌（sternocleidomastoid）（图 3-3）。一侧胸锁乳突肌收缩使头向同侧倾斜，脸转向对侧，两侧收缩可仰头。颈前肌再分为舌骨上肌群和舌骨下肌群。舌骨上肌群位于舌骨与下颌骨之间，包括二腹肌、下颌舌骨肌、茎突舌骨肌、颏舌骨肌。当舌骨固定时，这些肌拉下颌骨向下而张口；当下颌骨固定时，它们上提舌骨，使舌升高，关闭咽峡，以进行吞咽。舌骨下肌群位于舌骨下方正中线的两侧，包括胸骨舌骨肌、肩胛舌骨肌、胸骨甲状肌和甲状舌骨肌，有下降和稳定舌骨和喉的作用。颈深肌位于脊柱颈部的前方和两侧，主要包括前斜角肌、中斜角肌和后斜角肌等。前、中斜角肌与第1肋围成斜角肌间隙，有锁骨下动脉和臂丛通过（图3-3）。

三、躯　干　肌

躯干肌可分为背肌、胸肌、膈肌、腹肌和会阴肌（略）。

（一）背肌

背肌（图3-4）又分为浅组和深组。浅组包括斜方肌、背阔肌、肩胛提肌、菱形肌等。斜方肌（trapezius）位于背上部和项部的浅层，可使肩胛骨向脊柱靠拢，此肌的上部可提肩，而下部则降肩。背阔肌（latissimus dorsi）位于背下半部及胸的外侧部，可使肩关节内收、旋内和后伸。当上肢上举固定时，背阔肌可引体向上。深组主要有竖脊肌（erector spinae），又称骶棘肌（sacrospinalis），以及夹肌等。竖脊肌位于脊柱两侧的沟内，两侧一起收缩能伸脊柱和仰头，而一侧收缩则使脊柱侧屈。

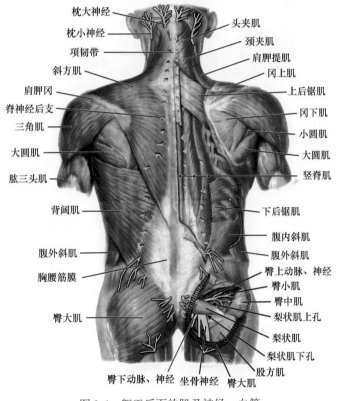

图 3-4　躯干后面的肌及神经、血管

（二）胸肌

胸肌又分为胸上肢肌和胸固有肌。胸上肢肌包括胸大肌、胸小肌和前锯肌（图3-5）。胸大肌（pectoralis major）覆盖胸廓前壁的大部，呈扇形，可使肩关节内收、旋内和前屈。当上肢固定，可上提躯干，与背阔肌一起完成引体向上的动作，也可提肋助吸气。胸固有肌包括肋间外肌和肋间内肌等。肋间外肌位于各肋间隙的浅层，可提肋，以助吸气。肋间内肌位于肋间外肌的深面，可降肋以助呼气。

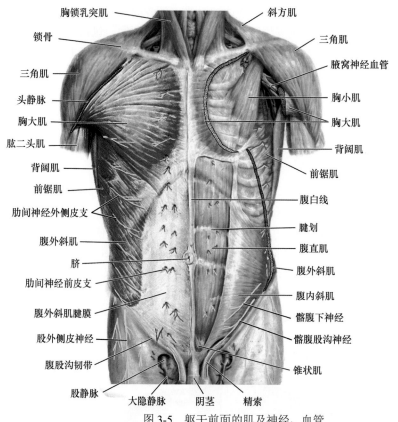

图 3-5　躯干前面的肌及神经、血管

（三）膈肌

膈肌（diaphragm）呈穹窿状，位于胸腔与腹腔之间（图 6-11、图 6-12），为主要的吸气肌，与肋间外肌协同吸气，与腹肌同时收缩，则能增加腹压，协助排便、排尿、分娩、咳嗽、呕吐、打喷嚏等。膈上有 3 个孔：主动脉裂孔、食管裂孔和腔静脉孔。主动脉裂孔在第 12 胸椎前方，有主动脉和胸导管通过。食管裂孔位于主动脉裂孔左前方，在第 10 胸椎水平，有食管和迷走神经前干、后干通过。腔静脉孔位于食管裂孔右前上方，在第 8 胸椎水平，有下腔静脉通过。

（四）腹肌

腹肌分为前外侧群和后群。前外侧群包括位于前正中线两侧呈带状的腹直肌和位于腹前外侧壁的 3 块宽阔的扁肌（图 3-5）。这 3 块扁肌由浅到深分别是腹外斜肌、腹内斜肌和腹横肌（图3-10）。前外侧群肌参与构成腹腔的前外侧壁，保护、固定腹腔脏器，维持腹内压，参与排便、排尿、分娩、呕吐和咳嗽等。此外，腹前外侧群肌还能使脊柱前屈、旋转和侧屈，降肋以助呼气。后群主要包括腰大肌和腰方肌（图 3-10）。腰大肌见下肢肌。腰方肌可下降和固定第 12 肋，并使脊柱侧屈。

（五）腹部的重要局部结构

与腹肌有关的重要局部结构主要包括腹白线、腹直肌鞘、腹股沟管和腹股沟三角（海氏三角）。腹白线（linea alba）位于腹前壁正中线上、两侧腹直肌之间（图 3-5），是由两侧腹外斜肌、腹内斜肌和腹横肌腱膜的纤维交织形成的腱性结构，坚韧而少血管。腹直肌鞘（sheath of rectus abdominis）包绕腹直肌，分为前层和后层。腹股沟管（inguinal canal）位于腹股沟韧带内侧半的上方，长 4～5cm，在男性有精索通过（图 3-5），在女性有子宫圆韧带通过。腹股沟三角（inguinal triangle），又称海氏三角（Hesselbach triangle），是一个由腹直肌外侧缘、腹股沟韧带和腹壁下血管围成的三角形区域。

腹股沟管和腹股沟三角是腹前外侧壁的薄弱区。在病理情况下，腹腔内容物（主要是小肠）可经这些薄弱区向外突出形成腹股沟疝，男性较易发生，男：女≈ 15：1。例如，腹腔内容物可经腹股沟三角突出形成腹股沟直疝，或经腹股沟管突出，形成腹股沟斜疝。腹股沟斜疝较多，约占腹股沟疝的95%。斜疝多进入阴囊，直疝一般不进入阴囊。

（严　莉　张　黎）

第三节　四　肢　肌

一、上　肢　肌

上肢肌分为上肢带肌（肩肌）、臂肌、前臂肌和手肌。

（一）上肢带肌

上肢带肌（肩肌）包绕在肩关节周围，包括三角肌、冈上肌、冈下肌、大圆肌、小圆肌和肩胛下肌（图 3-6、图 3-7）。三角肌（deltoid）呈三角形，覆盖于肩关节的上部、前部和后部，是肩关节最有力的外展肌，其前部肌束还可使肩关节屈和旋内，而其后部肌束还能使肩关节伸和旋外。

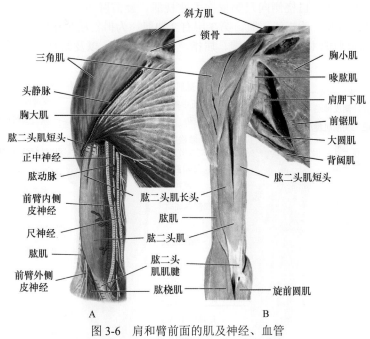

图 3-6　肩和臂前面的肌及神经、血管
A. 模式图；B. 标本

（二）臂肌

臂肌分前、后两群。前群为屈肌，位于上臂前面，包括肱二头肌、肱肌和喙肱肌（图 3-6）。肱二头肌（biceps brachii）有长、短两头，该肌跨过肘关节前面，止于桡骨粗隆，主要作用是屈肘关节，并协助屈肩关节。后群位于上臂后面，为伸肌，只有一块肱三头肌（triceps brachii）（图 3-7），此肌有 3 个头：长头、外侧头、内侧头，3 个头合成一个肌腱向下止于尺骨鹰嘴，该肌主要作用是伸肘关节，还可使肩关节后伸和内收。

（三）前臂肌

前臂肌也分为前、后两群。前群为屈肌，位于前臂的前部，包括 9 块肌，由浅到深分为 4 层

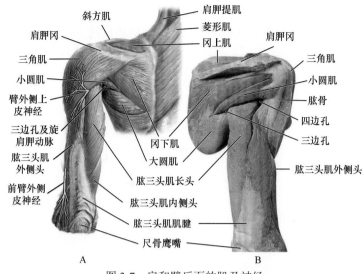

图 3-7　肩和臂后面的肌及神经

A. 模式图；B. 标本

（图 3-8）。第 1 层有 5 块，自桡侧向尺侧依次为肱桡肌、旋前圆肌、桡侧腕屈肌、掌长肌和尺侧腕屈肌。第 2 层只有 1 块，为指浅屈肌。第 3 层有 2 块肌，为拇长屈肌和指深屈肌。第 4 层为 1 块旋前方肌。前臂前群肌的主要作用是屈腕、屈指，使前臂旋前，以及屈肘关节。

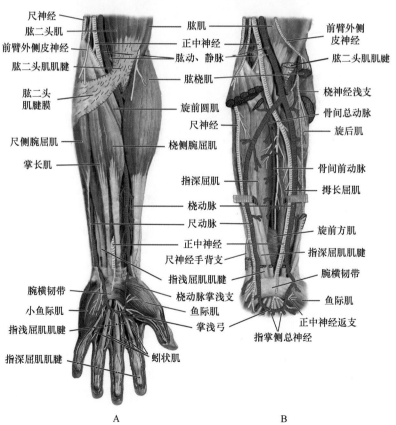

图 3-8　前臂前面和手掌的肌及神经、血管

A. 浅层；B. 深层

前臂肌的后群为伸肌，位于前臂的后部（图 3-9），包括 10 块肌，分为浅、深两层，每层 5 块。从桡侧向尺侧，浅层有桡侧腕长伸肌、桡侧腕短伸肌、指伸肌、小指伸肌、尺侧腕伸肌。深层有旋后肌、拇长展肌、拇短伸肌、拇长伸肌、示指伸肌。前臂后群肌的主要作用为伸腕、伸指，使前臂旋后。

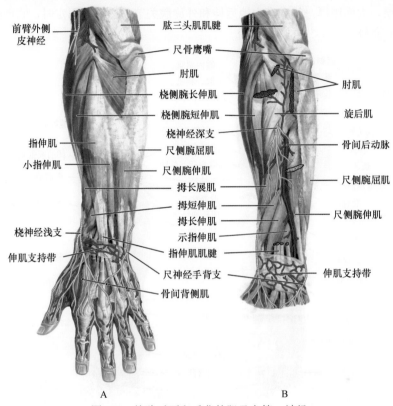

图 3-9　前臂后面和手背的肌及血管、神经

A. 浅层；B. 深层

（四）手肌

手肌分为外侧、中间和内侧三群。外侧群又称鱼际肌，位于手掌外侧，包括拇短展肌、拇短屈肌、拇对掌肌和拇收肌 4 块，此肌群可使拇指外展、内收、屈，以及做对掌运动。内侧群位于手掌内侧，又称小鱼际肌，包括 3 块肌：小指展肌、小指短屈肌和小指对掌肌。此群肌的主要作用是外展和屈小指，并使小指与拇指做对掌运动。中间群位于掌心，包括 4 块蚓状肌、3 块骨间掌侧肌和 4 块骨间背侧肌。蚓状肌能屈掌指关节、伸指间关节。骨间掌侧肌可使第 2、4、5 指内收，而骨间背侧肌则外展第 2、4 指。

（五）上肢的重要局部结构

上肢的重要局部结构包括腋窝、肘窝和腕管等。腋窝（axillary fossa）为位于肩关节下方，臂上部内侧与胸外侧壁之间的锥形腔隙，有顶、底，以及前、后、内、外侧 4 个壁，窝内有腋动静脉、臂丛、腋淋巴结和脂肪等。肘窝（cubital fossa）为位于肘关节前面的三角形凹窝，窝内主要有肱二头肌肌腱、肱动脉及其分支、正中神经等。腕管（carpal canal）位于腕的掌侧，由腕横韧带和腕骨沟围成，内有指浅、深屈肌肌腱及拇长屈肌肌腱、正中神经通过。

二、下 肢 肌

下肢肌可分为髋肌、大腿肌、小腿肌和足肌。

（一）髋肌

髋肌又称盆带肌，按其部位分为前、后两群。前群位于髋关节前方，包括髂腰肌（由腰大肌和髂肌组成）、阔筋膜张肌（图3-10）。髂腰肌能屈和外旋髋关节，下肢固定时，可使躯干前屈。后群又称臀肌，位于髋关节后方，主要包括臀大肌、臀中肌、臀小肌、梨状肌等（图3-11）。臀大肌位于臀部浅层，大而肥厚，能强有力地后伸和外旋髋关节，当下肢固定时，它能伸直躯干，以维持人体的直立姿势。

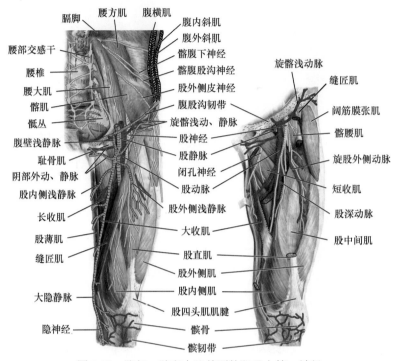

图3-10 腹部、髋和大腿前面的肌及血管、神经

（二）大腿肌

大腿肌分为前、后和内侧三群。前群位于大腿前面，包括股四头肌和缝匠肌（图3-10）。股四头肌（quadriceps femoris）有4个头：股直肌、股内侧肌、股外侧肌和股中间肌（图3-10）。4个头向下形成一腱，包绕髌骨，续为髌韧带，止于胫骨粗隆。股四头肌的主要作用是伸膝关节（伸小腿），并屈髋关节。内侧群位于大腿内侧，包括耻骨肌、长收肌、股薄肌、短收肌和大收肌（图3-10），此群肌能内收髋关节。后群位于大腿后面，有股二头肌、半腱肌和半膜肌（图3-11），主要作用是屈膝关节，并伸髋关节。

（三）小腿肌

小腿肌分为前群、后群和外侧群。前群位于小腿的前部，有3块：胫骨前肌、趾长伸肌和踇长伸肌（图3-12）。该群肌能伸（背屈）踝关节、伸趾和使足内翻。后群位于小腿的后部，分浅、深两层。浅层为小腿三头肌（triceps surae），该肌有3个头：腓肠肌内侧头、腓肠肌外侧头和比目鱼肌（图3-13）。3个头合成跟腱，止于跟骨。小腿三头肌的主要作用为屈（跖屈）踝关节和屈膝关节，在站立时，能固定踝关节和膝关节，防止身体向前倾斜。深层有趾长屈肌、踇长屈肌和胫骨后肌等（图3-13），能屈踝关节、屈趾和使足内翻。小腿外侧群肌位于小腿外侧部，包括腓骨长肌和腓骨短肌（图3-12），此群肌能跖屈踝关节，并使足外翻。

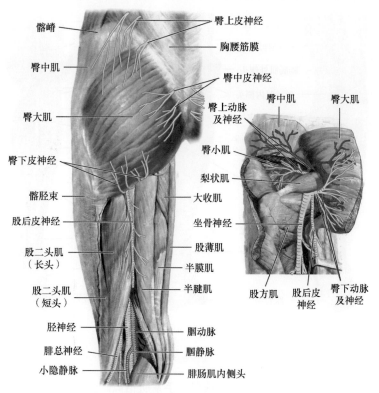

图 3-11 臀部和大腿后面的肌及血管、神经

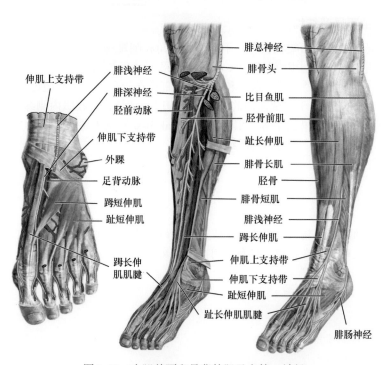

图 3-12 小腿前面和足背的肌及血管、神经

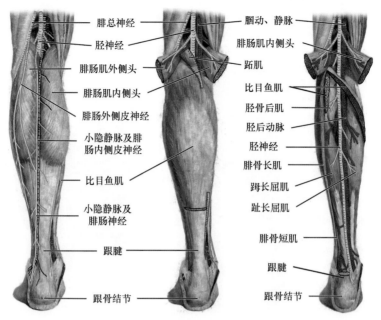

图 3-13　小腿后面的肌及血管、神经

（四）足肌

足肌分足背肌（图 3-12）和足底肌。足底肌与手掌肌相似，也分为内侧群、外侧群和中间群，但蹈和小趾没有与拇指和小指相当的对掌肌。

（五）下肢的重要局部结构

下肢的重要局部结构包括梨状肌上、下孔及股三角和腘窝等。梨状肌上孔、梨状肌下孔位于臀大肌的深面（图 3-4），分别由梨状肌上、下两缘和坐骨大孔围成。臀上血管和臀上神经通过梨状肌上孔出骨盆，而坐骨神经、臀下血管和神经、阴部内血管和阴部神经通过梨状肌下孔出骨盆。股三角（femoral triangle）位于大腿前面的上部，由腹股沟韧带、长收肌内侧缘和缝匠肌内侧缘围成，内有股神经、股血管和淋巴结等。腘窝（popliteal fossa）位于膝关节的后方，呈菱形，内有腘血管、胫神经、腓总神经、脂肪和淋巴结等。

（严　莉　张　黎）

作业练习

1. 腹前外侧壁的肌由浅到深有哪几层？腹股沟管的结构及其在男、女中有何不同？
2. 名词解释：腱鞘、腹直肌鞘、斜角肌间隙、腋窝、股三角、腹白线。

内　脏　学

第四章　内脏学总论

一、内脏的概念

内脏（viscera）是指直接参与新陈代谢、生殖活动的器官，包括消化、呼吸、泌尿和生殖4个系统。研究内脏器官形态、结构和位置的科学称为内脏学。内脏具有以下特点：①有孔道直接或间接与外界相通。②大部分位于胸腔、腹腔和盆腔内。③直接参与新陈代谢和繁殖后代；某些内脏器官还具有内分泌功能，能分泌激素，参与多种生理功能的调节。

二、内脏的一般结构

内脏器官可分为中空性器官和实质性器官两大类。

（一）中空性器官

中空性器官呈管状或囊状，内部有空腔，如胃、肠等，管壁由4层或3层组织构成，其中消化道的管壁由4层组织构成，由内向外依次为黏膜、黏膜下层、肌层和外膜（浆膜或纤维膜）（图20-1），而呼吸道、泌尿生殖道的管壁则由3层组织构成（详见第二十章相关内容）。

（二）实质性器官

实质性器官内部没有特定的空腔，如肝、肺等，表面包以被膜，被膜深入器官内部，将其实质分成若干小叶。在这些器官表面的某个部位都有一个凹陷或裂隙，其特定的管道、血管、神经、淋巴管等由此出入，称为该器官的门，如肝门（图5-13）、肺门（图6-10）等。

三、胸部的体表标志线

为描述和确定胸部器官或病变的位置，通常在胸部作9条体表标志线（图4-1）：①前正中线，为沿身体前面正中所作的垂直线；②胸骨线，为沿胸骨最宽处外侧缘所作的垂直线；③锁骨中线，为经锁骨中点所作的垂直线；④胸骨旁线，为经胸骨线与锁骨中线连线中点所作的垂直线；⑤腋前线，为沿腋窝前襞（胸大肌下缘）中部所作的垂直线；⑥腋后线，为沿腋窝后襞（背阔肌下缘）中部所作的垂直线；⑦腋中线，为沿腋前线与腋后线连线中点所作的垂直线；⑧肩胛线，为经肩胛下角所作的垂直线；⑨后正中线，为经身体后面正中所作的垂直线。

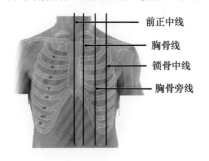
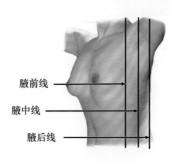
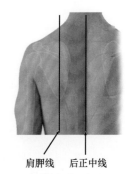

图4-1　胸部的体表标志线

四、腹部的分区

腹部的分区有四分区法和九分区法两种。四分区法是通过脐作一水平面和一矢状面，将腹部分为 4 个区：左上腹部、右上腹部、左下腹部和右下腹部，每个区都有特定的器官（图 4-2）。

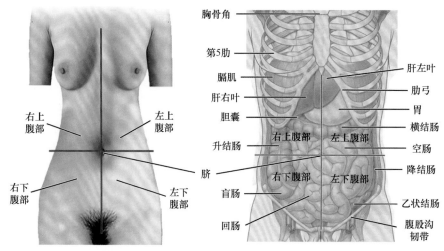

图 4-2　腹部的四分区及相应各区的主要器官

九分区法是通过上、下两个水平面和两个矢状面将腹部分成 9 个区（图 4-3）。上水平面为通过两侧肋弓最低点（第 10 肋前端）的肋下平面，下水平面为通过两侧髂结节的结节间平面。左、右矢状面分别通过左、右两侧腹股沟韧带的中点。两个水平面和两个矢状面相交，将腹部分成 9 个区：腹上区、左季肋区、右季肋区、脐区、左腰区（左外侧区）、右腰区（右外侧区）、腹下区（耻区）、左腹股沟区（左髂区）、右腹股沟区（右髂区），同样这 9 个区也有自己特定的器官（图 4-3）。

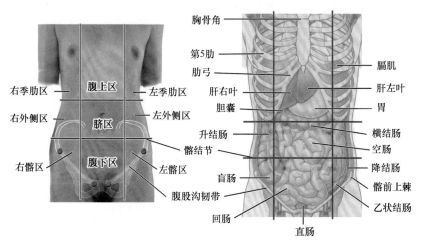

图 4-3　腹部的九分区及相应各区的主要器官

九分区法较四分区法更为精细和准确，解剖学上较常用。

（周　畅　蒋裕芸）

作业练习

1. 腹部九分区法是如何划分的，各区主要有哪些器官？
2. 解释名词：内脏、中空性器官、锁骨中线、腋中线。

第五章 消化系统

消化系统（alimentary system）由消化管和消化腺两部分组成（图5-1、图5-2）。消化管（alimentary canal）从口腔延伸到肛门，包括口腔、咽、食管、胃、小肠（十二指肠、空肠和回肠）和大肠（盲肠、阑尾、结肠、直肠和肛管），其中从口腔到十二指肠这一段称为上消化道，包括口腔、咽、食管、胃和十二指肠，而从空肠到肛管这一段称为下消化道，包括空肠、回肠、盲肠、阑尾、结肠（升结肠、横结肠、降结肠、乙状结肠）、直肠和肛管。

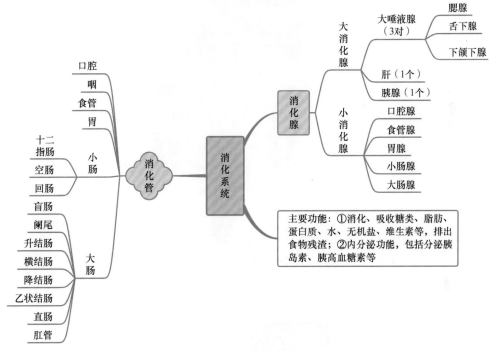

图 5-1　消化系统思维导图

消化腺（digestive gland）分为小消化腺和大消化腺两种。小消化腺分布于消化管壁内，如胃腺、肠腺等；大消化腺位于消化管壁外，包括3对大唾液腺（腮腺、下颌下腺和舌下腺）、肝和胰（图5-1、图5-2），它们的分泌物经特定的导管进入消化道，参与食物的消化。

消化系统的功能主要包括食物的摄取、消化和吸收，并将食物残渣排出体外，以及内分泌功能。

第一节　消　化　管

一、口　　腔

口腔（oral cavity）为消化管的起始部（图5-2、图5-3），向前经口裂与外界相通，向后经咽峡与咽相通。口腔借上、下牙弓和牙龈分为口腔前庭和固有口腔两部分。与口腔密切相关的器官主要包括牙、舌和唾液腺等。

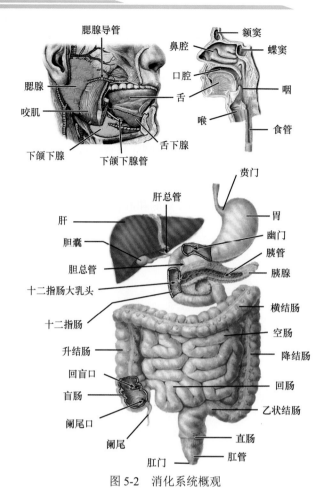

图 5-2　消化系统概观

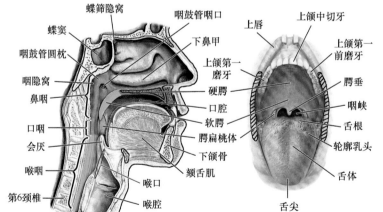

图 5-3　口腔和咽

A. 头颈正中矢状面；B. 口腔开大

（一）牙

牙（teeth）是人体内最坚硬的器官，具有咀嚼食物和辅助发音等作用（图 5-3、图 5-4）。在人的一生中先后有两组牙发生，第一组为乳牙，第二组为恒牙。乳牙（deciduous teeth）一般在出生后 6 个月时开始萌出，到 3 岁左右出齐，共有 20 个，上颌、下颌的左、右侧各有 5 个，从内侧向外侧依次是乳中切牙、乳侧切牙、乳尖牙、第一乳磨牙和第二乳磨牙（图 5-4）。乳牙一般在 6 岁左右开始逐渐脱落，逐渐被恒牙取代，称换牙。

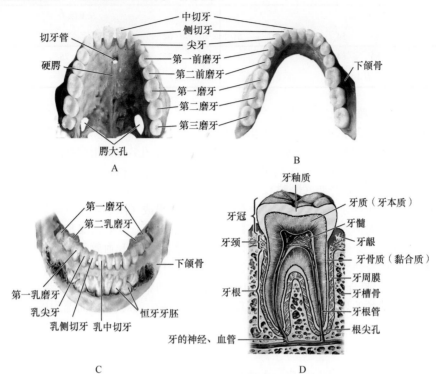

图 5-4　牙的形态和结构

A. 上颌恒牙；B. 下颌恒牙；C. 下颌乳牙；D. 牙的构造

恒牙（permanent teeth）有 28～32 个，上颌、下颌的左侧、右侧各有 7～8 个，从内向外分别是中切牙、侧切牙、尖牙、第一前磨牙、第二前磨牙及第一、第二和第三磨牙（图 5-4）。第一磨牙约在 6 岁时首先长出，除第三磨牙外，其他各牙在 7～13 岁出齐。第三磨牙在 17～25 岁或更晚萌出，又称迟牙（智牙），甚至终身不萌出。

为了记录牙的位置，通常用一条经过上颌、下颌之间所作的横线和一条经过两侧中切牙之间所作的垂直线，将牙分成 4 区（4 象限），在每一区内以罗马数字 Ⅰ～Ⅴ 表示乳牙，以阿拉伯数字 1～8 表示恒牙。例如：

    ⌊Ⅴ 表示左上颌第二乳磨牙   Ⅱ⌋ 表示右下颌乳侧切牙

    ⌈6 表示右下颌第一磨牙   3⌉ 表示左上颌尖牙

国际上更为常用的是 1970 年世界牙科联盟（Fédération Dentaire Internationale，FDI）提出的 **FDI 牙位表示法**，也称 ISO-3950 表示法：每颗牙用两位阿拉伯数字表示，第一位数表示牙齿所在的象限，依次是右上、左上、左下、右下，在恒牙对应的是 1、2、3、4，在乳牙对应的是 5、6、7、8；第二位数表示牙齿的位置，从中线向两侧，恒牙依次为 1～8，乳牙依次为 1～5（表 5-1）。

表 5-1　FDI 牙位表示法

恒牙													
右上颌							左上颌						
18	17	16	15	14	13	12	11	21	22	23	24	25	26	27	28
48	47	46	45	44	43	42	41	31	32	33	34	35	36	37	38
右下颌							左下颌						

续表

乳牙									
右上颌					左上颌				
55	54	53	52	51	61	62	63	64	65
85	84	83	82	81	71	72	73	74	75
右下颌					左下颌				

FDI 牙位表示法在临床上广泛采用。

在形态上，每个牙都分为牙冠、牙根和牙颈 3 部分（图 5-4）。牙冠是突出于牙龈以外的部分。牙根是嵌入上、下颌骨牙槽窝内的部分，在牙根尖部有一个小孔，称为根尖孔，有血管、神经通过。牙颈是牙冠与牙根之间的部分，有牙龈覆盖。牙冠内部的腔隙，称牙冠腔，而牙根内的细管称牙根管。牙冠腔与牙根管合称牙腔（髓腔）。

在组织结构上，牙由牙本质、牙釉质、牙骨质和牙髓组成（图 5-4）。牙本质又称牙质，构成牙的主体。牙釉质为人体内最坚硬的组织，覆盖在牙冠的表面。牙骨质又称黏合质，覆盖在牙根及牙颈牙本质的外面。牙髓充填于牙髓腔内，由结缔组织、神经和血管等组成。在牙周围有牙周组织（牙周膜、牙槽骨和牙龈）对牙起固定、支持和保护作用。由于釉质坚硬，而且在牙的咬合面较厚，故在刷牙时，咬合面从任何方向刷均可，但其余面的釉质较薄，加上牙骨质和牙本质较软，特别在牙龈退化时牙颈的牙骨质及牙本质可直接暴露于口腔，易被刷掉而遭到破坏，故只能沿牙缝上下旋转轻刷。

（二）舌

舌（tongue，lingua）位于口腔底，主要由骨骼肌和黏膜构成（图 5-3），具有协助咀嚼、吞咽食物、感受味觉和辅助发音等功能。舌分为舌尖、舌体和舌根 3 部分。舌背的黏膜上有 4 种舌乳头：轮廓乳头、丝状乳头、菌状乳头和叶状乳头，其中轮廓乳头、菌状乳头、叶状乳头中含有味蕾，感受味觉。软腭、会厌和咽的黏膜上皮内也有少量味蕾分布。

舌肌均为骨骼肌，分舌内肌和舌外肌两部分。舌内肌（纵行肌、舌横肌和垂直肌等）收缩时可改变舌的形态。舌外肌（颏舌肌、舌骨舌肌、茎突舌肌和腭舌肌）收缩时可改变舌的位置，两侧颏舌肌同时收缩时，能在中线上使舌伸向前下方，而单侧颏舌肌收缩时，则使舌尖伸向对侧。

（三）唾液腺

唾液腺（salivary gland）能分泌唾液，分为大、小两类。小唾液腺位于口腔各部黏膜内，如唇腺、舌腺等。大唾液腺位于口腔周围，包括腮腺、下颌下腺和舌下腺 3 对（图 5-2、图 5-5）。

1. 腮腺（parotid gland） 为最大的唾液腺，形状不规则，位于外耳道前下方（图 5-5），腮腺管自其前缘发出，开口于颊黏膜上的腮腺管乳头（与上颌第二磨牙的牙冠相对处）。

2. 下颌下腺（submandibular gland） 位于下颌体下缘及二腹肌前、后腹所围成的下颌下三角内（图 5-5），下颌下腺管开口于舌下阜。

3. 舌下腺（sublingual gland） 位于舌下襞的深面，舌下腺大管与下颌下腺管共同开口于舌下阜，舌下腺的小管有 8～20 条，开口于舌下襞（图 5-5）。

二、咽

咽（pharynx）位于第 1～6 颈椎前方，上宽下窄，前后稍扁，为漏斗形肌性管道（图 5-2），上端固定于颅底，下端于第 6 颈椎下缘续于食管。咽以软腭后缘和会厌上缘为界，分为鼻咽、口咽和喉咽 3 部分（图 5-3）。鼻咽（nasopharynx）位于鼻腔后方，向前经一对鼻后孔通鼻腔，其两侧壁各有一个咽鼓管咽口，经咽鼓管与中耳鼓室相通（图 13-2、图 13-4）。咽鼓管咽口的后上方有咽隐窝，是鼻咽癌的好发部位。口咽（oropharynx）上续鼻咽，下接喉咽，向前经咽峡与口腔

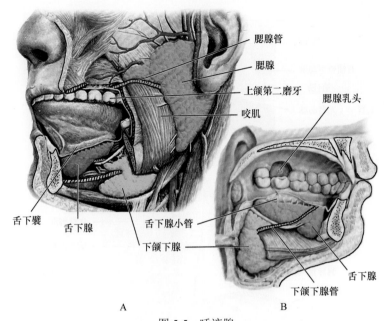

图 5-5　唾液腺

A. 左侧唾液腺外侧面观；B. 左侧唾液腺内侧面观

相通。咽峡由腭垂（悬雍垂）、腭帆游离缘、两侧的腭舌弓及腭咽弓、舌根共同围成（图 5-3）。口咽的侧壁上有扁桃体窝，容纳腭扁桃体。通常说的扁桃体就是指腭扁桃体，它是一个椭圆形的淋巴器官，具有免疫防御功能。喉咽（laryngopharynx）下续食管，前壁上部有喉口通喉腔，喉口两侧有梨状隐窝。

三、食　管

食管（esophagus）上端在第 6 颈椎体下缘平面与咽相接，向下经胸部，再穿过膈肌至腹部，下端约在第 11 胸椎体高度与胃的贲门连接（图 5-2、图 5-6），全长约 25cm，分为颈部、胸部和腹部 3 段。

食管有 3 处生理性狭窄：第一狭窄为食管的起始处，距中切牙约 15cm；第二狭窄为食管与左主支气管交叉处，距中切牙约 25cm；第三狭窄为食管穿过膈的食管裂孔处，距中切牙约 40cm。这些狭窄是食管癌的好发部位。

四、胃

胃（stomach）是消化管中最膨大的部分，其上端与食管相连，下端与十二指肠相续（图 5-2、图 5-6、图 5-7）。胃有容纳食物、分泌胃液、内分泌等功能，它的位置和形态因体型、体位、充盈程度等而改变。在中等程度充盈时，大部分位于左季肋区，小部分位于腹上区。胃的前壁与肝左叶、膈、腹前壁相贴，后壁与胰腺、横结肠、左肾和左肾上腺相邻。胃大弯的最低点一般在脐平面。胃在空虚时呈管状，在高度充盈时，则呈球囊形，胃的下缘可达脐平面以下。

胃的形态包括两壁、两弯曲、两口和四部（图 5-7）。两壁，即胃的前壁和后壁。两弯曲，即胃大弯和胃小弯。胃小弯为胃的上缘，朝向右上方，其最低、折转最明显处称角切迹；胃大弯为胃的下缘，朝向左下方，其长度为胃小弯的 4～5 倍。两口，即贲门和幽门。贲门为胃的入口，与食管相通；幽门为胃的出口，与十二指肠相续。四部，即胃分为贲门部、胃底、胃体和幽门部。贲门部为靠近贲门的小块区域；胃底为贲门切迹平面以上的部分；胃体为胃底与角切迹之间的大部分；幽门部（胃窦）为胃体的下界与幽门之间的部分，此部又以中间沟为界，分为左侧的幽门

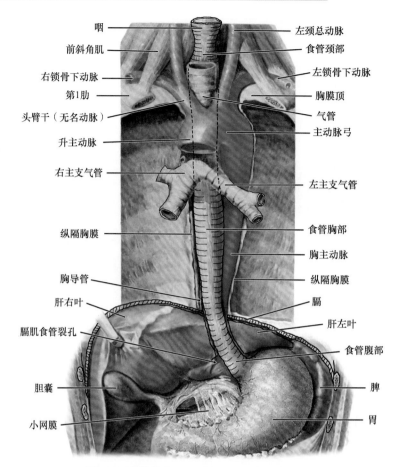

图 5-6　食管的位置、分部、毗邻和连续关系

窦和右侧的幽门管。胃溃疡和胃癌多发生于幽门窦近胃小弯处。

胃壁具有消化管典型的 4 层结构：黏膜、黏膜下层、肌层和外膜。在幽门处，幽门括约肌内面的黏膜突向管腔内形成环行皱襞，称幽门瓣。胃的肌层为平滑肌，较厚，分为外纵、中环和内斜 3 层。环形肌在幽门处增厚，形成幽门括约肌（图 5-7）。幽门括约肌及其内面的幽门瓣一起有阻止胃内容物过快进入十二指肠和防止十二指肠内容物反流入胃的作用，如其功能失调，十二指肠内容物可反流入胃，引起反流性胃炎。

<h2 style="text-align:center">五、小　肠</h2>

小肠位于腹腔中部（图 4-3），是进行食物消化和吸收的主要器官，并具有某些内分泌功能，为消化管中最长的一段，有 5～7m，分为十二指肠、空肠和回肠 3 部分（图 5-2）。十二指肠（duodenum）长约 25cm，相当于本人十二个手指横向的宽度，呈 "C" 形包绕胰头，分为上部、降部、水平部（下部）和升部（图 5-8）。在降部的后内侧壁上有十二指肠大乳头，其上有由胆总管和胰管结合形成的肝胰壶腹的开口。胆汁和胰液经十二指肠大乳头排入十二指肠，参与食物的消化。升部在第 2 腰椎体左侧转向下，移行为空肠，此转折称十二指肠空肠曲，其外面有十二指肠悬韧带将十二指肠固定于腹后壁。

空肠（jejunum）和回肠（ileum）：是小肠中最长的部分，它们之间无明显的界线，一般近侧 2/5 为空肠，远侧 3/5 为回肠。空肠的壁较厚，黏膜皱襞较高，而回肠的壁较薄，黏膜皱襞较低，有较多的淋巴集结（派尔斑，Peyer's patch）（图 5-9）。回肠末端与盲肠相接，连接处称回盲部，回肠经回盲口与盲肠相通（图 5-10）。

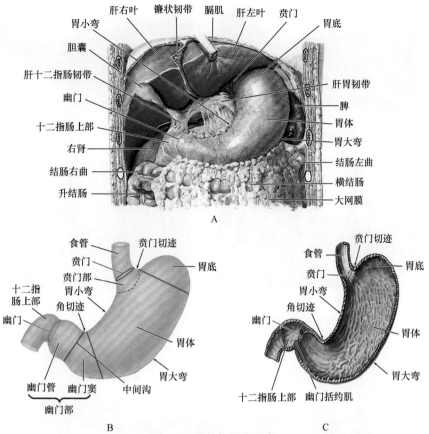

图 5-7 胃的位置和形态

A. 上腹部的器官；B. 胃的外形和分部；C. 胃的内部结构

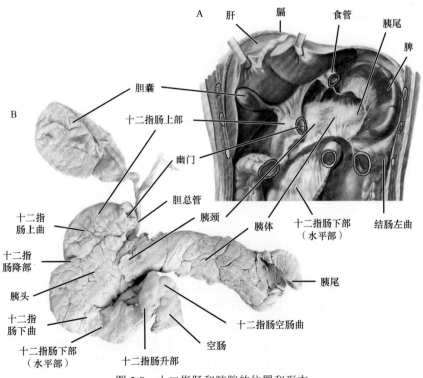

图 5-8 十二指肠和胰腺的位置和形态

A. 上腹部器官模式图（切除胃）；B. 十二指肠、胰腺和肝外胆道（标本）

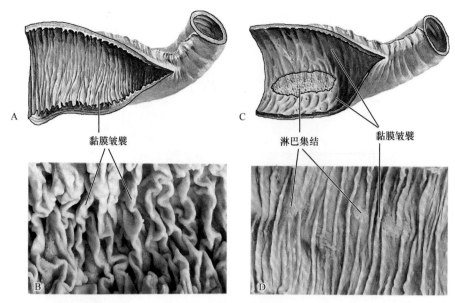

图 5-9 小肠的结构和特点

A. 空肠（模式图）；B. 空肠内面观（标本）；C. 回肠（模式图）；D. 回肠内面观（标本）

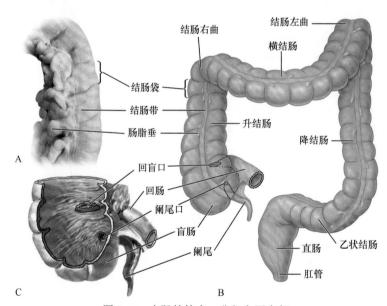

图 5-10 大肠的特点、分部和回盲部

A. 结肠标本；B. 大肠（模式图）；C. 回盲部（模式图）

六、大　肠

大肠（large intestine）全长约 1.5m，围绕于小肠的周围，分为盲肠、阑尾、结肠（升结肠、横结肠、降结肠、乙状结肠）、直肠和肛管（图 5-2、图 5-10）。大肠具有三大特征（直肠、肛管和阑尾除外）：结肠带、结肠袋和肠脂垂（图 5-10）。结肠带有 3 条，沿大肠的纵轴平行排列，汇集于阑尾根部（图 5-10、图 5-11），因此，在手术中寻找阑尾遇到困难时，沿结肠带追踪可找到阑尾。这 3 个特征是鉴别大肠与小肠的主要依据。

盲肠（图 5-2、图 5-10、图 5-11）位于右髂窝内，是大肠的起始部，其下端为盲端，其上端与升结肠相续。回肠末端经回盲口通盲肠，回盲口处有唇状的回盲瓣，具有可限制小肠内容物过快进入大肠和防止大肠内容物反流到小肠的作用。回盲口下方有较小的阑尾口。

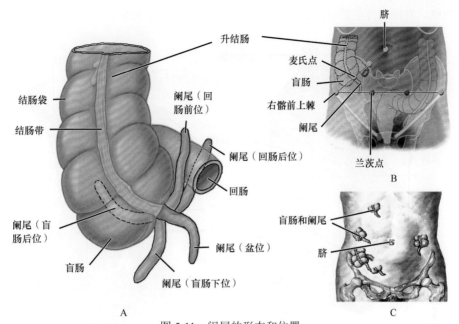

图 5-11 阑尾的形态和位置

A. 阑尾的形态和常见位置；B. 阑尾根部的体表投影；C. 盲肠和阑尾位置的变异

阑尾（vermiform appendix）又称蚓突，形似蚯蚓，一般 6～8cm 长，直径为 0.5～1.0cm，其根部连于盲肠后内侧部，尖端为游离的盲端（图 5-2、图 5-10、图 5-11）。阑尾一般与盲肠一起位于右髂窝内，但其位置因人而异，变化较大（图 5-11）。阑尾根部的体表投影常用右髂前上棘与脐连线的中、外 1/3 交点来表示，此点称为麦克伯尼点（McBurney point），简称麦氏点，也可用左、右髂前上棘连线的右、中 1/3 交点来表示，此处称为兰茨点（Lanz point）（图 5-11）。患阑尾炎时麦氏点或兰茨点附近常有压痛。阑尾炎的早期疼痛常在上腹部或脐附近，痛点不太确定，当炎症扩散到阑尾外膜时疼痛才固定在麦氏点附近，这称为转移性右下腹疼痛，对急性阑尾炎的诊断有重要价值，案例 5-1 就是典型急性阑尾炎的转移性右下腹疼痛表现。

> **案例 5-1**
> 　　患者，男，25 岁，5 小时前感到腹部疼痛，但疼痛的位置不太确定，位于上腹部或脐周围，伴有恶心、呕吐。约 2 小时前疼痛逐渐固定在右下腹部。检查：患者急性病容，麦氏点附近压痛明显，有反跳痛。其余无特殊。临床诊断：急性阑尾炎。
> 　　问题：急性阑尾炎的疼痛为何在麦氏点附近，疼痛有何特征？

结肠（colon）包绕于空、回肠周围，分为升结肠、横结肠、降结肠和乙状结肠 4 部分（图 5-2、图 5-10）。直肠（rectum）在第 3 骶椎平面起自乙状结肠末端，在骶骨和尾骨的前面下行，穿过盆膈移行于肛管，全长 10～14cm。直肠下段显著扩大，形成直肠壶腹。男性直肠的前面毗邻膀胱、前列腺和精囊等，女性则毗邻子宫和阴道。

肛管（anal canal）长 3～4cm，上端续接直肠，下端终于肛门。肛管内面有 6～10 条纵行的肛柱（图 5-12）。在肠腔内表面，肛柱上端可作为直肠与肛管的分界线；在外面则以肛提肌作为它们的分界线。肛柱下端借肛瓣彼此相连，形成环形的齿状线（肛皮线）（图 5-12）。齿状线以上肛管的内表面为黏膜，而齿状线以下的肛管内表面为皮肤。肛瓣与其相邻的肛柱下部围成肛窦。在齿状线下方有一宽约 1cm 的环状区域，称肛梳（痔环）。肛梳下缘的环形线称肛白线，可作为肛门内、外括约肌的分界线。肛门内括约肌由肛管壁的环形平滑肌增厚形成，但对肛门几乎无括约功能；肛门外括约肌位于肛门内括约肌的外面，为骨骼肌，分为皮下部、浅部和深部，是肛门真正的括约肌，有控制排便的功能，如损伤或瘫痪，可导致大便失禁。

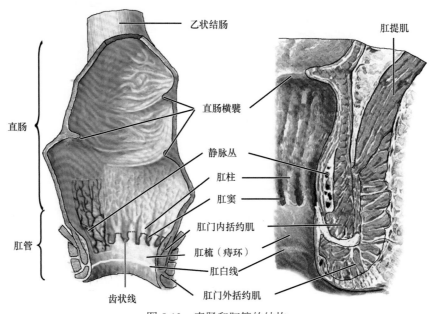

图 5-12　直肠和肛管的结构

　　直肠和肛管黏膜下层的静脉丛，有时可受某些病理因素的影响而扩张，形成静脉曲张，并向肠腔内突起，形成*痔*。发生在齿状线以上的痔称为*内痔*；发生在齿状线以下的痔称为*外痔*；跨越齿状线上、下的痔称为*混合痔*。内痔一般疼痛轻微，但易流鲜血；外痔较痛，但一般不流血。

（周　畅　蒋裕芸）

第二节　消　化　腺

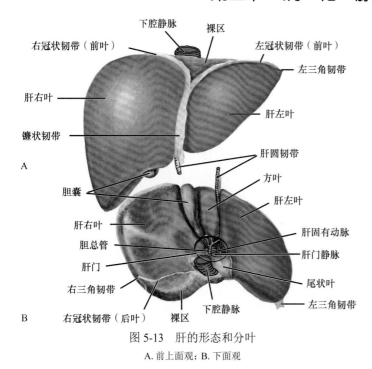

图 5-13　肝的形态和分叶

A. 前上面观；B. 下面观

　　小消化腺和大唾液腺（腮腺、下颌下腺和舌下腺）已在前面讨论过，本节只讨论肝和胰腺。

一、肝

　　肝（liver）（图 5-2、图 5-13）是人体最大的消化腺，也是人体最大的腺体，其大小为 258mm×152mm×58mm。中国成年男性肝的重量为 1230～1450g，女性为 1100～1300g，占体重的 1/50～1/40。胎儿和新生儿的肝相对较大，可达体重的 1/20。对于消化而言，肝的主要功能是分泌胆汁，参与脂肪的消化和吸收。肝的功能极为复杂多样，被称为人体的"化工厂"，其参与蛋白质、脂类、糖类和维生素等的合成、转化和分解；参与激素、药物等的转化；对某些物质进行解毒；参与机体的免疫防御等。

　　肝大部分位于右季肋区和腹上区，小部分位于左季肋区。肝的上面大部分被肋弓所掩盖，仅在左、右肋弓之间直接与腹前壁相接触。肝的上方为膈，下面与结肠右曲、十二指肠上曲、右肾上腺、右肾和胃前壁相邻，后缘邻接食管等。肝借镰状韧带、左冠状韧带、右冠状韧带、左三角韧带、右三角韧带等连于膈下面和腹前壁（图5-13）。

　　肝略呈楔形，分为上、下两面，前、后、左、右4缘（图5-13）。肝上面膨隆，又称膈面，有镰状韧带附着，借此将肝分为肝左叶和肝右叶。肝的下面又称脏面，有"H"形的沟，将肝分为肝左叶、肝右叶、方叶和尾状叶，其中横沟称肝门（porta hepatis），或称第一肝门，肝左管、肝右管、肝固有动脉和肝门静脉的左、右支，以及肝的神经、淋巴管等由此出入肝。在肝的后缘，有肝左静脉、肝中静脉、肝右静脉注入下腔静脉，此处称为第二肝门。在肝的上面，冠状韧带前、后叶之间的小块区域没有腹膜覆盖，称裸区。

二、肝外胆道

　　肝外胆道指肝门之外的胆道系统，包括胆囊、肝左管、肝右管、肝总管和胆总管（图5-14）。胆囊位于肝下面的胆囊窝内，为储存和浓缩胆汁的梨形囊状器官，长8～12cm，宽3～5cm，容量为40～60ml。胆囊分胆囊底、胆囊体、胆囊颈和胆囊管4部分。胆囊管与肝总管汇合形成胆总管。在胆囊管、肝总管与肝下面之间围成一个三角形区域，称胆囊三角（Calot三角），其内有胆囊动、静脉经过，是手术中寻找胆囊动脉的标志。

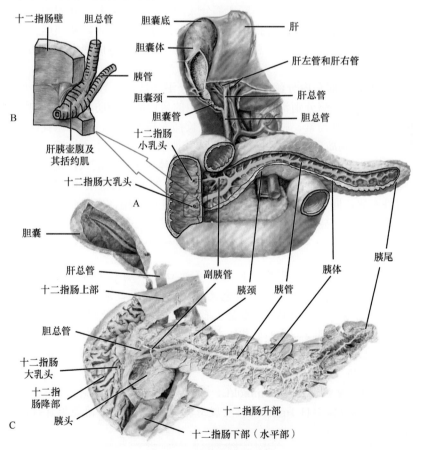

图5-14　肝外胆道和胰管

A.肝外胆道和胰管（模式图）；B.肝胰壶腹（放大）；C.肝外胆道和胰管（标本）

肝左管、肝右管分别由左、右半肝内的小叶间胆管逐渐汇合而成。两条肝管出肝门后即合成肝总管。肝总管长约3cm，其下端与胆囊管汇合成胆总管（图5-14）。胆总管长4~8cm，直径为0.6~0.8cm，在肝十二指肠韧带内下行，经十二指肠上部后方至胰头后方。胆总管在此处穿过十二指肠降部的后内侧壁，在内壁与胰管汇合形成肝胰壶腹，其末端开口于十二指肠大乳头（图5-14）。在肝胰壶腹周围有肝胰壶腹括约肌包绕，在胆总管末端和胰管末端也分别有少量胆总管括约肌和胰管括约肌包绕，这三者及它们之间的中间纤维一起合称奥迪（Oddi）括约肌，其主要功能是调节胆汁和胰液的排出，防止胆汁进入胰管，它在空腹时处于收缩状态，使肝胰壶腹关闭，进食后舒张，使肝胰壶腹开放。

胆汁引流的路径在空腹和进食后有所不同：

（1）在空腹状态下，肝细胞分泌的胆汁→肝内胆道（毛细胆管、小叶间胆管）→肝左管、肝右管→肝总管→胆总管→胆囊管→胆囊，在此浓缩储存。

（2）在进食后有两条途径：①肝细胞分泌的胆汁→肝内胆道→肝左管、肝右管→肝总管→胆总管→肝胰壶腹→十二指肠大乳头→十二指肠；②胆囊内储存的胆汁→胆囊管→胆总管→肝胰壶腹→十二指肠大乳头→十二指肠。在十二指肠内，胆汁与食物混合，主要作用是使脂肪乳化，参与脂肪类食物的消化、吸收。

三、胰　　腺

胰腺（pancreas）位于腹后壁第1~2腰椎平面（图5-8）。胰腺的前面与胃相邻，但被网膜囊隔开。胰腺分为胰头、胰颈、胰体和胰尾4部分（图5-8、图5-14）。胰腺的右端，即胰头，被十二指肠环抱。胰腺的左端，即胰尾，抵达脾门。胰管位于胰实质内，从胰尾经胰体到胰头，沿途接收许多小叶间导管。胰管最后与胆总管在十二指肠肠壁内汇合成膨大的肝胰壶腹，共同开口于十二指肠大乳头。

胰腺组织分为外分泌部和内分泌部。外分泌部分泌胰液，含数种消化酶，如胰蛋白酶、胰脂肪酶及胰淀粉酶等，这些酶分别消化、分解食物中的蛋白质、脂肪和糖类。内分泌部又称胰岛（pancreatic islet），能分泌胰岛素、胰高血糖素、生长抑素和胰多肽，参与糖代谢、血糖浓度的调节等（详见第二十章）。胰岛素分泌不足或缺乏，或其他细胞对胰岛素不敏感，会引起糖尿病。

案例5-2出现的"三多一少"（多饮、多尿、多食、体重下降）症状，是胰岛素不足引起的糖尿病。由于血糖浓度大幅升高，原尿中的糖超过了肾小管的重吸收极限（肾糖阈），于是从尿液中排出，产生渗透性利尿，同时丢失大量水分；还由于细胞内少糖、出现血管内皮代谢障碍等，使视网膜等末梢血管萎缩退化甚至消失（图12-5B），故出现"三多一少""视物模糊"等症状。

案例5-2

　　患者，男，63岁，约6个月前开始经常感觉口渴，喝水量较多，每天喝水3500~4000ml，排尿次数和每次尿量也增多，颜色无明显变化，每日尿量3000~3500ml，食量也较前增加。近2个月口渴感更明显，喝水量、尿量较前明显增多，常感觉饿，食量较前增加，但体重较半年前降低了约3kg。近1个月还感觉视物较模糊。余无特殊。检查：随机静脉血糖13mmol/L，空腹血糖9mmol/L，眼底检查见视网膜颜色较淡，有少许渗出，血管分支稀疏。临床诊断：1型糖尿病[**]。

　　[**]血糖正常值：空腹血糖<6.1mmol/L，葡萄糖负荷试验2小时血糖<7.8mmol/L。糖尿病诊断标准：随机血糖≥11.1mmol/L，空腹血糖≥7.0mmol/L，葡萄糖负荷试验2小时血糖≥11.1mmol/L。

（周　畅　曾明辉）

作 业 练 习

1. 简述胃的形态和分部。
2. 简述胆汁在进食前（空腹）和进食后的产生、排出途径。
3. 某儿童误吞一小扣子，后经查从粪便中排出，其排出途径是什么？
4. 名词解释：上消化道、咽峡、麦氏点、齿状线、肝门、胆囊三角。

第六章 呼吸系统

呼吸系统由呼吸道和肺组成（图6-1、图6-2），其主要功能是进行气体交换，即摄入氧，排出二氧化碳。

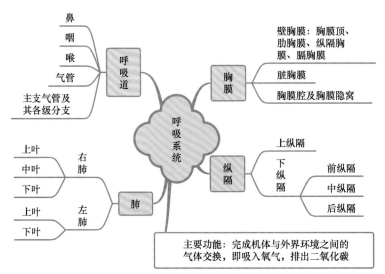

图6-1 呼吸系统思维导图

第一节 呼 吸 道

呼吸道（respiratory tract）是空气进出肺的管道，由鼻、咽、喉、气管、主支气管及其各级分支组成（图6-2），其中鼻、咽、喉一起称为上呼吸道，而气管、主支气管及其各级分支称为下呼吸道。任何原因引起的呼吸道狭窄或阻塞，都会导致呼吸功能障碍，案例20-2就是下呼吸道慢性炎症引起的肺通气功能障碍（见第二十章）。

一、鼻

鼻（nose）由鼻骨和鼻软骨为支架，外面被覆皮肤，内面被覆黏膜，分为外鼻、鼻腔和鼻旁窦3部分。外鼻分为鼻背、鼻尖、鼻根和两个鼻翼（图6-3）。鼻腔为鼻内部的腔隙，被鼻中隔分隔成左、右两腔。鼻腔向前以鼻孔通体外，向后经鼻后孔与咽相通。每侧鼻腔由鼻阈分为鼻前庭和固有鼻腔两部分。鼻腔的外侧壁上有3个鼻甲：上鼻甲、中鼻甲和下鼻甲（图6-4）。每个鼻甲下方及外侧都有一个鼻道，分别是上鼻道、中鼻道和下鼻道。上鼻甲后方有蝶筛隐窝。

鼻腔的黏膜分为嗅区和呼吸区。嗅部（嗅黏膜）覆盖上鼻甲和鼻中隔上部，含有嗅细胞，嗅细胞接收嗅觉的刺激。呼吸区衬于鼻腔除嗅部以外的部分，具有调节吸入空气的温度和湿度、吸附和排除吸入的细菌和尘埃等作用。

鼻旁窦（副鼻窦/鼻窦）包括额窦、上颌窦、筛窦和蝶窦4对（图6-3～图6-6），它们都与鼻腔相通。额窦位于额骨内、眉弓的深方，开口于中鼻道。筛窦（筛骨迷路/筛小房）位于筛骨内，分为前筛窦（筛窦前组）、中筛窦（筛窦中组）和后筛窦（筛窦后组）。前筛窦、中筛窦开口于中鼻道，后筛窦开口于上鼻道。蝶窦位于蝶骨体内，开口于蝶筛隐窝。上颌窦是鼻旁窦中最大的一对，位于上颌骨体内，开口于中鼻道。上颌窦的口较高，而底则较低，故其分泌物不易引流。

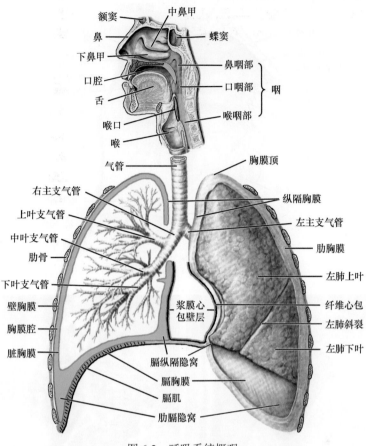

图 6-2 呼吸系统概观

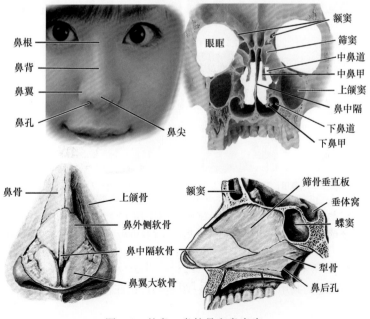

图 6-3 外鼻、鼻软骨和鼻旁窦

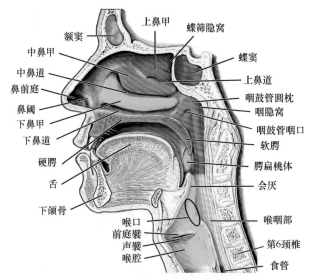

图 6-4   鼻、咽、喉正中矢状面

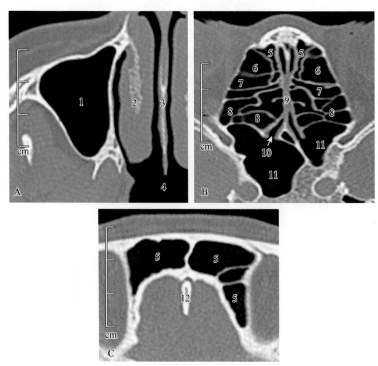

1.上颌窦；2.下鼻甲；3.鼻中隔；4.鼻咽部；5.额窦；6.前筛窦；7.中筛窦；8.后筛窦；
9.鼻中隔上部；10.蝶窦口；11.蝶窦；12.鸡冠
图 6-5   鼻旁窦（CT 图 1）
A.经上颌窦中部的 CT 横切面；B.经鼻腔顶部的 CT 横切面；C.经额窦中部的 CT 横切面

二、咽

咽是消化道和呼吸道的共用管道（图 6-2、图 6-4），已在消化系统中叙述。

三、喉

喉（larynx）位于第 4～6 颈椎平面的颈前部（图 6-4），以软骨为支架，借关节、韧带、膜和

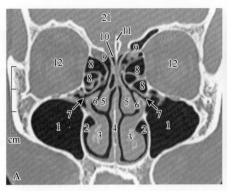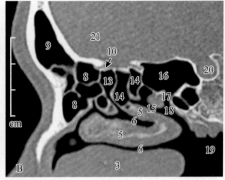

1.上颌窦；2.下鼻道；3.下鼻甲；4.鼻中隔；5.中鼻甲；6.中鼻道；7.上颌窦口(半月裂孔)；8.前筛窦；
9.额窦；10.筛板及筛孔；11.鸡冠；12.眼眶及其内容物；13.中筛窦；14.后筛窦；15.上鼻道；16.蝶窦；
17.蝶窦口；18.蝶筛隐窝；19.鼻咽部；20.垂体及垂体窝；21大脑额叶及颅前窝

图 6-6 鼻旁窦（CT 图 2）

A.经半月裂孔前部的头部 CT 冠状面；B.经蝶窦口的头部 CT 矢状面

肌肉相连接而成，内衬黏膜。喉不仅是呼吸的管道，也是发音的器官。它向上借喉口通喉咽，向下与气管相续。

（一）喉的软骨

喉的软骨包括甲状软骨、环状软骨、杓状软骨和会厌软骨等（图 6-7）。**甲状软骨**有左、右两个软骨板、前角、上角和下角。前角上端向前突出形成**喉结**，其在男性相对较明显。**环状软骨**位于甲状软骨下方，是喉中唯一呈完整环形的软骨，由后方的环状软骨板和前方的环状软骨弓构成。**会厌软骨**呈叶状，由黏膜覆盖形成**会厌**。会厌是喉口的活瓣，吞咽时封闭喉口。**杓状软骨**为成对的锥形小软骨，位于环状软骨板上缘，其底与环状软骨板上缘构成环杓关节。杓状软骨底部向前伸出声带突，向外侧伸出肌突。

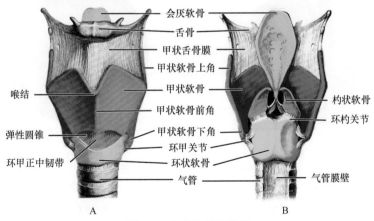

图 6-7 喉的软骨和连结

A.前面观；B.后面观

（二）喉的连结

喉的连结包括甲状舌骨膜、环甲关节、环杓关节和弹性圆锥等（图 6-7）。**甲状舌骨膜**是连接舌骨与甲状软骨上缘之间的结缔组织膜。**环甲关节**由甲状软骨下角和环状软骨外侧部构成，可沿冠状轴作前倾和复位运动，以紧张或松弛声带。**环杓关节**由环状软骨板上缘和杓状软骨基底部构成。杓状软骨能向内、外侧旋转，以缩小或开大声门。

弹性圆锥是圆锥形的弹性纤维膜，起自甲状软骨前角后面，止于杓状软骨声带突和环状软骨上缘，它的上缘游离，并增厚形成声韧带。声韧带连同声带肌，以及覆盖于其表面的黏膜一起，称为声带（声襞）。弹性圆锥位于甲状软骨下缘和环状软骨弓上缘之间的部分称环甲膜，其中部增厚形成环甲正中韧带。在发生急性喉阻塞时，可在此进行穿刺或切开，建立一个暂时的呼吸道。

（三）喉肌和喉腔

喉肌均为骨骼肌，具有紧张或松弛声带、缩小或开大声门等作用。

喉腔为喉内部的腔隙，向上经喉口与咽腔相通，向下通连气管（图6-4、图6-8）。喉腔侧壁上有上、下两对皱襞，上方的一对为前庭襞，两侧前庭襞之间的裂隙称前庭裂（图6-4、图6-8）。下方的一对为声襞，位于甲状软骨前角后面与杓状软骨声带突之间。两侧声襞及杓状软骨声带突之间的裂隙为声门裂（图6-4，图6-8），它是喉腔最狭窄之处。声韧带、声带肌，以及覆盖于它们表面的喉黏膜一起构成声带。声带和声门裂合称为声门。

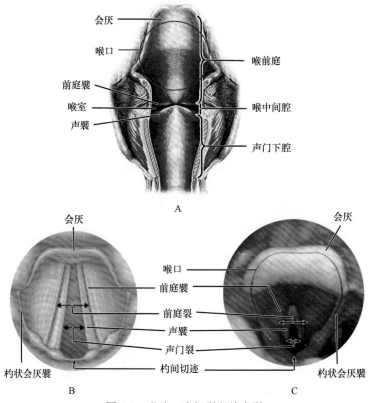

图6-8　喉腔、声门裂和前庭裂

A. 喉从后面切开（模式图）；B. 喉腔上面观（模式图）；C. 喉腔上面观（标本）

喉腔以前庭襞和声襞为界分为3部分：喉前庭、喉中间腔和声门下腔（图6-8）。喉前庭为从喉口到前庭襞之间的喉腔部分。喉中间腔为前庭襞与声襞之间的喉腔部分。喉中间腔向外侧突出的部分称喉室。声门下腔为声襞与环状软骨下缘之间的喉腔部分。

四、气管与主支气管

气管（trachea）位于颈部和上胸部中线上、食管的前方，起于环状软骨下缘，下行至胸骨角平面分为左、右主支气管（图6-2、图6-12）。气管由14～17个气管软骨、平滑肌和结缔组织构成，分为颈部和胸部两段。气管软骨呈"C"形，其缺口向后，由气管膜壁封闭（图6-7）。气管膜壁在吞咽时允许食管膨胀。

主支气管（principal bronchus）为气管杈与肺门之间的一段呼吸道（图6-2、图6-9）。左主支气管较长，为4～5cm，较细，较水平；右主支气管较短，为2～3cm，较粗，较陡直。因此，从喉、气管坠入的异物，通常进入右主支气管，继而进入右肺。

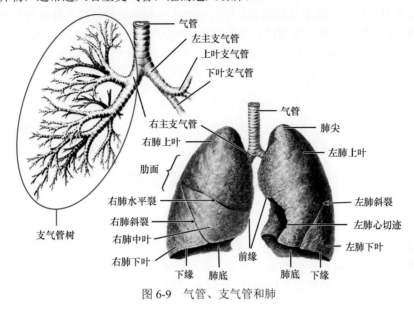

气管
左主支气管
上叶支气管
下叶支气管

右主支气管
右肺上叶
肋面
右肺水平裂
右肺斜裂
右肺中叶
右肺下叶
下缘　肺底

支气管树

气管
肺尖
左肺上叶
左肺斜裂
左肺心切迹
左肺下叶
前缘
肺底　下缘

图6-9　气管、支气管和肺

（蒋裕芸　周　畅）

第二节　肺

一、肺的位置和形态

肺（lung）是机体与外界进行气体交换的器官，分为左肺和右肺，分别位于胸腔的左、右侧，纵隔的两边，膈肌上方，是气体交换的场所，为呼吸的主要器官。

肺呈圆锥体形，质地柔软，富有弹性。右肺较宽而短，而左肺较狭而长。每个肺都分为肺尖、肺底、三面、三缘（图6-9～图6-10）。肺尖呈圆锥形，经胸廓上口向上延伸到颈根部，达锁骨上方2～3cm。肺底，即膈面，与膈肌相邻。肺的三面，即肋面、膈面和纵隔面。肋面与肋和肋间隙相邻。纵隔面（内侧面）与纵隔相邻，此面靠中央处的凹陷，称肺门（图6-10），主支气管、肺动脉、肺静脉、神经、淋巴管由此进出肺，这些结构被结缔组织包裹在一起形成肺根。

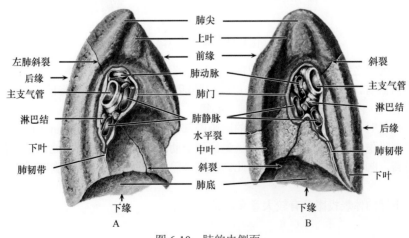

肺尖
上叶
前缘
左肺斜裂　　　　肺动脉
后缘
主支气管　　　　肺门
淋巴结　　　　　肺静脉
水平裂
下叶　　　　　　中叶
肺韧带　　　　　斜裂
肺底
下缘
A

斜裂
主支气管
淋巴结
后缘
肺韧带
下叶
下缘
B

图6-10　肺的内侧面

A. 左肺；B. 右肺

肺的三缘，即前缘、后缘和下缘。前缘薄而锐利，左肺前缘下部有心切迹。后缘圆钝，较长。下缘也较锐利，是肺三个面的移行部，其位置随呼吸运动而显著变化。左肺由从后上斜向前下的斜裂分为上叶和下叶。右肺由斜裂和水平裂分为上叶、中叶和下叶。

婴幼儿的肺呈淡红色。随着年龄增长，空气中的尘埃和炭粒等被吸入肺内并沉积，肺逐渐变成暗红色或深灰色，甚至黑色。健康的肺总是含有一些空气，其比重（0.345～0.746）小于水，能浮出水面。胎儿和未曾呼吸过的新生儿的肺，不含空气，其比重（1.045～1.056）大于水，可沉于水底。这在法医鉴定上有重要价值。

二、肺　　段

每一肺段支气管及其分布区的全部肺组织，称为一个支气管肺段（bronchopulmonary segment），简称肺段。肺段是肺的形态和功能的基本单位。左、右肺都各有 10 个肺段。

第三节　胸膜和纵隔

一、胸　　膜

胸膜（pleura）是衬覆于胸壁内面、膈肌上面、纵隔两侧，以及覆盖在肺表面的一层浆膜（图 6-2，图 6-11），其中衬覆于胸腔各壁内面、膈肌上面、纵隔两侧的部分称为壁胸膜，覆盖于肺表面的部分称脏胸膜。壁胸膜分为胸膜顶、肋胸膜、膈胸膜和纵隔胸膜 4 部分。胸膜顶包绕肺尖。肋胸膜衬覆于肋、肋间隙、胸骨等的内面。膈胸膜覆盖于膈肌的上面。纵隔胸膜覆盖于纵隔的两侧。脏胸膜可延伸到肺的叶间裂内。

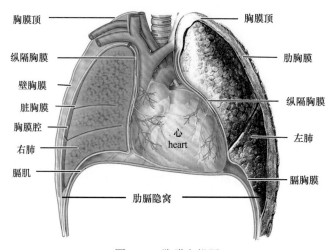

图 6-11　胸膜和纵隔

壁胸膜与脏胸膜之间封闭的潜在间隙称胸膜腔（图 6-2、图 6-11）。胸膜腔内在正常情况下呈负压，没有任何器官，仅含有少许浆液，可减少肺活动的摩擦。胸腔为胸的前壁、侧壁、后壁、膈肌所围成的空间，内含有许多器官，如肺、心等。

即使在深吸气时，肺缘也不能伸展到的胸膜腔部分称为胸膜隐窝（pleural recess），主要包括肋膈隐窝、肋纵隔隐窝和膈纵隔隐窝。肋膈隐窝位于肋胸膜与膈胸膜反折处，是位置最低、容量最大的胸膜隐窝，胸膜腔积液首先积存于此。肋纵隔隐窝由肋胸膜与纵隔胸膜反折移行形成，左侧者较大。

肺与胸膜下界的体表投影具有较大意义，见表 6-1。

表 6-1 肺和胸膜下界的体表投影

部位	锁骨中线	腋中线	肩胛线	近脊柱处
肺	第 6 肋	第 8 肋	第 10 肋	第 10 胸椎棘突
胸膜	第 8 肋	第 10 肋	第 11 肋	第 12 胸椎棘突

二、纵　隔

纵隔（mediastinum）为胸腔内左、右纵隔胸膜之间的全部器官和组织的总称。它的上界为胸廓上口，下界为膈，前界为胸骨，后界为脊柱胸段，两侧界为纵隔胸膜（图 6-11、图 6-12）。

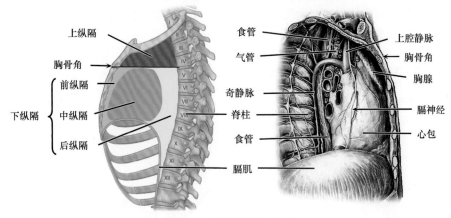

图 6-12　纵隔分部和内容

通常以通过胸骨角和第 4 胸椎下缘的平面，将纵隔分为上纵隔和下纵隔两部分。下纵隔又以心包为界分为前纵隔、中纵隔和后纵隔（图 6-12）。上纵隔内自前向后有胸腺及左、右头臂静脉，以及上腔静脉、主动脉弓及其三大分支、食管、气管等。前纵隔位于胸骨体与心包前壁之间。中纵隔为心包所围成的区域，主要含有心包、心，以及出入心的大血管。后纵隔位于心包后壁与脊柱胸段之间，主要有气管权及左、右主支气管，以及食管、胸主动脉、胸导管等。

（蒋裕芸　周　畅）

作业练习

1. 人体的鼻旁窦有哪些？简述它们的位置及开口部位。
2. 在声门裂以上部位发生急性喉梗阻无法从外部排出时，宜在何处切开或插粗针进行紧急通气？
3. 试述肺的外部形态。
4. 名词解释：上呼吸道、声门裂、胸膜腔、肋膈隐窝。

第七章 泌尿系统

泌尿系统由肾和泌尿道（输尿管、膀胱和尿道）组成（图7-1～图7-2），主要功能是通过泌尿排出机体代谢产生的废物（如尿素、尿酸）、多余的水和盐、毒物、异物等，以维持机体内环境的稳定。肾还具有内分泌功能，可以合成、分泌肾素，调节水盐代谢和血压；分泌促红细胞生成素，调节红细胞生成；生成活性维生素D_3（羟化维生素D_3），调节钙磷代谢。如果肾的功能异常或丧失，多余的水和盐、有毒的代谢产物等将会累积在体内，导致水肿、尿毒症等。案例20-3就是急性肾小球肾炎引起的水肿、尿少（见第二十章）。

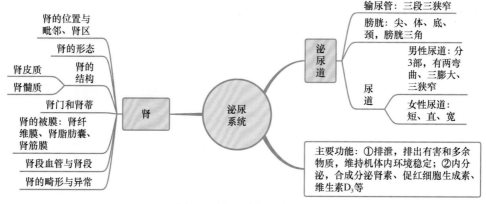

图 7-1　泌尿系统思维导图

第一节　肾

一、肾的位置和毗邻

肾（kidney）为一对实质性器官，位于腹后壁，脊柱的两侧，左、右各一（图7-2）。两肾上端距脊柱较近，而下端距脊柱较远。右肾较左肾低1～2cm。第12肋分别斜过右肾后面上部和左肾后面中部。肾的上方有肾上腺。左肾前面与胃、胰尾、脾、空肠和结肠左曲相邻；右肾前面与肝、结肠右曲和十二指肠降部相邻。肾后面的上1/3与膈相邻，而下2/3与腰大肌、腰方肌及腹横肌相毗邻。

二、肾的形态

肾为蚕豆形的器官（图7-2，图7-3），大小为长10cm（8～14cm）、宽6cm（5～7cm）、厚4cm（3～5cm），重134～150g。女性的肾略小于男性的肾。肾分前后两面、上下两端、内外侧两缘。肾的前面隆凸，后面扁平，上端较宽而薄，下端较窄而厚。肾的外侧缘凸出，内侧缘凹陷。内侧缘中部的凹陷处称为肾门（renal hilum），位于第1腰椎平面。肾门的体表投影位于竖脊肌外缘与第12肋之间的夹角处，此处称为肾区或肋脊角，在肾脏疾病的患者，叩击或触压该处可引起疼痛。肾门是肾的血管、肾盂、神经、淋巴管等出入肾之处，通过肾门的这些结构被结缔组织包裹在一起形成肾蒂。肾蒂内的结构自前向后依次为肾静脉、肾动脉和肾盂，自上向下依次为肾动脉、肾静脉和肾盂。肾门延伸到肾实质内的凹陷称肾窦，其内含有肾小盏、肾大盏、肾盂、肾动脉的分支、肾静脉的属支和脂肪组织等。

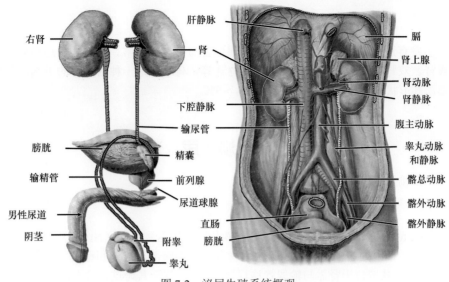

图 7-2 泌尿生殖系统概观

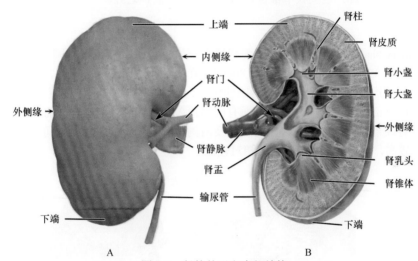

A   B

图 7-3 肾的外形和内部结构

A.肾前面观（标本）；B.肾的冠状面（模式图）

三、肾的被膜

肾的表面有 3 层被膜，由内向外依次为纤维囊（膜）、脂肪囊和肾筋膜。纤维囊由致密结缔组织和弹性纤维构成，包裹于肾实质表面。正常情况下纤维囊易于从肾上剥离下来。脂肪囊又称肾床，是位于纤维囊外周的脂肪层。肾筋膜位于脂肪囊的外面，包被肾和肾上腺。由肾筋膜发出的一些结缔组织小梁穿过脂肪囊与纤维囊相连，有固定肾的作用。

四、肾的结构

肾实质分为皮质和髓质两部分（图 7-3）。肾皮质位于肾实质的外层，由肾小体与肾小管组成。伸入到肾锥体之间的皮质称肾柱。肾髓质位于肾皮质的深面，由 15～20 个肾锥体组成。肾锥体呈圆锥形，底朝向皮质，尖朝向肾窦。2～3 个肾锥体尖端结合在一起形成一个肾乳头。肾乳头尖部有许多乳头孔。肾产生的尿液由这些乳头孔排到肾小盏。肾小盏有 7～8 个，呈漏斗形，包绕肾乳头。2～3 个肾小盏合成一个肾大盏。2～3 个肾大盏再汇合形成肾盂。肾盂离开肾门，弯行向下移行为输尿管。

五、肾的畸形和异常

肾在胚胎发育过程中，可出现畸形，或出现位置与数量的异常。常见的畸形和异常主要有马蹄肾、多囊肾、双肾盂及双输尿管、单肾、低位肾等。马蹄肾是一种两侧肾的下端由肾组织横桥相连的畸形，其形状呈马蹄铁形，出现率为 1%～3%。

（刘　靖　杨雅琪）

第二节　泌　尿　道

泌尿道包括输尿管、膀胱和尿道 3 部分。

一、输　尿　管

输尿管（ureter）为成对的肌性管道，将尿液从肾盂输送到膀胱（图 7-2），长 20～30cm，管径为 0.5～1.0cm，最窄处达 0.2～0.3cm。输尿管全长分为腹部、盆部和壁内部，并有上、中、下 3 个生理性狭窄。上狭窄位于肾盂与输尿管移行处；中狭窄位于其跨过骨盆上口，与髂血管相交处；下狭窄为输尿管的壁内部。这些狭窄部位是尿路结石易于嵌顿之处。

二、膀　　胱

膀胱（urinary bladder）是储存尿液的囊状器官，位于耻骨联合后方（图 7-2，图 7-4～图 7-6）。成人的膀胱容量为 350～500ml，最大约为 800ml。在男性，膀胱后方与精囊、输精管壶腹和直肠毗邻，在女性，则与子宫和阴道相毗邻。膀胱的位置、形状、大小和壁的厚度随尿液充盈程度而异。成人空虚的膀胱全部位于盆腔内，只有上面有腹膜覆盖，为腹膜外位器官；而充盈时，其上部可向上延伸至耻骨联合平面以上，此时它的上面及两侧都有腹膜覆盖，为腹膜间位器官。新生儿膀胱的位置相对较高，而老年人的膀胱位置相对较低。

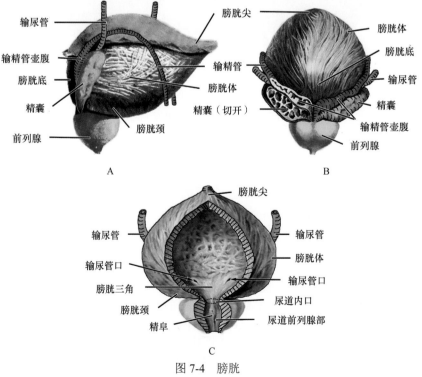

图 7-4　膀胱

A. 右侧面观；B. 后面观；C. 从前面打开膀胱壁

　　膀胱空虚时呈三角锥体形，分为膀胱尖、膀胱体、膀胱底和膀胱颈 4 部分（图 7-4）。膀胱尖朝向前上方，膀胱底呈三角形，朝向后下方。膀胱体为膀胱尖与膀胱底之间的部分。膀胱的最下部称膀胱颈。在男性，膀胱颈与前列腺相邻接，在女性则与盆膈相邻接。

　　膀胱内面被覆黏膜。在膀胱底内面，左、右两个输尿管口和尿道内口之间的连线围成的三角区域，称为膀胱三角（trigone of bladder）（图 7-4）。此处缺少黏膜下层组织，无论膀胱充盈与否，始终保持平滑，是肿瘤、结核和炎症的好发部位。两个输尿管口之间的皱襞称输尿管间襞，是临床上寻找输尿管口的标志。

三、尿　　道

　　男、女尿道有较大的差别。女性尿道（urethra）只有排尿的功能，起于膀胱的尿道内口，向前下方穿过尿生殖膈，开口于阴道前庭（图 7-5），长 3～5cm，直径约为 0.6cm。与男性尿道相比，女性尿道有短、直、宽的特点。

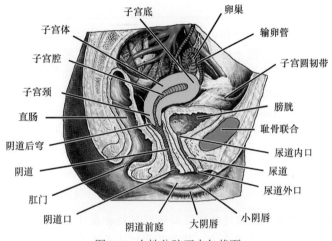

图 7-5　女性盆腔正中矢状面

　　男性尿道（图 7-6）兼有排尿和排精的功能，起自膀胱的尿道内口，止于阴茎头的尿道外口。成人尿道长 16～22cm，平均约为 18cm，管径为 0.5～0.7cm。男性尿道的特点可概括为：分 3 部，有两弯曲、三膨大和三狭窄。分 3 部，即男性尿道分为前列腺部、膜部和海绵体部。前列腺部为

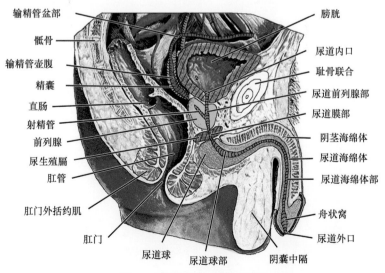

图 7-6　男性盆腔正中矢状面

尿道穿过前列腺的部分，长约 3cm，是尿道中最宽的部分。前列腺增生肥大时可压迫尿道前列腺部，引起排尿困难、尿频等。**膜部**为尿道穿过尿生殖膈的部分，长约 1.5cm，周围有尿道括约肌环绕，该肌有控制排尿的作用。临床上将尿道前列腺部和膜部合称**后尿道**。**海绵体部**为尿道穿过尿道海绵体的部分，又称**前尿道**，其中位于尿道球内的部分称**尿道球部**，有尿道球腺的开口。尿道位于阴茎头内的部分扩大形成**舟状窝**。案例 7-1 出现的排尿困难就是前列腺增生肥大压迫尿道，导致尿道前列腺部狭窄所致。

案例 7-1

患者，男，70 岁，约 1 年前感觉尿频、夜尿增多。最近尿频加重，排尿不畅、费力，尿后滴沥。检查：直肠指诊发现前列腺沟消失，并有隆突感。B 超显示前列腺中叶及两侧叶明显增生。临床诊断：前列腺增生肥大合并尿道狭窄。

问题：①该患者尿频、排尿困难的原因可能是什么？②如果要插导尿管为其排尿，应注意哪些事项？

两弯曲：指男性尿道有耻骨下弯和耻骨前弯。**耻骨下弯**是恒定的，位于耻骨联合下方，凸向下后方。**耻骨前弯**位于耻骨联合前下方，凸向上前方。当阴茎勃起或将阴茎向上提起时，此弯曲即消失。故对男性进行导尿管插管时，将阴茎向上提起，以消除此弯曲，同时在导尿管上涂抹润滑剂，必要时可在尿道内注入适量润滑剂和局部麻醉药，特别是对前列腺增生肥大的患者。**三膨大**：指男性尿道有 3 个膨大的部位，分别位于尿道的前列腺部、尿道球部和舟状窝。**三狭窄**：指男性尿道有 3 个狭窄的部位，分别是尿道内口、尿道膜部和尿道外口，以尿道外口最窄。

（刘　靖　杨雅琪）

作 业 练 习

1. 肾结石随尿排出体外在体内经过的途径如何？可能会在什么位置滞留？男女有何不同？

2. 在伴有前列腺增生肥大的男性患者，插导尿管时从尿道外口到膀胱内，导尿管依次要经过哪些部位？可能会遇到什么困难？需要采取什么措施？

3. 名词解释：肾门、肾区、膀胱三角。

第八章 生殖系统

生殖系统分为男性生殖系统和女性生殖系统，其主要功能是繁殖后代、分泌性激素、形成并保持第二性征等。

第一节 男性生殖系统

男性生殖系统分为内生殖器和外生殖器两部分（图 8-1～图 8-2）。

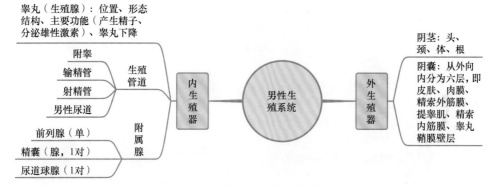

图 8-1 男性生殖系统思维导图

一、男性内生殖器

男性内生殖器包括生殖腺（睾丸）、生殖管道和附属腺（图 8-2）。

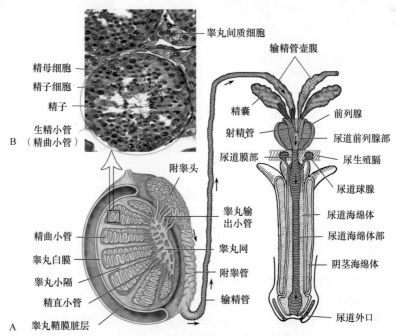

图 8-2 男性生殖系统概观及睾丸内部结构

A. 模式图；B. 生精小管光镜照片

（一）生殖腺——睾丸

睾丸（testis）是成对的实质性器官，位于阴囊内，左、右各一（图8-3），其主要功能是产生精子和分泌男性激素（睾酮）。睾丸在性成熟以前发育较慢，随性成熟而迅速生长，至老年期则萎缩变小。睾丸呈卵圆形，表面是较厚而坚韧的睾丸白膜。睾丸白膜在睾丸后缘处增厚形成睾丸纵隔，并发出许多睾丸小隔伸入睾丸实质，将实质分为200～300个锥形的睾丸小叶（图8-2、图8-4）。每个睾丸小叶内含有1～4条生精小管（精曲小管），其上皮能产生精子。生精小管之间有睾丸间质细胞（图8-2），能分泌男性激素。生精小管汇合成精直小管，进入睾丸纵隔，并交织成睾丸网。从睾丸网发出12～15条睾丸输出小管，出睾丸后缘进入附睾头。

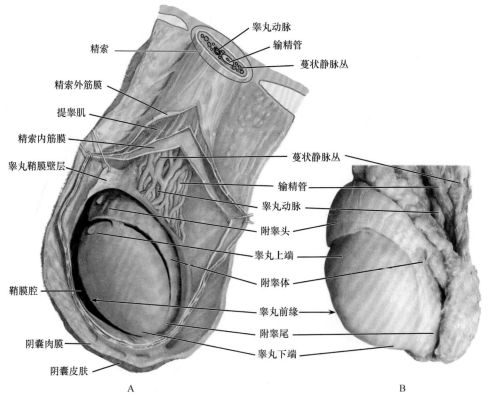

图 8-3　睾丸、附睾的位置和外形；阴囊和精索的层次

A. 左侧阴囊、睾丸和精索（模式图）；B. 左侧睾丸、附睾（照片）

睾丸和附睾在胚胎初期（胚胎3个月以前）位于腹后壁，肾的下方。从胚胎第3个月开始逐渐下降，在胚胎第3个月末睾丸降至髂窝，第7个月达腹股沟管腹环（腹股沟管内口），第7～9个月降至皮下环（腹股沟管外口），出生前降入阴囊。如果睾丸在出生后仍未降入阴囊，而停滞于腹腔或腹股沟管等处，称为隐睾症。腹腔内的温度较阴囊高1～2℃，不利于精子的发育，并可引发癌变。故在出生时，男婴应检查睾丸是否已降入阴囊内。

（二）生殖管道

生殖管道包括附睾、输精管、射精管和男性尿道（图8-2）。

1. 附睾（epididymis）　呈新月形，紧贴睾丸的上端和后外侧面，分为头、体、尾3部分（图8-3、图8-4）。附睾为暂时储存精子的器官，并分泌附睾液营养精子，促进精子进一步成熟。

2. 输精管（deferent duct）　是附睾管的直接延续，长约50cm，分为4部：睾丸部、精索部、腹股沟管部和盆部（图8-2，图8-5）。睾丸部起于附睾尾，沿睾丸后缘上行至睾丸上端平面（图

8-3、图 8-4）。**精索部**在精索中从睾丸上端平面延伸到腹股沟管皮下环，位于皮下，故此部又称皮下部，为输精管结扎的常用部位。**腹股沟管部**在精索中从腹股沟管浅环，通过腹股沟管至其深环。**盆部**为输精管最长的一段，从腹股沟管深环沿盆腔侧壁延伸至膀胱底，在此，两侧输精管互相逐渐靠近，并膨大形成**输精管壶腹**。输精管末端变细，并与精囊的排泄管汇合形成射精管。

3. 射精管（ejaculatory duct） 由输精管的末端与精囊的排泄管汇合而成，长 1.5～2.0cm，向前下穿前列腺实质，开口于尿道的前列腺部（图 8-2）。

4. 男性尿道 详见第 7 章"泌尿系统"的男性尿道部分。

（三）附属腺

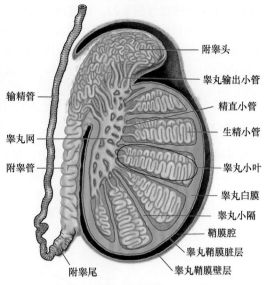

图 8-4 睾丸和附睾的内部结构

男性生殖系统的附属腺包括精囊、前列腺和尿道球腺（图 8-2）。

1. 精囊（seminal vesicle） 又称**精囊腺**，为成对的长椭圆形囊状器官，位于膀胱底后方，左、右各一，表面凹凸不平（图 8-2），其分泌的液体参与精液的组成。

2. 前列腺（prostate） 为实质性器官，由腺组织和平滑肌组织构成，位于膀胱颈与尿生殖膈之间，有尿道穿过（图 7-4、图 7-6），其分泌物构成精液的主要部分。前列腺形似栗形，约为 4cm×3cm×2cm，重 8～20g，上端为**前列腺底**，下端为**前列腺尖**，底与尖之间的部分为**前列腺体**（图 7-4、图 8-2）。前列腺后面有一纵行的浅沟，称**前列腺沟**，前列腺增生肥大时此沟消失。前列腺内部可分为 5 叶：前叶、中叶、后叶和两侧叶。在老年人，因激素平衡失调引起前列腺的结缔组织增生，最后可导致前列腺增生肥大，压迫尿道，引起排尿困难，见案例 7-1。

3. 尿道球腺（bulbourethral gland） 为一对豌豆大小的球形腺体，位于会阴深横肌内，其排泄

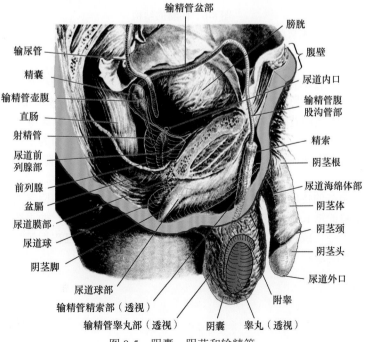

图 8-5 阴囊、阴茎和输精管

管开口于尿道球部（图8-2）。尿道球腺的分泌物参与构成精液。

　　精液由男性附属腺及生殖管道各部的分泌物组成，呈乳白色，弱碱性，内含精子。精液适于精子的生存和活动。正常成年男性一次射精为2～5ml，含精子3亿～5亿个。

二、男性外生殖器

　　男性外生殖器包括阴囊和阴茎（图8-5～图8-6）。

（一）阴囊

　　阴囊（scrotum）位于阴茎的后下方，呈囊袋状，由阴囊中隔分成左、右两腔，分别容纳左、右睾丸及附睾等（图8-5～图8-6）。阴囊壁由浅到深分为六层结构：皮肤、肉膜、精索外筋膜、提睾肌、精索内筋膜和睾丸鞘膜壁层。肉膜内含有平滑肌纤维，可随外界温度的升高而舒张，或随外界温度的降低而收缩，以调节阴囊内的温度，使之比体温低1～2℃，利于精子的发育。

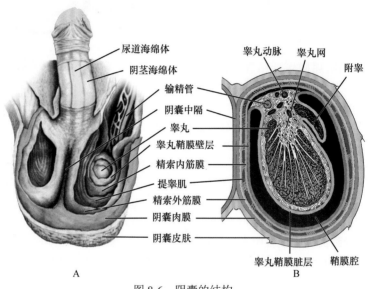

图8-6　阴囊的结构

A.阴囊层次结构（立体模式图）；B.阴囊水平（切面模式图）

（二）阴茎

　　阴茎（penis）为男性的性交器官，位于耻骨联合的前下方，略呈圆柱形，分为头、颈、体和根4部分（图8-5）。阴茎主要由2条阴茎海绵体和1条尿道海绵体构成，外包筋膜和皮肤（图8-7）。2条阴茎海绵体位于阴茎的背侧，1条尿道海绵体位于腹侧。尿道贯穿尿道海绵体全长。尿道海绵体的前端膨大形成阴茎头，后端膨大形成尿道球。每个海绵体的表面为一层厚而坚韧的海绵体白膜，内部由许多海绵体小梁和腔隙构成，这些腔隙与血管相通，腔隙充血时，阴茎即膨大而勃起。

　　在阴茎颈处，阴茎的皮肤反折形成阴茎包皮，包绕阴茎头。包皮与阴茎头腹侧的中线处连有包皮系带。随着年龄的增长，包皮逐渐向后退缩，使阴茎头显露于外。如果至成年，阴茎头仍被包皮包覆，称为包皮过长或包茎，在这种情况下，包皮腔内易产生包皮垢等污物而引起炎症，并可成为阴茎癌的诱发因素。

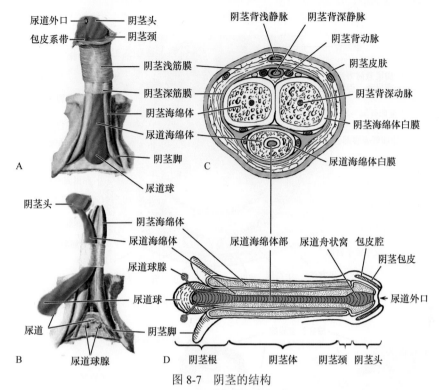

图 8-7 阴茎的结构

A. 阴茎的筋膜及 3 个海绵体（下面观）；B. 阴茎的 3 个海绵体和尿道球腺（下面观）；C. 阴茎的横切面；D. 通过尿道的阴茎水平切面（上面观）

（刘　靖　杨雅琪）

第二节　女性生殖系统

女性生殖系统也分为内生殖器和外生殖器两部分（图 8-8）。

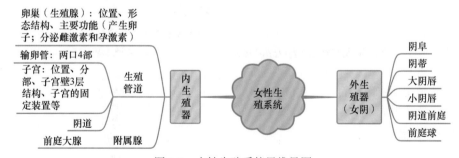

图 8-8 女性生殖系统思维导图

一、女性内生殖器

女性的内生殖器包括生殖腺（卵巢）、生殖管道和附属腺。

（一）生殖腺——卵巢

卵巢（ovary）是成对的实质性器官，位于盆腔侧壁的卵巢窝内，左、右各一（图 8-9、图 8-10），其主要功能是产生卵子、分泌女性激素（雌激素和孕激素）。

卵巢呈扁卵圆形，分为内、外两面，前、后两缘，上、下两端。前缘借卵巢系膜连于子宫阔韧带，后缘游离。在前缘中部有一凹陷，称卵巢门，有卵巢的血管、神经和淋巴管通过。卵巢的

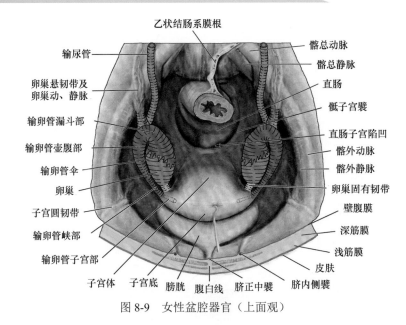

图 8-9　女性盆腔器官（上面观）

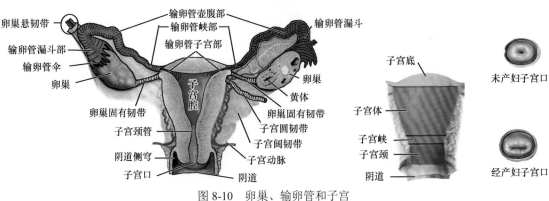

图 8-10　卵巢、输卵管和子宫

形态和结构有较大的年龄差异。幼女的卵巢较小，表面光滑。在青春期后，由于多次排卵，其表面出现瘢痕。成年女性的卵巢大小约为 4cm×3cm×2cm，重 5～6g。卵巢在 35～40 岁时开始缩小，绝经后逐渐萎缩退化。

　　卵巢的位置主要由卵巢固有韧带和卵巢悬韧带维持（图 8-9、图 8-10），这两条韧带分别将卵巢连于子宫和骨盆侧壁。卵巢悬韧带中含有卵巢的血管、神经和淋巴管等。

（二）生殖管道

　　女性的生殖管道包括输卵管、子宫和阴道 3 部分（图 8-9、图 8-10）。

　　1. 输卵管（uterine tube）　是成对的输送卵子的肌性管道，长 10～14cm，位于子宫两侧，左、右各一，其内侧端连于子宫底两侧，以输卵管子宫口与子宫腔相通，外侧端以输卵管腹腔口开口于腹膜腔（图 8-9、图 8-10）。输卵管由外向内分为 4 部：漏斗部、壶腹部、峡部和子宫部。输卵管漏斗部为输卵管外侧部呈漏斗状膨大的部分，外侧端有输卵管腹腔口开口于腹膜腔，卵巢排出的卵子由此进入输卵管，此口的边缘有许多指状突起，称输卵管伞，其中最长、最大的一条称卵巢伞。输卵管伞，尤其是卵巢伞，能够感知卵巢中卵子成熟的状况，当卵巢中有卵子成熟时，它们会引导输卵管移动到卵子成熟的部位，并呈吸盘状将该部位包绕，一旦发生排卵，卵子就会进入输卵管中。输卵管壶腹部为漏斗部内侧最长的、较宽的部分，卵细胞受精通常在此部进行。输卵管峡部是位于壶腹部内侧的狭窄部分，长约 2.5cm，此部是输卵管结扎术的常用部位。输卵管子宫部为输卵管穿过子宫壁的一段，其内侧端以输卵管子宫口开口于子宫腔。

2. 子宫

（1）子宫的位置和形态：子宫（uterus）是孕育胎儿的肌性器官，位于盆腔中央，膀胱与直肠之间（图 8-9）。它的上端低于骨盆上口平面，下端在坐骨棘平面之上。成年女性未孕子宫呈倒置的梨形，壁厚腔小、前后稍扁，处于前倾前屈位。前倾为子宫长轴与阴道长轴之间呈约 90° 的夹角。前屈指子宫体与子宫颈弯曲成约 170° 的夹角。

成年女性未孕子宫的大小为长 7～9cm，宽 4～5cm，厚 2～3cm，重 30～40g。经产妇的子宫稍大。子宫分为子宫底、子宫体、子宫颈 3 部分（图 8-10）。子宫底为高出输卵管的部分，子宫体为中间大部分。子宫体下部，邻接子宫颈的缩窄部分称子宫峡，长约 1cm，在妊娠末期可延伸至 7～11cm，产科的子宫切开术（剖宫产术）常在此处进行。子宫与输卵管连接处称子宫角，位于子宫底与子宫侧缘交界移行部。子宫颈为子宫的最下部，长约 3cm，因阴道包绕而分为子宫颈阴道上部和子宫颈阴道部。子宫颈阴道部伸入阴道腔内。子宫底和子宫体内的腔隙为子宫腔。子宫颈内部的腔隙称子宫颈管。子宫颈管的下口称子宫口，通阴道。未产妇的子宫口圆而光滑，但经产妇的子宫口呈横裂状。

子宫壁由外向内分为子宫外膜、子宫肌层、子宫内膜 3 层（图 20-13）。子宫外膜为子宫壁的最外层，由腹膜形成。子宫肌层为子宫壁的中层，由平滑肌构成，约 1.0cm 厚，构成子宫壁的大部分。子宫内膜为最内层，由黏膜构成。子宫底和子宫体的内膜随着月经周期而有增生和脱落的变化，这些脱落的内膜等经阴道排出体外，称月经。

（2）子宫的固定装置：维持子宫正常位置的结构称为子宫的固定装置，包括子宫的韧带、尿生殖膈和盆膈的肌肉、筋膜、邻近的器官、结缔组织等。子宫的韧带包括子宫阔韧带、子宫圆韧带、子宫主韧带和子宫骶韧带 4 对（图 8-11）。子宫阔韧带从子宫侧缘延伸到盆腔侧壁，能防止子宫向左右侧倾，可分为子宫系膜、输卵管系膜和卵巢系膜 3 部分。子宫圆韧带起于子宫角下方，经腹股沟管止于阴阜和大阴唇皮下组织，维持子宫的前倾和前屈。子宫主韧带位于子宫阔韧带下方，由纤维结缔组织、平滑肌、子宫的血管和神经等构成，是维持子宫颈正常位置、防止向下脱垂的重要结构。子宫骶韧带从子宫颈向后绕过直肠两侧，止于骶骨前面，与子宫圆韧带协同维持子宫的前屈位。如果子宫的固定装置薄弱或受伤，子宫口可低于坐骨棘平面，甚至脱出阴道，形成子宫脱垂。

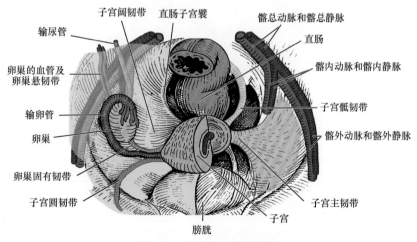

图 8-11　子宫和卵巢的韧带

3. 阴道（vagina）　为一肌性管道，上端包绕子宫颈下部，下端以阴道口开口于阴道前庭（图 8-10、图 8-13），是女性的性交器官，也是排出月经和娩出胎儿的管道。阴道壁上部与子宫颈阴道部之间有环形的阴道穹，分为前穹、后穹和侧穹。阴道后穹最深，其与直肠子宫陷凹之间仅隔以阴道后壁，临床上可经阴道后穹穿刺引流直肠子宫陷凹内的积液或积血。处女的阴道口周缘有处女膜附着。

（三）附属腺

女性的附属腺只有一对前庭大腺（greater vestibular gland），又称巴氏腺（Bartholin 腺），呈豌豆形，位于前庭球后端深面，其排泄管开口于阴道口两侧（图 8-12）。前庭大腺的分泌物有润滑阴道口的作用。

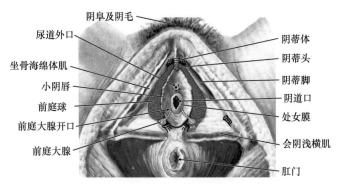

图 8-12　前庭大腺和前庭球

二、女性外生殖器

女性外生殖器，即女阴，包括阴阜、阴蒂、大阴唇、小阴唇、阴道前庭、前庭球（图 7-5、图 8-13）。

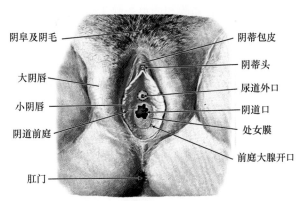

图 8-13　女性外生殖器

男、女生殖器有较大的区别，具体见表 8-1。

表 8-1　男、女生殖器的比较

生殖器		男性	女性
内生殖器			
	生殖腺	睾丸	卵巢
	生殖管道	附睾、输精管、射精管、男性尿道	输卵管、子宫、阴道
	附属腺	精囊、前列腺、尿道球腺	前庭大腺
外生殖器		阴茎、阴囊	阴阜、阴蒂、大阴唇、小阴唇、阴道前庭、前庭球

（杨雅琪　刘　靖）

附：乳房和会阴

一、乳　房

乳房（mamma，breast）为人类和哺乳动物特有的结构。男性的乳房不发育，其乳头恒定地位于锁骨中线第4肋间平面，常用来作为体表定位的标志（见图4-1、图10-9D）。女性的乳房于青春期后开始快速发育，在妊娠和哺乳期有分泌活动。此处只简述女性乳房。

（一）乳房的位置和形态

乳房位于胸前部，胸大肌和胸筋膜的表面（图8-14）。成年未产妇的乳房呈半球形，在纵的方向上，从第2～3肋延伸至第6～7肋，在横的方向上，从胸骨旁线延伸至腋中线。在乳房与胸肌筋膜之间有乳房后间隙，其内有少量疏松结缔组织，隆胸术时可将假体植入其中。乳头位于乳房中央，通常位于第4肋间或第5肋平面，甚或更低，变化较大，故在女性乳头不能用来作为体表定位的标志。乳头顶端有输乳管的开口——输乳孔。乳头周围的皮肤色素较多，形成乳晕。乳晕表面有许多乳晕腺形成小隆起，乳晕腺可分泌皮脂，防止乳头皲裂。在妊娠期和哺乳期，乳房增大；停止哺乳后，由于乳腺萎缩，乳房变小。老年时，乳房出现萎缩，并下垂。

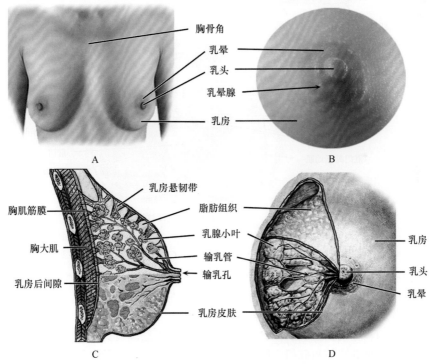

图 8-14　乳房的位置、形态和结构

A. 女性乳房前面观（照片）；B. 乳房中央部（照片）；C. 通过乳头的矢状面（模式图），示乳房内部结构；D. 乳房前面打开（模式图），示乳房内部结构

（二）乳房的结构

乳房由皮肤、脂肪组织、乳腺和纤维组织等构成（图8-14）。乳腺分为15～20个乳腺叶，每个乳腺叶由若干乳腺小叶构成，一个乳腺叶有一条输乳管，以输乳孔开口于乳头。输乳管和乳腺叶都以乳头为中心呈放射状排列，因此乳房的手术切口也宜作放射状，以减少对输乳管和乳腺叶的损伤。乳腺周围的纤维组织形成许多乳房悬韧带（Cooper韧带），连于胸肌筋膜和皮肤，对乳房起支持和固定作用。在患乳腺癌时，覆盖肿瘤部位的皮肤出现淋巴水肿，同时乳房悬韧带缩短，

牵拉皮肤内陷，使癌变部位的皮肤出现"橘皮样"改变。

二、会　阴

会阴（perineum）（图 8-15）有狭义会阴和广义会阴之分。狭义会阴在女性指外生殖器与肛门之间的软组织，又称产科会阴，在胎儿分娩时有可能会被撕裂，需重点保护。广义会阴（解剖学会阴）指封闭骨盆下口的所有软组织，由两侧坐骨结节的连线分为尿生殖区（尿生殖三角）和肛区（肛门三角）两部分。尿生殖三角位于此连线的前方，肛门三角位于此连线的后方。

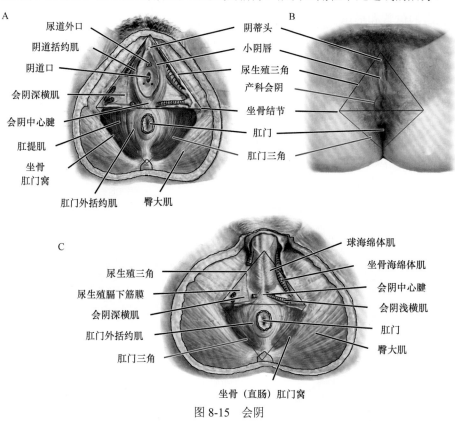

图 8-15　会阴

A. 女性会阴的分区及其主要结构；B. 女性会阴外观；C. 男性会阴的分区及其主要结构

尿生殖三角有外生殖器和尿道，主要由尿生殖膈封闭。尿生殖膈由尿生殖膈上、下筋膜，以及其间的会阴深横肌和尿道括约肌共同形成。尿生殖膈在男性有尿道穿过，在女性有尿道和阴道穿过。尿生殖膈有加强盆底，协助承托盆腔脏器的作用。

肛门三角有肛门，主要由盆膈封闭。盆膈由盆膈上、下筋膜及其间的肛提肌和尾骨肌共同组成，有肛管通过。在坐骨结节与肛门之间，有一个底朝下的锥形间隙，称坐骨肛门窝，其内有大量脂肪组织和会阴部的血管、神经、淋巴管等。坐骨肛门窝是脓肿的好发部位。若肛窦的炎症穿过肠壁，经过坐骨肛门窝并穿通皮肤时，则形成肛瘘。

（杨雅琪　刘　靖）

作业练习

1. 简述输精管和输卵管的分部，在临床上输精管和输卵管结扎的部位常分别选择在何处？
2. 简述子宫的形态和分部。
3. 名词解释：鞘膜腔、精索、阴道穹、会阴、尿生殖膈、盆膈。

第九章 腹 膜

一、腹膜的概况

腹膜（peritoneum）为衬覆于腹壁、盆壁内面，覆盖于腹腔、盆腔器官表面的一层浆膜（图9-1），其中，衬于腹壁、盆壁的内面，以及膈肌下面和盆腔底部的部分称为壁腹膜（腹膜壁层），覆盖于腹腔、盆腔脏器表面的部分称为脏腹膜（腹膜脏层）。腹膜腔与腹腔在解剖学上是两个完全不同，但又有密切相关的概念。腹膜腔指壁腹膜与脏腹膜之间的潜在间隙。男性腹膜腔为一封闭的腔隙，女性腹膜腔则借输卵管、子宫、阴道间接与外界相通。正常情况下腹膜腔内不含任何器官，只有少量浆液（100～200ml），可减少内脏活动的摩擦。腹腔是指膈以下，骨盆上口以上，腹壁各部围成的腔隙。腹腔包含许多器官，如胃、肠、肾等。实际上腹腔包含了腹膜腔。

腹膜的功能包括分泌、吸收、支持、保护、防御、修复和再生等。

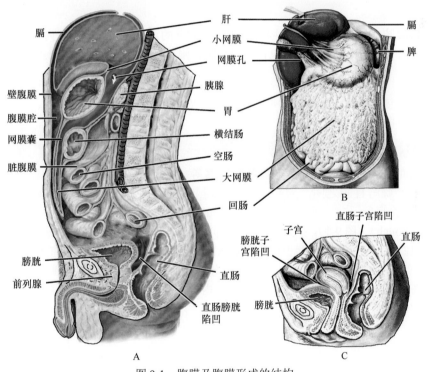

图 9-1　腹膜及腹膜形成的结构

A. 男性腹部、盆部（正中矢状面）；B. 腹部器官和大、小网膜（前面观）；C. 女性盆部（正中矢状面）

二、腹膜与脏器的关系

根据腹膜覆盖脏器表面的比例大小，将腹、盆腔脏器分为腹膜内位器官、腹膜间位器官和腹膜外器官3类。腹膜内位器官指表面几乎都被腹膜覆盖的器官，包括胃、十二指肠上部、空肠、回肠、盲肠、阑尾、横结肠、乙状结肠、脾、卵巢和输卵管等。腹膜间位器官指大部分或三面被腹膜覆盖的器官，包括肝、胆囊、充盈的膀胱、子宫、直肠上段、升结肠、降结肠等。腹膜外器官指小部分或仅一面被腹膜覆盖的器官，包括肾、肾上腺、输尿管、胰腺、直肠下部、排空的膀胱、十二指肠降部和下部等。

一些腹膜外器官（如肾）的手术可以在腹膜腔外进行，从而避免损伤腹膜及由于腹膜损伤引起的并发症和后遗症。

三、腹膜反折形成的结构

腹膜反折形成的结构包括网膜、系膜、韧带及隐窝、陷凹和皱襞等。

（一）网膜

网膜（omentum）分为小网膜和大网膜（图 9-1）。小网膜是由肝门到胃小弯和十二指肠上部的双层腹膜结构，分为从肝门到胃小弯的肝胃韧带，以及从肝门到十二指肠上部的肝十二指肠韧带，其内靠右侧缘部含有胆总管、肝固有动脉和肝门静脉 3 个重要结构。大网膜由 4 层腹膜折叠而成，形似围裙，覆盖于空、回肠和横结肠的前方，能够移动到炎症部位，并将其包裹，以限制炎症的蔓延，故大网膜有腹腔"卫士"之称。

网膜囊（omental bursa）又称小腹膜腔（图 9-1），是小网膜、胃后壁与腹后壁腹膜之间的一个狭窄间隙，为腹膜腔的一部分。网膜囊经网膜孔与大腹膜腔相通。网膜孔位于肝十二指肠韧带后方。

（二）系膜

系膜是将腹腔、盆腔器官连接并固定于腹壁、盆壁的双层腹膜结构，其内含有相应器官的血管、神经及淋巴管等结构。系膜主要包括小肠系膜、阑尾系膜、横结肠系膜和乙状结肠系膜等。

（三）韧带

腹膜形成的韧带主要包括镰状韧带、肝圆韧带及左、右冠状韧带，以及左、右三角韧带和脾肾韧带、胃脾韧带等。

（四）隐窝、陷凹和皱襞

腹膜形成的隐窝包括肝肾隐窝、盲肠后隐窝等。陷凹在男性有直肠膀胱陷凹（rectovesical pouch），位于膀胱与直肠之间，为站立或坐位时男性腹膜腔的最低部位。在女性，有位于直肠与子宫之间的直肠子宫陷凹（rectouterine pouch）和位于膀胱与子宫之间的膀胱子宫陷凹（vesicouterine pouch）（图 9-1）。直肠子宫陷凹为站立或坐位时女性腹膜腔的最低部位。如腹膜腔内有积液或积血，在男性首先积存于直肠膀胱陷凹，而在女性则首先积存于直肠子宫陷凹。

腹前壁下部的内面有 5 条皱襞，从内向外分别为脐正中襞、1 对脐内侧襞和 1 对脐外侧襞。这 5 条皱襞在腹股沟韧带上方形成 3 对浅凹，从内向外分别为膀胱上窝、腹股沟内侧窝和腹股沟外侧窝。

（杨雅琪　刘　靖）

作业练习

1. 腹膜与脏器的关系有哪几种？每一种各包括哪些器官？
2. 名词解释：腹腔和腹膜腔、肝十二指肠韧带、直肠子宫陷凹。

脉　管　学

脉管系统又称循环系统，是体内一套密闭连续的管道系统，包括心血管系统和淋巴系统两部分。在心血管系统中流动的是血液，而在淋巴系统中流动的是淋巴。脉管系统的主要功能是完成体内的物质运输，即将营养物质、氧气和激素等运送到全身的组织细胞，供其利用，同时将组织细胞的代谢废物（如二氧化碳、尿素等）运送到相应的排泄器官（如肺和肾等），排出体外。脉管系统的某些器官还有内分泌功能，如心可分泌心房利钠尿多肽（心钠素）；胸腺可分泌胸腺素、促胸腺生成素等。

第十章　心血管系统

第一节　心血管系统总论

一、心血管系统的组成

心血管系统由心（心脏）、动脉、毛细血管和静脉组成（图 10-1～图 10-2）。

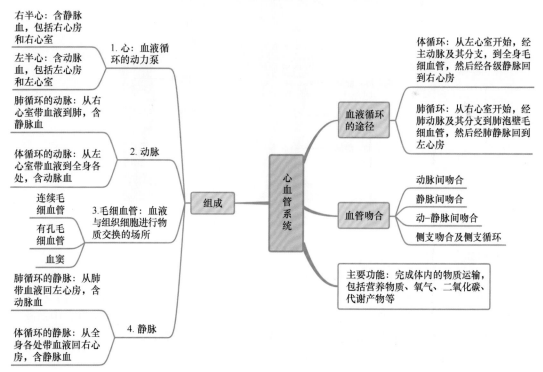

图 10-1　心血管系统思维导图

（一）心

心（heart）位于胸腔中纵隔内（图 6-11、图 6-12），是血液循环的"动力泵"，主要由心肌构成。心脏有 4 个腔：右心房、右心室、左心房和左心室（图 10-2、图 10-7）。左、右心房被房间隔分隔开，互不相通。左、右心室被室间隔分隔开，也互不相通。右心房与右心室借右房室口相通，它们共同构成右半心；左心房与左心室借左房室口相通，它们共同构成左半心（图 10-7）。右半心内流动的是静脉血，而左半心内流动的是动脉血。两个心房都接收静脉，而两个心室都发出动脉。在左房室口、右房室口、主动脉口和肺动脉口处均有瓣膜，它们顺血流开启，逆血流关闭，以保证血液的单向流动。

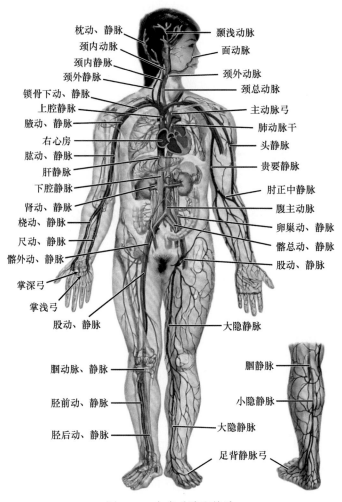

枕动、静脉
颈内动脉
颈内静脉
颈外静脉
锁骨下动、静脉
上腔静脉
腋动、静脉
右心房
肱动、静脉
肝静脉
下腔静脉
肾动、静脉
桡动、静脉
尺动、静脉
髂外动、静脉
掌深弓
掌浅弓
股动、静脉

颞浅动脉
面动脉
颈外动脉
颈总动脉
主动脉弓
肺动脉干
头静脉
贵要静脉
肘正中静脉
腹主动脉
卵巢动、静脉
髂总动、静脉
股动、静脉
大隐静脉

腘动、静脉
胫前动、静脉
胫后动、静脉

腘静脉
小隐静脉
大隐静脉
足背静脉弓

图 10-2　全身动脉和静脉

（二）动脉

动脉（artery）是从心运送血液到全身组织和器官的血管，分为肺循环的动脉（肺动脉干及其分支）和体循环的动脉（主动脉干及其分支）两部分（图 10-2）。它们起于心，走向全身各处，在行程中不断分支，越分越细，最后移行为毛细血管。动脉按管径大小分为大动脉、中动脉、小动脉和微动脉等。动脉的管壁可分内膜、中膜和外膜 3 层（图 20-17）。

（三）毛细血管

毛细血管（blood capillary）是连接终末动脉与终末静脉的微细管道，在组织间隙中彼此吻合成网（图 20-18），它们的管径一般为 6～8μm，是血液与组织细胞进行物质交换的场所。毛细血管存在于体内除软骨、角膜、晶状体、毛发、被覆上皮和牙釉质之外的所有组织。

（四）静脉

静脉（vein）是从全身各处毛细血管运送血液回到心的血管，分为肺循环的静脉（左上、下肺静脉及右上、下肺静脉）和体循环的静脉（心静脉系、上腔静脉系和下腔静脉系）两部分。静脉起于毛细血管静脉端，向心走行，在行程中不断接收属支，使管径逐渐变大，最后注入心房（图10-2）。静脉也分为大静脉、中静脉、小静脉和微静脉等。静脉的管壁与动脉的类似，也分为内膜、中膜和外膜3层，但较动脉的薄。与相应部位的动脉相比，静脉的管径和容量较大，但压力较低、血流较慢。

二、血液的循环途径

血液在心血管系统中循环流动称血液循环，其循环的途径，按功能分为体循环（大循环）和肺循环（小循环）两部分。

（一）体循环

体循环起于左心室，终于右心房。血液由左心室搏出→主动脉及其各级分支→全身各部的毛细血管，在此与组织细胞进行物质交换（营养物质、氧气等由血液穿过毛细血管壁进入组织细胞，同时组织细胞产生的二氧化碳、尿素等代谢废物穿过毛细血管壁进入血液）后→各级静脉→上腔静脉、下腔静脉及冠状窦→右心房。体循环的主要功能是完成血液与组织细胞之间的物质交换，即给组织细胞提供各种营养物质、氧气、激素等，同时将它们的代谢废物运走。

（二）肺循环

肺循环起于右心室，终于左心房。血液由右心室搏出→肺动脉干及其各级分支→肺泡壁毛细血管网，在此进行气体交换（肺泡里的氧气穿过呼吸膜进入血液，同时血液里的二氧化碳穿过呼吸膜进入肺泡）后→肺静脉的各级属支→左上、下肺静脉及右上、下肺静脉→左心房。肺循环的主要功能是完成血液与肺泡之间的气体交换，即吸收氧气、排出二氧化碳，把静脉血变成动脉血。

三、血管吻合

血管吻合包括3种：动脉与动脉的吻合、静脉与静脉的吻合、动脉与静脉的吻合。

（一）动脉与动脉的吻合

人体许多部位或器官的动脉干之间可借交通支相连，形成动脉间吻合，如大脑动脉环及胃、小肠、大肠的动脉弓等。这种类型的吻合能充分保障器官在不同状态下都有充分的血液供应。

（二）静脉与静脉的吻合

静脉与静脉的吻合远比动脉与动脉的吻合丰富，它们除具有与动脉间吻合相似的类型以外，常在脏器的周围或壁内形成静脉丛或静脉网，如手背静脉网、直肠静脉丛等。这种类型的吻合能够充分保证器官的血液引流通畅。

（三）动脉与静脉的吻合

在体内的许多部位（如皮肤等），小动脉和相应的小静脉之间可借较大的血管直接相连，形成动脉与静脉间的吻合。这种类型的吻合具有缩短循环途径、调节局部血流量、调节体温等作用。

（四）侧支吻合与侧支循环

某些部位的血管主干在其行程中的不同高度发出侧副管，与主干平行走行。侧副管之间彼此吻合，形成侧支吻合。正常情况下，侧支吻合管的管径细小，通过的血流量也小。当主干被阻塞时，流经吻合管的血流会增加；同时，侧支吻合管的管径也会逐渐增粗，并可在不同程度上代替原来的血管主干供应阻塞远侧的部位，这称为侧支（副）循环建立。侧支循环的建立对受损部位血液供应的恢复和重建具有重要意义，但需要一定的条件和时间。

（汪华侨 曾明辉）

第二节　心

心是中空的肌性器官，是血液循环的动力装置（图 10-3）。

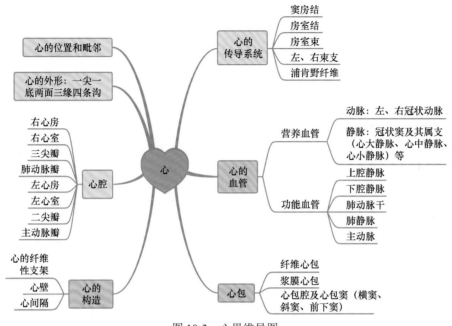

图 10-3　心思维导图

一、心的位置和毗邻

心位于胸腔中纵隔内，约 2/3 位于正中面的左侧，1/3 位于正中面的右侧（见图 6-11）。心前面朝向胸骨体和第 2～6 肋软骨，后面平对第 5～8 胸椎，并与食管、迷走神经和胸主动脉等相邻，但被心包隔开。它的两侧分别与左、右肺相邻，下面与膈相邻。心的上端为心底，连接出入心的大血管，并被这些大血管和心包反折缘所固定。心的体表投影通常采用 4 点连线来确定（见图 10-9D）：①左上点，胸骨左侧第 2 肋软骨下缘，距胸骨侧缘约 1.2cm 处；②右上点，胸骨右侧第 3 肋软骨上缘，距胸骨侧缘约 1cm 处；③右下点，胸骨右侧第 6 胸肋关节处；④左下点，胸骨左侧第 5 肋间隙，距前正中线 7～9cm 或左锁骨中线内侧 1～2cm 处。左、右上点连线为心的上界；左、右下点连线为心的下界；右上、下点之间微向右凸的弧形连线为心的右界；左、下点之间微向左凸的弧形连线为心的左界。

二、心 的 外 形

心略呈圆锥体形，大小约与本人握紧的拳头相似，可分为心尖、心底、前面（胸肋面）、下面（膈面）及右、左、下 3 缘（图 10-4）。心尖圆钝、游离，朝向左前下方，由左心室构成，体表投影位于左侧第 5 肋间隙锁骨中线内侧 1～2cm 处，在此可看见或扣及心尖冲动。心底朝向右后上方，主要由左心房构成。心的长轴与身体正中线构成约 45° 的夹角。上、下腔静脉分别注入右心房的上部和下部。左上、左下、右上、右下 4 条肺静脉分别注入左心房两侧。肺动脉干起于右心室，升主动脉起于左心室。

心的前面（胸肋面）朝向前上方，大部分由右心房和右心室构成，小部分由左心耳和左心室构成（图 10-4）。心的下面（膈面），几乎呈水平位，与膈相邻，主要由左心室构成，小部分由右心室构成（图 10-4）。心的右缘由右心房构成，而左缘绝大部分由左心室构成，接近上端的一小部分由左心耳构成。下缘由右心室和心尖构成。

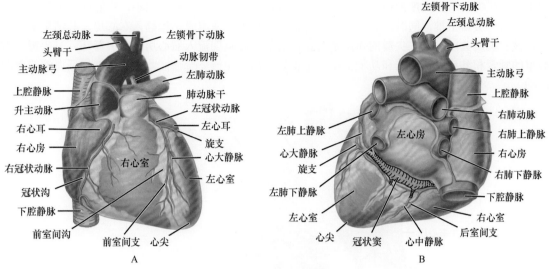

图 10-4 心的外形和血管

A. 心前面观；B. 心后面观

心表面有 4 条沟：冠状沟、前室间沟、后室间沟，以及（后）房间沟（图 10-4）。冠状沟近似环形，绕心一周，仅在前面被肺动脉干所中断，此沟将后上方的心房与前下方的心室分开。前室间沟位于心的前面，是左、右心室在心前面的分界。后室间沟位于心的下面，是左心室与右心室在此面的分界。前、后室间沟在心下缘，心尖稍右侧汇合，汇合处稍凹陷，称心尖切迹。（后）房间沟为心底部左心房与右心房之间的一条浅沟，为左、右心房表面的分界。冠状沟、后室间沟及后房间沟的相交处称为房室交点。

三、心　　腔

心内部被房间隔和室间隔分隔成 4 个腔：右心房、右心室、左心房和左心室（图 10-5～图 10-7）。

（一）右心房

右心房（right atrium）（图 10-4、图 10-5）位于心的右前上方，壁薄而腔大，以界沟为界分为前方的固有心房和后方的腔静脉窦两部分。固有心房的前部为右心耳，其内面有许多平行排列的梳状肌。房间隔右侧面中部有一卵圆窝（图 10-5、图 10-7），为胚胎时期卵圆孔闭合后的遗迹。卵圆窝是房间隔缺损的好发部位。卵圆孔是胎儿期右心房与左心房之间的一个通道，其左心房一侧有一个活动的瓣膜，由于右心房的压力大于左心房，右心房的血液经此进入左心房。在出生后由于肺循环建立，右心房的压力突然降低，左心房的压力高于右心房，此瓣膜立即将卵圆孔功能性关闭，一般在 1 年内达到解剖学结构的完全关闭，如未关闭或未完全关闭，则形成先天性心脏病卵圆孔未闭。右心房的入口包括上腔静脉口、下腔静脉口和冠状窦口。右心房的出口为右房室口。右心房的血液由右房室口流入右心室。

（二）右心室

右心室（right ventricle）位于心的右前下方（图 10-4、图 10-5、图 10-7），其内腔被室上嵴分成流入道（窦部）和流出道（动脉圆锥或漏斗部）两部分。流入道从右房室口延伸至右心室的尖部，这部分的室壁有许多纵横交错的肉柱和前、后、隔侧 3 群乳头肌，其中隔缘肉柱（节制索）自室间隔下部，横过室腔至前乳头肌根部，其内有心传导系的右束支通过，并可防止右心室过度扩张。在右房室口处有三尖瓣（右房室瓣），按其位置分为前尖（瓣）、后尖（瓣）和隔侧（内侧）尖（瓣），它们附着于环绕右房室口周缘的三尖瓣环上（图 10-5、图 10-7、图 10-8）。有许多腱索连于乳头肌尖部与三尖瓣的边缘和室腔面。当心室收缩时，三尖瓣环缩小，室腔的压力升高，血液上冲将三尖瓣上推，同时，乳头肌收缩将腱索牵拉紧，使瓣膜不致翻入右心房，其结果是右房室口被三尖瓣关闭，故三尖瓣的作用是防止血液从右心室倒流入右心房。三尖瓣环、三尖瓣、右心室的腱索和乳头肌在结构和功能上是一个整体，称三尖瓣复合体，此复合体能保证血液的单向流动。

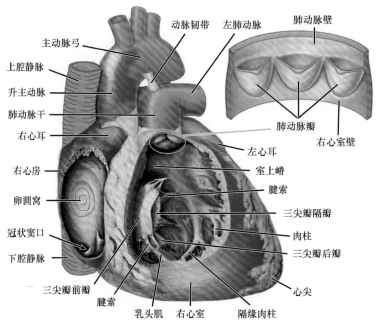

图 10-5　右心房和右心室的结构（从前面打开右心房和右心室）

右心室流出道从右心室腔的尖部延伸至肺动脉口（右心室的出口），此部室壁相对较光滑。肺动脉口有 3 个半月形的肺动脉瓣（半月瓣）附着于肺动脉瓣环（图 10-5、图 10-8）。肺动脉瓣的游离缘朝向肺动脉干，当右心室收缩时，血液向上冲开肺动脉瓣进入肺动脉干，而在心室舒张时，倒流的血液将肺动脉瓣向右心室的方向推动，使 3 个瓣膜相互靠拢，从而将肺动脉口关闭，故肺动脉瓣的作用是阻止血液从肺动脉倒流入右心室。

（三）左心房

左心房（left atrium）位于心底部，分为左心耳（图 10-5）和左心房窦。左心房的入口为右上、右下、左上、左下 4 个肺静脉口，它的出口为左房室口。左心房的血液由左房室口流入左心室。

（四）左心室

左心室（left ventricle）位于右心室的左后方（图 10-4、图 10-6、图 10-7），室壁最厚，达9～12mm，约为右心室壁厚度的 3 倍。左心室以二尖瓣前尖（瓣）为界，分为流入道（窦部）和流出道（主动脉前庭）两部分。左心室的结构与右心室的相似，其入口为左房室口，而出口为主动脉口。流入道从左房室口延伸至左心室腔的尖部，此部室壁也有肉柱和前、后两组乳头肌。左房室口处有二尖瓣（左房室瓣）附于二尖瓣环（图 10-6～图 10-8）。二尖瓣按其位置分为前瓣（尖）和后瓣（尖）。有许多腱索连于二尖瓣的边缘、心室面与两组乳头肌的尖部。左心室收缩时，二尖瓣关闭左房室口，以阻止血液从左心室倒流到左心房。二尖瓣环、二尖瓣、左心室的腱索和乳头肌在结构和功能上也是一个整体，称二尖瓣复合体。

左心室流出道从左心室腔的尖部延伸至主动脉口，室壁也相对较光滑。主动脉口有 3 个半月形的主动脉瓣（半月瓣）附着于主动脉瓣环（图10-6～图10-8）。主动脉瓣分为右瓣、左瓣和后瓣，在3个主动脉瓣与主动脉壁之间形成3个袋状的主动脉窦，分别是主动脉右窦、主动脉左窦和主动脉后窦。右冠状动脉和左冠状动脉分别起于主动脉右窦和主动脉左窦。当左心室收缩时，其内的血液向上冲开主动脉瓣进入主动脉。在心室舒张时，倒流的血液使3个主动脉瓣相互靠拢，关闭主动脉口，从而阻止血液从主动脉倒流入左心室。

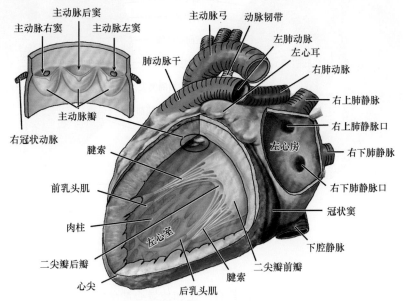

图 10-6　左心房和左心室的结构（从左侧面打开左心房和左心室）

四、心的构造

（一）心的纤维性支架

心的纤维性支架由致密结缔组织构成，为心瓣膜、心肌纤维提供附着部位，在心收缩时，防止心房和心室的出口扩张。心的纤维性支架包括左、右纤维三角及4个瓣的纤维环（二尖瓣环、三尖瓣环、主动脉瓣环和肺动脉瓣环）和室间隔膜部等（图10-7、图10-8）。右纤维三角（中心纤维三角）位于二尖瓣环、三尖瓣环和主动脉瓣环之间；左纤维三角位于二尖瓣环与主动脉瓣环之间（图10-8）。

（二）心壁和心间隔

心壁由3层结构组成，从内向外分别是心内膜、心肌层（心肌膜）和心外膜（图10-7），它们分别与心相连的大血管相应的3层膜相延续。心间隔包括房间隔和室间隔。房间隔（interatrial septum）位于左、右心房之间，由两层心内膜和中间的少量肌纤维和纤维结缔组织构成，分隔左、右心房（图10-7）。室间隔（interventricular septum）位于左心室与右心室和右心房之间（图10-7），分为肌部和膜部两部分。室间隔肌部位于前下方，占室间隔的绝大部分，较厚，由中间的心肌组织和被覆于其两侧的心内膜组成。室间隔膜部位于后上方、心房与心室交界处，占室间隔的很小部分，一般呈椭圆形，在成人其直径约为1.4cm×0.8cm，此部是先天性心脏病室间隔缺损的好发部位。因三尖瓣的内侧尖（瓣）的附着缘跨过室间隔膜部右侧面中部，故将其分成后上方的房室部和前下方的室间部。因此，室间隔实际分隔了3个腔：左心室与右心室、左心室与右心房。

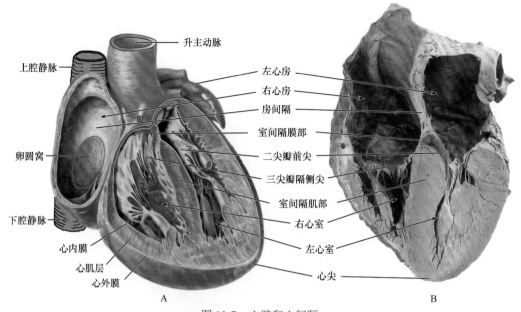

图 10-7　心壁和心间隔

A. 模式图；B. 照片

五、心的传导系统

心的传导系统由特殊心肌细胞组成，具有产生和传导心冲动（兴奋，一种生物电），控制心搏节律的功能。心的传导系统包括窦房结、房室结、房室束，以及左、右束支和浦肯野（Purkinje）纤维 5 部分（图 10-8）。窦房结位于上腔静脉与右心房交界处前面的心外膜下，是正常心的起搏点。房室结位于房间隔三尖瓣隔瓣附着处、心内膜深面，可将来自窦房结的兴奋经短暂延搁后，再下传至心室，保证心室肌在心房心肌收缩后再收缩。房室束（His 束）为房室结的直接延续，穿右纤维三角至室间隔肌部的上缘，分为左束支和右束支。右束支向下进入隔缘肉柱，到达右心室前乳头肌根部，分成浦肯野纤维；左束支在室间隔左侧心内膜下走行，然后分为前、后 2 组，前组到前乳头肌根部，分布于前乳头肌及其附近心室壁，后组到达后乳头肌根部，分布于后乳头肌及其附近心壁。浦肯野纤维是左、右束支发出的分支，在心内膜下交织成心内膜下浦肯野纤维网。由此网发出纤维分支进入心室壁，构成心肌间浦肯野纤维网，浦肯野纤维网将冲动传到普通心肌。

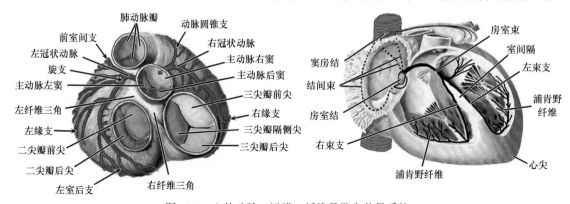

图 10-8　心的动脉、瓣膜、纤维骨骼和传导系统

有人认为，在窦房结与房室结之间可能有结间束相连，但至今仍未找到形态学依据。

六、心 的 血 管

心有两套血管：一套是它的功能血管（包括上腔静脉、下腔静脉、主动脉、肺动脉、肺静脉）；另一套是它的营养血管（包括左、右冠状动脉及冠状窦等）。此处只讨论营养血管。

（一）心的动脉

1. 右冠状动脉（right coronary artery） 起于主动脉右窦，在右心耳与肺动脉干之间进入冠状沟，在此沟内下行到达心右侧缘与下缘交界处，并绕过此处至冠状沟的后部（图10-4、图10-8）。在房室交点处，分为后室间支和左室后支等。后室间支（后降支）在后室间沟内下行，分布于室间隔后1/3和附近的左、右心室壁。后室间支的终末部可绕过心尖切迹，与前室间支的末端吻合。左室后支到达左心室的后面，分布于左心室后壁一部分。此外，右冠状动脉沿途还发出动脉圆锥支、右缘支、窦房结支、右房支、房室结支等，分布于右心室前壁、侧壁、右心房、窦房结、房室结等。

2. 左冠状动脉（left coronary artery） 长约1cm，起于主动脉左窦，在左心耳与肺动脉干之间进入冠状沟，在此分为前室间支和旋支（图10-4、图10-8）。有时在前室间支和旋支之间有一条对角支。前室间支（前降支）在前室间沟内下行，其末端可与后室间支吻合，沿途发出左室前支、室间隔支、动脉圆锥支等分布于左心室前壁、室间隔的前2/3和右心室前壁一部分。旋支在冠状沟内弯曲向左，绕过心左侧缘到达冠状沟的后部，沿途发出左房支、左缘支、窦房结支等，分布于左心房、左心室的侧壁和后壁。

冠状动脉及其分支在中、老年人群中常发生硬化，继而管腔狭窄，导致其分布相应区域的心肌缺血，称为冠心病（冠状动脉粥样硬化性心脏病）。病变进一步发展可导致冠状动脉或其分支的管腔完全阻塞，其所分布区的心肌缺血、坏死，称心肌梗死，其中前室间支起始段阻塞占绝大多数。案例10-1就是一个典型的冠心病心绞痛，其原因就是左冠状动脉前室间支起始段严重狭窄，造成左心室前壁和室间隔前部心肌缺血所致，并且出现左胸前部和左臂内侧的牵涉性疼痛（详见第十六章内脏感觉神经相关内容）。

案例 10-1

患者，男，55岁，约2年前在跑步或急走时常感到心悸、气短，休息后缓解。以后这种感觉越来越明显，近几个月明显加重，并感到左胸前部和左臂内侧疼痛。3小时前突然感到心前区疼痛加剧，心悸、气短严重，立即送医院救治。检查：心率120次/分，血压120/80mmHg，心电图ST段明显抬高，冠状动脉造影显示左冠状动脉前室间支起始段严重狭窄。临床诊断：冠心病心绞痛，左冠状动脉前室间支严重狭窄。医师决定对其进行经皮冠脉介入术（PCI），经右侧桡动脉（穿刺）途径，在狭窄处植入冠状动脉药物洗脱支架（DES）。

问题：①该患者出现上述症状的原因可能是什么？②放置支架时，从穿刺点到达左冠状动脉前室间支起始段狭窄处经过的途径如何？

（二）心的静脉

心的静脉主要包括冠状窦（coronary sinus）及其属支、心前静脉和心最小静脉。冠状窦长约5cm，位于心下面、左心房与左心室之间的冠状沟内，以冠状窦口开口于右心房，它的属支主要包括心大静脉、心中静脉和心小静脉。心大静脉伴随左冠状动脉的前室间支上行，进入冠状沟，绕心左缘至心膈面，移行为冠状窦。心中静脉随后室间支上行，注入冠状窦。心小静脉，在心下面冠状沟内，伴右冠状动脉向左，注入冠状窦的右端。心前静脉位于右心室的前面，向上直接注入右心房。心最小静脉在心壁内，直接开口于各心腔。

七、心　包

心包（pericardium）包裹心和出入心的大血管根部，分内、外两层（图10-9）。外层为纤维心包，由致密纤维结缔组织构成；内层是浆膜心包，又分脏、壁两层，壁层衬贴于纤维性心包的内面，脏层包裹于心肌的表面，又称心外膜。浆膜心包脏层与壁层之间的潜在腔隙称心包腔，内含少量浆液，可减少心运动的摩擦。心包腔向某些部位延伸形成的间隙称心包窦，主要有位于升主动脉和肺动脉干后方的心包横窦，以及位于左心房后面与4条肺静脉以及下腔静脉之间的心包斜窦，还有位于心尖前下方的心包前下窦。心包前下窦是站立或坐立时心包腔的最低位置，是心包积液穿刺术的首选部位。

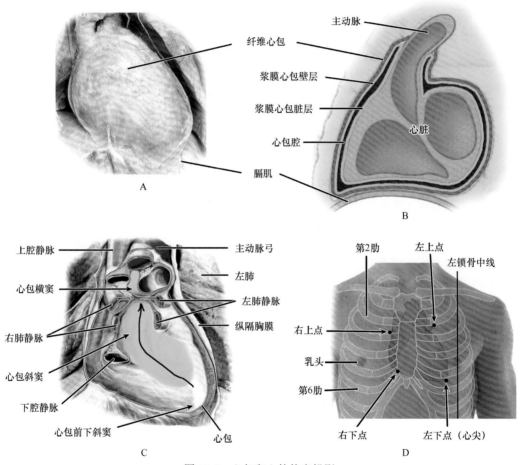

图 10-9　心包和心的体表投影

A. 心包标本前面观；B. 纵隔矢状面模式图，示心包及心包腔；C. 切除心包前壁及心模式图，示心包斜窦和横窦；
D. 心的体表投影

（曾明辉　冯滢瀛）

第三节　动　脉

动脉分为肺循环的动脉和体循环的动脉两部分（图10-10）。

一、肺循环的动脉

肺循环的动脉为肺动脉干及其分支。肺动脉干（pulmonary trunk）起自右心室，斜行至主动脉弓下方分为左、右肺动脉（图 10-2、图 10-4、图 10-5）。右肺动脉水平走行至右肺门处，分为 3 支进入右肺的上、中、下叶。左肺动脉水平走行至左肺门处，再分为 2 支进入左肺的上、下叶。在肺动脉干分叉处与主动脉弓下缘之间由动脉韧带（arterial ligament）相连（图 10-4、图 10-5）。动脉韧带是胚胎时期动脉导管闭锁后的遗迹。如果动脉导管在出生后一段时间仍未关闭，则形成一种先天性心脏病——动脉导管未闭。

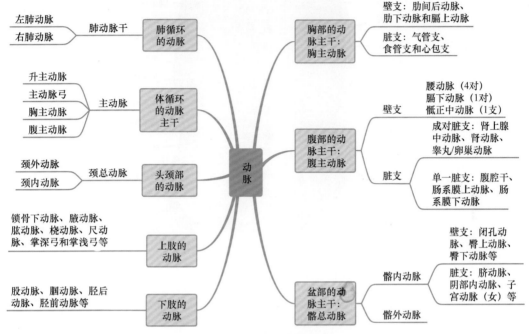

图 10-10　动脉思维导图

二、体循环的动脉

体循环的动脉为主动脉及其分支。

（一）主动脉

主动脉（aorta）分为升主动脉、主动脉弓、胸主动脉和腹主动脉 4 部（图 10-2、图 10-4、图 10-5、图 10-11）。升主动脉起于左心室，向右上斜行至右侧第 2 胸肋关节高度移行为主动脉弓，它的主要分支为左、右冠状动脉。主动脉弓接续升主动脉，再弯向左后方，达第 4 胸椎下缘移行为胸主动脉。在主动脉弓上缘从右向左发出头臂干（无名动脉）、左颈总动脉和左锁骨下动脉 3 大分支（图 10-11）。主动脉弓下方靠近动脉韧带处有 2～3 个主动脉小球，为化学感受器。主动脉弓壁外膜下还有压力感受器。胸主动脉沿脊柱前方下行，在第 12 胸椎高度穿过膈肌的主动脉裂孔到腹腔，移行为腹主动脉。腹主动脉沿脊柱前方偏左侧下降至第 4 腰椎体下缘高度分为左、右髂总动脉。胸主动脉和腹主动脉一起合称为降主动脉。

（二）头颈部的动脉

头颈部的动脉为颈总动脉及其分支（图 10-2、图 10-11）。

1. 颈总动脉　左颈总动脉起自主动脉弓，右颈总动脉起自头臂干，经胸锁关节后方上行至甲状软骨上缘高度分为颈内动脉和颈外动脉。颈总动脉末端和颈内动脉起始部稍膨大形成颈动脉窦。颈动脉窦是一个压力感受器，能反射性地调节动脉的血压。在颈总动脉分为颈内动脉和颈外动脉的分叉处后方有颈动脉小球（体），为化学感受器，可感受血液中二氧化碳、氧和氢离子浓度变化，从而反射性调节呼吸。

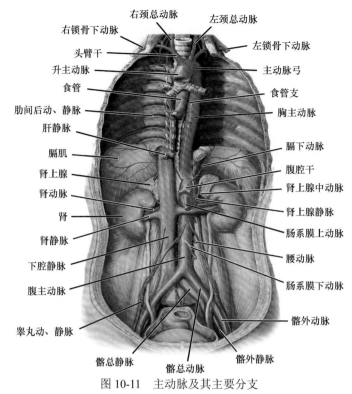

右颈总动脉　左颈总动脉
右锁骨下动脉　左锁骨下动脉
头臂干
升主动脉　主动脉弓
食管　食管支
肋间后动、静脉　胸主动脉
肝静脉
膈肌　膈下动脉
肾上腺　腹腔干
肾动脉　肾上腺中动脉
肾　肾上腺静脉
肾静脉　肠系膜上动脉
下腔静脉　腰动脉
腹主动脉　肠系膜下动脉
髂外动脉
睾丸动、静脉
髂总静脉　髂外静脉
髂总动脉

图 10-11　主动脉及其主要分支

2. 颈外动脉　上行穿腮腺至下颌颈处分为颞浅动脉和上颌动脉两个终支。颈外动脉的分支主要包括面动脉、颞浅动脉、上颌动脉、甲状腺上动脉、舌动脉等，分布于头颈部。

3. 颈内动脉　在颈部无分支，上升至颅底，经颈动脉管入颅腔，分支分布于脑和视器。

（三）上肢的动脉

上肢的动脉为锁骨下动脉及其分支（图 10-2）。

1. 锁骨下动脉　左锁骨下动脉起于主动脉弓，右锁骨下动脉起于头臂干，经胸锁关节后方斜向外上，穿过斜角肌间隙至第 1 肋外缘，延续为腋动脉。锁骨下动脉的分支主要包括椎动脉、胸廓内动脉和甲状颈干等，分布于脑、脊髓、胸壁、颈部、肩部等处。

2. 腋动脉　在第 1 肋外缘处续于锁骨下动脉，通过腋窝至大圆肌下缘，移行为肱动脉。腋动脉的分支主要包括胸肩峰动脉、胸外侧动脉、肩胛下动脉、旋肱后动脉等，分布于胸壁、肩部等处。

3. 肱动脉　沿肱二头肌内侧下行至肘窝，在平桡骨颈高度分为桡动脉和尺动脉。肱动脉的分支主要包括肱深动脉等。肱深动脉伴桡神经走行，分支营养肱三头肌、肱骨和肘关节等处。肱动脉为测量血压的常用部位。

4. 桡动脉　沿前臂桡侧下行至腕部，绕桡骨茎突至手背，然后穿第 1 掌骨间隙到手掌，在此与尺动脉的掌深支吻合形成掌深弓（图 10-2）。桡动脉沿途发出分支营养肘关节、前臂和手的肌肉、骨、关节等，它还在腕关节上方发出掌浅支，下行至手掌与尺动脉末端吻合形成掌浅弓（图 3-8）。桡动脉下段是临床上，特别是中医触摸诊脉（把脉）的常用部位。

5. 尺动脉　沿前臂尺侧下行，经豌豆骨桡侧下行至手掌，末端与桡动脉掌浅支吻合成掌浅弓（图 3-8）。尺动脉在行程中发出分支营养肘关节、前臂和手的肌肉、骨、关节等。在豌豆骨远侧发出掌深支，与桡动脉末端吻合形成掌深弓。

掌深弓和掌浅弓能够保障手在各种运动状态下都有足够的血液供应。

（四）胸部的动脉

胸部的动脉主干是胸主动脉（图10-2、图10-11），其分支有壁支（肋间后动脉等）和脏支（食管支、气管支等）两种，分布于胸壁、腹前壁上部、背部、脊髓、气管、支气管、食管和心包等处。肋间后动脉，以及伴行于其上方的肋间后静脉和伴行于其下方的肋间神经，在肋间内肌与肋间最内肌之间沿肋沟前行，它们都在肋角附近发出一下支沿下一肋的上缘前行。故在胸后壁（肩胛线内侧）作胸膜腔穿刺时宜沿下一肋的上缘进针，在胸前外侧壁（肩胛线外侧）作胸膜腔穿刺时应在肋间隙的中部进针，以避免损伤肋间血管、神经。临床上常在肩胛线或腋后线第7或8肋间隙中部作胸膜腔穿刺。

（五）腹部的动脉

腹部的动脉主干是腹主动脉（图10-2、图10-11），其分支也有壁支和脏支。

1. 腹主动脉的壁支 主要有腰动脉（4对）、膈下动脉（1对）、骶正中动脉（1支）等，分布于腹后壁、膈、脊髓、肾上腺和盆腔后壁等处（图10-11）。

2. 腹主动脉的脏支 又分为成对的脏支和不成对的脏支。

（1）腹主动脉成对的脏支：包括肾上腺中动脉、肾动脉、睾丸动脉或卵巢动脉（图10-11）。

1）肾上腺中动脉：在第1腰椎平面起于腹主动脉，分布到肾上腺（图10-11）。

2）肾动脉：为1对粗大的动脉干，平第1腰椎高度起于腹主动脉，经肾门进入肾（图10-2、图10-11）。肾动脉在进入肾门之前还发出肾上腺下动脉至肾上腺。

3）睾丸动脉和卵巢动脉：睾丸动脉为1对长而细的动脉，在肾动脉起始处稍下方起于腹主动脉，走向外下方，通过腹股沟管至阴囊，分支分布于睾丸和附睾（图10-2、图10-11）。在女性，与睾丸动脉相对应的为卵巢动脉，在卵巢悬韧带内下行入盆腔，分布于卵巢和输卵管。

（2）腹主动脉不成对的脏支：包括腹腔干、肠系膜上动脉和肠系膜下动脉。

1）腹腔干（celiac trunk）：粗而短，长1～2cm，在膈肌主动脉裂孔下方起自腹主动脉，迅即分为胃左动脉、肝总动脉和脾动脉3支（图10-11、图10-12）。胃左动脉向左上方至胃的贲门附近，再急转向右，沿胃小弯向右行，沿途发出分支分布于食管的腹段、胃的贲门和胃小弯附近胃的前、后壁，末端与胃右动脉吻合（图10-12）。

肝总动脉向右进入肝十二指肠韧带内，分为肝固有动脉和胃十二指肠动脉（图10-12）。肝固有动脉在肝十二指肠韧带内先发出胃右动脉，主干继续上行至肝门，分为左支（肝左动脉）、右支（肝右动脉）分别进入肝的左、右叶。右支（肝右动脉）通常在入肝门之前发出1支胆囊动脉，分布于胆囊。胃右动脉较小，沿胃小弯左行，分布于胃小弯右侧部胃的前、后两壁。胃十二指肠动脉经胃幽门后方下行至其下缘，分为胃网膜右动脉和胰十二指肠上动脉，分布于靠近胃大弯右侧

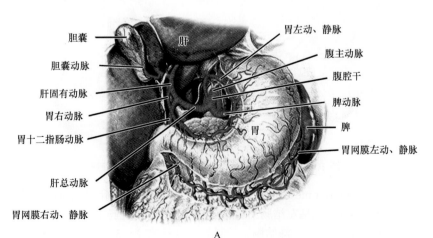

A

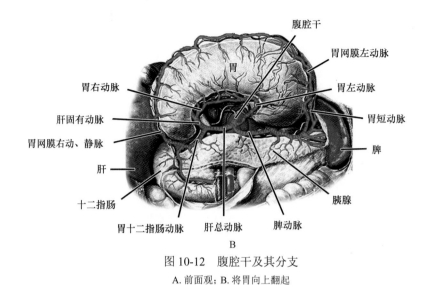

图 10-12　腹腔干及其分支

A. 前面观；B. 将胃向上翻起

附近的胃前壁、后壁及胰头、十二指肠等处。

　　脾动脉沿胰腺上缘左行至脾门（图 10-12），分为数条**脾支**进入脾。脾动脉沿途发出**胰支**分布于胰体和胰尾。在脾门附近，脾动脉还发出 3～4 支**胃短动脉**分布于胃底，发出**胃网膜左动脉**沿胃大弯右行，末端与胃网膜右动脉吻合，沿途分支分布于胃大弯左侧附近胃的前壁、后壁，以及大网膜。

　　2）肠系膜上动脉（superior mesenteric artery）：在腹腔干稍下方起自腹主动脉，进入小肠系膜根，向右下方走行，其分支有空肠动脉、回肠动脉、回结肠动脉、右结肠动脉和中结肠动脉等（图 10-11、图 10-13）。空、回肠动脉有 13～18 支，行于小肠系膜内，反复分支并吻合形成多级动脉弓，分布于空肠和回肠。回结肠动脉为肠系膜上动脉右侧发出的最下一条分支，分数支营养回肠末端、盲肠、阑尾和升结肠。右结肠动脉向右行，分支至升结肠。中结肠动脉向前稍偏右进入横结肠系膜，发出分支营养横结肠。

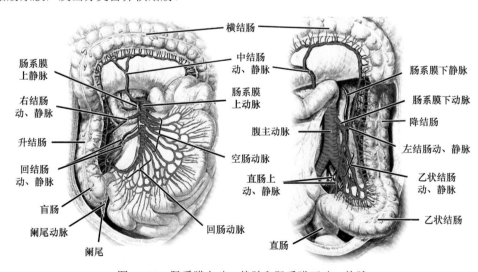

图 10-13　肠系膜上动、静脉和肠系膜下动、静脉

　　3）肠系膜下动脉（inferior mesenteric artery）：在约平第 3 腰椎高度起于腹主动脉，在乙状结肠系膜内向左下方走行，其分支包括左结肠动脉、乙状结肠动脉和直肠上动脉（图 10-11、图 10-13）。左结肠动脉横行向左，分支分布于降结肠。乙状结肠动脉有 2～3 支，在乙状结肠系膜内向左下

方走行，分支营养乙状结肠。直肠上动脉为肠系膜下动脉的直接延续，分布于直肠上部，并与直肠下动脉的分支吻合。

（六）盆部的动脉

盆部的动脉为髂总动脉及其分支。

1. 髂总动脉　为1对，起于腹主动脉，沿腰大肌内侧下行至骶髂关节前方，分为髂内动脉和髂外动脉（图10-2、图10-11）。

2. 髂内动脉　沿盆腔侧壁的内面下行，其分支分为壁支和脏支两种（图10-2、图10-11）。髂内动脉的壁支有闭孔动脉、臀上动脉和臀下动脉等，分布于盆壁、大腿内侧群肌、臀肌、髋关节等处。髂内动脉的脏支包括脐动脉、子宫动脉（女性）、阴部内动脉、直肠下动脉等，分布于盆腔相应的脏器。其中子宫动脉在子宫颈外侧约2cm处，跨过输尿管前上方，发出分支营养子宫、阴道、输卵管和卵巢，并与卵巢动脉的分支吻合。阴部内动脉经坐骨小孔至坐骨肛门窝，分支分布于肛门区、会阴部和外生殖器。

3. 髂外动脉　沿腰大肌内侧缘下降，经腹股沟韧带中点深面至大腿前部，移行为股动脉（图10-2、图10-11）。髂外动脉在腹股沟韧带稍上方发出腹壁下动脉，分布到腹直肌等，并与腹壁上动脉吻合。

（七）下肢的动脉

下肢的动脉为股动脉及其分支（图10-2）。

1. 股动脉　在股三角内下行，经收肌管至腘窝，移行为腘动脉（图3-10、图3-11）。股动脉的主要分支之一为股深动脉，分布于大腿的肌肉、筋膜、髋关节和股骨等。

2. 腘动脉　在腘窝内下行至腘肌下缘，在此分为胫前动脉和胫后动脉（图10-2）。

3. 胫后动脉　沿小腿后面浅、深层肌之间下行，经内踝后方至足底，在此分为足底内侧动脉和足底外侧动脉两终支。胫后动脉分支分布于小腿后群肌、胫骨和腓骨。足底内侧动脉、外侧动脉分支分布于足底的肌肉、骨、关节等结构。

4. 胫前动脉　穿小腿骨间膜上缘至小腿前部，然后在小腿前群肌之间下行至踝关节前方移行为足背动脉。胫前动脉沿途分支营养小腿前群肌等处。足背动脉发出分支分布于足背的肌肉、骨、关节等结构。

（李卫东　曾满红）

第四节　静　脉

一、静脉的概况

静脉是运送血液回心的血管，起始于毛细血管，止于心房。静脉分为肺循环的静脉和体循环的静脉两部分（图10-14）。与动脉相比，静脉有下列特点。

1. 静脉的管腔较大、管壁较薄、血压较低、血流较慢、容量较大。

2. 多数静脉有静脉瓣，有防止血液反流的作用。

3. 体循环的静脉分浅、深两类。浅静脉（皮下静脉）位于浅筋膜内，不与动脉伴行，最后注入深静脉。深静脉（伴行静脉）位于深筋膜深面，与动脉伴行，其名称和行程与伴行动脉相同，引流范围与伴行动脉的分布范围大体一致。浅静脉与深静脉之间有许多吻合。

4. 体内有一些特殊的静脉，如硬脑膜窦和板障静脉等。

二、肺循环的静脉

肺循环的静脉为肺静脉及其属支。肺静脉每侧有两条，分别为左上肺静脉、左下肺静脉、右上肺静脉、右下肺静脉（图 10-2、图 10-4）。肺静脉将动脉血从肺运送到左心房。

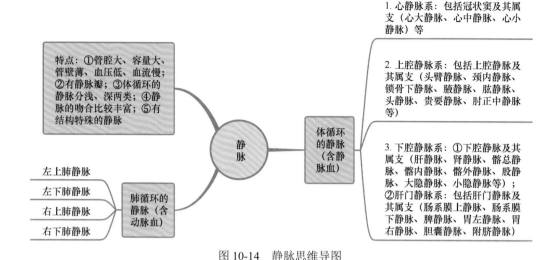

图 10-14　静脉思维导图

三、体循环的静脉

体循环的静脉再分为心静脉系、上腔静脉系和下腔静脉系，收集全身绝大多数的静脉血回流到心。

（一）心静脉系

心静脉系主要包括冠状窦及其属支，详见第二节有关心静脉的内容。

（二）上腔静脉系

上腔静脉系由上腔静脉及其属支组成（图 10-2），主要收集上半身的静脉血回到右心房。

1. 头颈部的静脉

（1）面静脉：起自内眦静脉，下行至舌骨大角附近注入颈内静脉。面静脉收集面部软组织的静脉血，并通过眼上静脉、眼下静脉与颅内的海绵窦交通，还可通过面深静脉与翼静脉丛交通，继而与海绵窦交通。面静脉缺乏静脉瓣，故面部发生化脓性感染时，可能会波及颅内硬脑膜窦而导致颅内感染。故常将由鼻根至两侧口角的连线围成的区域称为"危险三角"。

（2）下颌后静脉：由颞浅静脉和上颌静脉在腮腺内汇合而成，下行至腮腺下端分为前、后两支，前支注入面静脉，后支与耳后静脉、枕静脉汇合成颈外静脉。下颌后静脉收集面侧区和颞区的静脉血。

（3）颈外静脉：沿胸锁乳突肌表面下行，在锁骨上方注入锁骨下静脉或静脉角，主要收集头皮和面部的静脉血。

（4）颈内静脉：在颈静脉孔处续于乙状窦，沿颈内动脉和颈总动脉外侧下行，至胸锁关节后方与锁骨下静脉汇合成头臂静脉，收集脑、颅骨、面部浅层、多数颈部结构的血液。

（5）锁骨下静脉：在第 1 肋外侧续于腋静脉，行至胸锁关节后方与同侧颈内静脉汇合形成头臂静脉，汇合处开向外上方的夹角称静脉角（图 11-2）。胸导管注入左侧静脉角，右淋巴导管注入右侧静脉角。

2. 上肢的静脉

（1）上肢的浅静脉：主要包括头静脉、贵要静脉和肘正中静脉（图 10-2）。

1）头静脉（cephalic vein）：起自手背静脉网的桡侧，在皮下沿前臂和臂的外侧上行，在胸大肌与三角肌之间的沟内穿过深筋膜，注入腋静脉或锁骨下静脉。

2）贵要静脉（basilic vein）：起自手背静脉网的尺侧，沿前臂尺侧上行，于肘部转至前面。在肘窝处接收肘正中静脉，再经肱二头肌内侧上行，穿深筋膜注入肱静脉，或伴肱静脉上行，注入腋静脉。

3）肘正中静脉（median cubital vein）：在肘窝处连接头静脉和贵要静脉，多由头静脉发出，终于贵要静脉。有时还接收前臂正中静脉。

上肢的浅静脉，特别是肘正中静脉是血液取样、静脉注射等的常用部位。头静脉、贵要静脉、肘正中静脉及前臂正中静脉的形式多种多样，有时并不存在肘正中静脉。

（2）上肢的深静脉：与同名动脉伴行，除腋静脉外，一般成对伴行于相应动脉的周围。腋静脉走行于腋动脉的前方和内侧，接收整个上肢的静脉血，在第 1 肋的外侧延伸成锁骨下静脉。

3. 胸部静脉

（1）头臂静脉：也称无名静脉，由同侧颈内静脉和锁骨下静脉汇合而成（图 10-2）。左头臂静脉向右下斜行，经主动脉弓上缘三大分支（头臂干、左颈总动脉和左锁骨下动脉）的前方至右侧，在右侧第 1 胸肋关节后方与右头臂静脉汇合形成上腔静脉，故左头臂静脉较右头臂静脉长得多。

（2）上腔静脉：由两侧头臂静脉汇合形成，起于右侧第 1 胸肋关节后方，沿升主动脉右侧下行，注入右心房上部（图 10-2）。在进入心包之前，有奇静脉注入。

（3）奇静脉：起自右腰升静脉，沿胸主动脉右侧上行至第 4 胸椎体高度，绕右肺根上方向前注入上腔静脉（见图 6-12），沿途收集右侧肋间后静脉、食管静脉、支气管静脉、副半奇静脉和半奇静脉的血液。

（4）半奇静脉：起自左腰升静脉，沿胸椎体左侧上行，达第 8 胸椎体高度向右注入奇静脉，收集左侧下部肋间后静脉及副半奇静脉等静脉的血液。

（5）副半奇静脉：收集左侧上部的肋间后静脉，沿脊柱左侧下行注入半奇静脉或横过脊柱前方注入奇静脉。

（三）下腔静脉系

由下腔静脉及其属支组成（图 10-2、图 10-11），主要收集下半身的静脉血。

1. 下肢的静脉

（1）下肢的浅静脉：包括大隐静脉、小隐静脉，以及它们的属支。

1）大隐静脉（great saphenous vein）：起自足背静脉弓内侧，经内踝前方，沿小腿和膝关节内侧上行，再转至大腿前面上行，注入股静脉（图 10-2）。在注入股静脉之前接收股内侧浅静脉、股外侧浅静脉、阴部外静脉、腹壁浅静脉和旋髂浅静脉 5 条属支（图 3-10）。大隐静脉收集足、小腿和大腿的内侧部、大腿前部、腹前壁下部等处浅层结构的静脉血。

2）小隐静脉（small saphenous vein）：在足背外侧缘起自足背静脉弓外侧，经外踝后方沿小腿后面上行至腘窝，穿深筋膜注入腘静脉（图 10-2）。小隐静脉收集足外侧部和小腿后部浅层结构的静脉血。

（2）下肢的深静脉：足和小腿的深静脉均成对，与相应的同名动脉伴行（图 10-2）。胫前静脉和胫后静脉汇合成腘静脉，穿收肌腱裂孔移行为股静脉。股静脉在股三角中上行，经腹股沟韧带后方到盆部，续为髂外静脉。

2. 盆部的静脉 包括髂外静脉、髂内静脉和髂总静脉。

（1）髂外静脉：是股静脉的直接延续，上行至骶髂关节前方与髂内静脉汇合形成髂总静脉（图 10-8）。

（2）髂内静脉：由与相应动脉伴行的盆部静脉汇合形成，收集盆部、臀部、会阴等处的静脉血，与髂外静脉汇合形成髂总静脉（图 10-11）。

（3）髂总静脉：由髂外静脉和髂内静脉汇合而成，伴髂总动脉上行至第 5 腰椎右侧，与对侧者汇合形成下腔静脉（图 10-11）。

3. 腹部的静脉　由下腔静脉及其属支构成。

（1）下腔静脉：由两侧的髂总静脉在第 5 腰椎右侧汇合形成，沿腹主动脉右侧上行，穿膈肌的腔静脉孔进入胸腔，注入右心房的下部（图 10-2、图 10-11、图 10-15）。

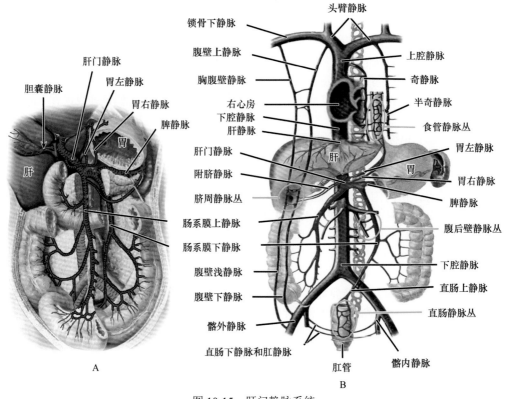

图 10-15　肝门静脉系统

A. 肝门静脉的属支；B. 肝门静脉系与上、下腔静脉系的交通吻合

（2）下腔静脉的属支：分为壁属支和脏属支两类。下腔静脉的壁属支主要包括 1 对膈下静脉和 4 对腰静脉（图 10-11）。腰静脉由纵行的腰升静脉相连。

下腔静脉的脏属支包括睾丸静脉/卵巢静脉、肾静脉、肾上腺静脉和肝静脉等（图 10-11）。睾丸静脉/卵巢静脉，在男性为一对睾丸静脉，起于睾丸的蔓状静脉丛，在女性为一对卵巢静脉，起于卵巢的蔓状静脉丛。睾丸静脉先在精索内上行，继而沿腹后壁上行，卵巢静脉在卵巢悬韧带内上行。右侧的睾丸静脉/卵巢静脉汇入下腔静脉，左侧的汇入左肾静脉。肾静脉（图 10-2、图 10-11）为 1 对，起于肾门，汇入下腔静脉。左肾静脉较右肾静脉长，并有两条主要属支：左睾丸静脉/左卵巢静脉，以及左肾上腺静脉。肾上腺静脉为 1 对，左侧者汇入左肾静脉，右侧者汇入下腔静脉。肝静脉有右、中、左 3 条，在肝后缘下腔静脉经过肝的腔静脉沟时直接汇入下腔静脉（图 10-15），此处也称第二肝门。

4. 肝门静脉系统　由肝门静脉及其属支组成（图 10-15），主要收集除肝以外的腹部不成对器官（食管腹段、胃、小肠、大肠、胰腺、脾、胆囊等）的静脉血，将胃、肠道吸收的营养物质运送到肝。肝门静脉系统主要有三大特点：①两端是毛细血管（一端是胃肠道的毛细血管，另一端是肝血窦），中间是大的静脉干；②该系统的所有静脉都无瓣膜，故当此系统的血液回流受阻，压力升高时，血液会倒流；③含有较高浓度的从消化道吸收来的营养物质，同时也可能含有一些有害物质。

（1）肝门静脉（hepatic portal vein）：是一条长 6～8cm 的短干，多由肠系膜上静脉和脾静脉在胰颈后方汇合形成（图 10-15），经十二指肠上部后方进入肝十二指肠韧带，并在此韧带中继续上行至肝门，分为左、右两支，分别进入肝的左、右叶。

（2）**肝门静脉的属支**：包括①肠系膜上静脉，与同名动脉伴行；②脾静脉，起自脾门处，与肠系膜上静脉汇合成肝门静脉；③肠系膜下静脉，注入脾静脉或肠系膜上静脉；④胃左静脉；⑤胃右静脉；⑥胆囊静脉；⑦附脐静脉（图10-15）。

（3）**肝门静脉系统与上、下腔静脉系统之间的交通吻合**：肝门静脉系统与上、下腔静脉系统之间主要通过下列4个部位进行交通吻合。

1）**食管静脉丛**：肝门静脉系的胃左静脉与腔静脉系的奇静脉和半奇静脉通过食管下段黏膜下静脉丛发生交通吻合（图10-15）。

2）**直肠静脉丛**：肝门静脉系的直肠上静脉与腔静脉系的直肠下静脉和肛静脉通过直肠静脉丛发生交通吻合（图10-15）。

3）**脐周静脉丛**：肝门静脉系的附脐静脉与腔静脉系的胸腹壁静脉、腹壁上静脉、腹壁浅静脉、腹壁下静脉通过脐周静脉丛发生交通吻合（图10-15）。

4）**腹后壁静脉丛**：肝门静脉系的肠系膜上、下静脉及脾静脉等的小属支与腔静脉系的肋间后静脉、膈下静脉、腰静脉、肾静脉和睾丸静脉的小属支，在腹后壁有广泛的交通吻合（图10-15）。

在正常情况下，这些吻合部位的吻合血管较小，血流量也很小。在肝硬化、肝肿瘤等使肝门静脉系统的血液回流受阻时，肝门静脉系的血压就会升高（门静脉高压症），这些部位的吻合血管就会逐渐扩张，血流量也逐渐增大，以代偿受阻的肝门静脉。这可导致食管静脉丛、直肠静脉丛、脐周静脉丛、腹后壁静脉丛膨胀和曲张。如果膨胀、曲张的静脉破裂，则会引起致命呕血和（或）便血。案例20-1，出现的呕血就是乙型肝炎→肝硬化→门静脉高压症导致食管静脉曲张破裂引起的上消化道出血（见第二十章）。

（罗 利 曾明辉）

作业练习

1. 心的4个腔分别是什么？每个腔都有哪些入口和出口？

2. 心有哪些瓣膜？各位于何处，有什么作用？

3. 口服某药物一段时间后，经尿排出体外，写出药物在体内经过的路径。

4. 某冠心病患者的左冠状动脉前室间支起始段严重狭窄，需要植入支架，写出支架从右侧桡动脉穿刺点到达狭窄处经过的途径。

5. 简述肝门静脉的合成、主要属支、收集范围和特点。

6. 名词解释：体循环、肺循环、房间隔、三尖瓣复合体、室间隔、窦房结、冠状窦、心包腔、动脉韧带、颈动脉窦、静脉角。

第十一章 淋巴系统

淋巴系统由淋巴管道、淋巴器官和淋巴组织组成（图11-1），是心血管系统的一个辅助系统，可回收10%～20%的组织液。组织液进入毛细淋巴管而形成**淋巴**（lymph）。淋巴是一种无色、透明，在淋巴管道和淋巴器官的淋巴窦内流动的液体（从小肠来的淋巴除外），含有大量的白细胞，特别是淋巴细胞。淋巴经毛细淋巴管、淋巴管、淋巴干和淋巴导管逐级向心流动，最后经左、右静脉角注入静脉（图11-2）。淋巴系统的主要功能是运输和过滤组织液、产生淋巴细胞、参与免疫反应等，淋巴器官中的胸腺还具有内分泌功能。

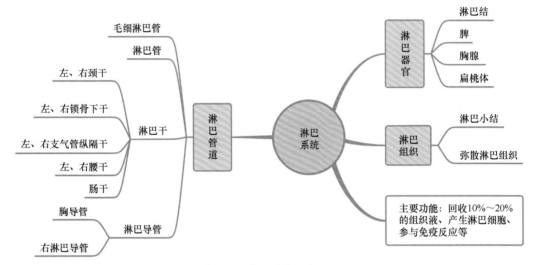

图 11-1　淋巴系统思维导图

第一节　淋巴管道

淋巴管道包括毛细淋巴管、淋巴管、淋巴干和淋巴导管4种（图11-1～图11-2）。

一、毛细淋巴管

毛细淋巴管（lymphatic capillary）以膨大的盲端起于组织间隙，互相吻合成网（图11-3）。毛细淋巴管的管壁由单层扁平的内皮细胞构成，无基膜和周细胞；内皮细胞呈叠瓦状邻接，它们之间有较大的间隙，故毛细淋巴管的通透性较大。大分子物质、颗粒或细胞的吸收主要通过毛细淋巴管进行，因此恶性肿瘤的转移早期多沿淋巴管道走行。毛细淋巴管存在于体内除表皮、毛发、指（趾）甲、角膜、晶状体、软骨、脾髓和骨髓等之外的大多数组织中。在小肠绒毛中有特殊的毛细淋巴管——乳糜管。乳糜管从小肠吸收脂肪，并将其转运到血液。在乳糜管中的淋巴具有乳汁一样的外观，故称**乳糜**（chyle）。

二、淋　巴　管

淋巴管（lymphatic vessel）由毛细淋巴管汇合而成，其管壁具有与静脉壁相似的3层结构，但淋巴管较静脉有更多的瓣膜，只允许淋巴朝向心的一个方向流动（图11-2～图11-3）。在行程中，淋巴至少要穿过一个**淋巴结**。淋巴管以深筋膜为界分为浅淋巴管和深淋巴管两组，在两组之间有丰富的吻合。

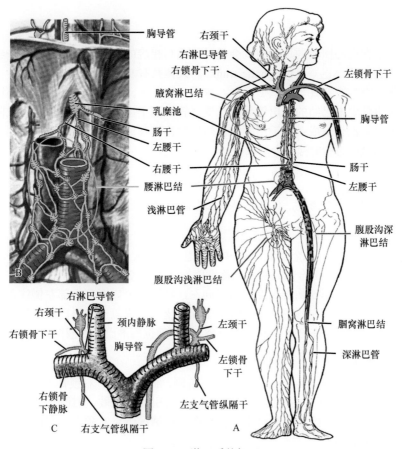

图 11-2 淋巴系统概况

A. 全身的淋巴结和淋巴管概观；B. 腹后壁的淋巴结和淋巴管（放大）；C. 左、右静脉角附近的淋巴干（放大）

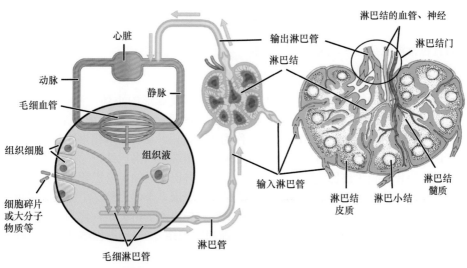

图 11-3 淋巴的产生和循环、淋巴结的结构

三、淋 巴 干

身体各部淋巴在向心回流的过程中，会经过一系列相应的淋巴结，各部最后一级淋巴结的输出淋巴管互相吻合形成淋巴干（lymphatic trunk）。人体共有 9 条淋巴干（图 11-2）：左、右颈干；左、右锁骨下干；左、右支气管纵隔干；左、右腰干和肠干。颈干由颈外侧下深淋巴结的输出管形成；锁骨下干由腋尖淋巴结的输出管形成；支气管纵隔干由气管旁淋巴结、前纵隔淋巴结和胸骨旁淋巴结的输出管汇合形成；腰干由腰淋巴结的输出管形成；肠干由腹腔淋巴结、肠系膜上淋巴结、肠系膜下淋巴结的输出管汇合形成。

四、淋 巴 导 管

淋巴导管由淋巴干汇合形成，包括胸导管和右淋巴导管。

（一）胸导管

胸导管（thoracic duct）是全身最大的淋巴管道，在成人长 30～40cm，由左、右腰干和肠干在第 1 腰椎前方汇合形成，汇合部分膨大，称乳糜池（图 11-2）。胸导管经膈肌的主动脉裂孔进入胸腔，沿脊柱前方上行到第 5 胸椎高度，斜行向左，经胸廓上口至颈根部左侧注入左静脉角。在注入左静脉角前，它还接收左颈干、左锁骨下干和左支气管纵隔干的淋巴。胸导管共接收 6 条淋巴干，引流下半身、上半身左侧半的淋巴，即全身 3/4 部位的淋巴到血液循环。

（二）右淋巴导管

右淋巴导管（right lymphatic duct）在颈根部右侧，由右颈干、右锁骨下干和右支气管纵隔干汇合而成，长 1～1.5cm，注入右静脉角（图 11-2），它引流右上肢、右胸部和右头颈部，即全身右上 1/4 部位的淋巴。右淋巴导管有时不存在，在这种情况下，右颈干、右锁骨下干和右支气管纵隔干分别汇入右静脉角。

第二节　淋巴器官和淋巴组织

一、淋 巴 器 官

淋巴器官包括淋巴结、脾、胸腺和扁桃体。

（一）淋巴结

淋巴结（lymph node）（图 11-2、图 11-3）为椭圆形或豆形的小体，直径为 5～20mm，呈灰红色，通常沿血管排列，在腹部的系膜、腹后壁、纵隔、盆部和颈部等处最多。年轻人有400～450 个淋巴结。淋巴结的一侧稍微凹陷，称为淋巴结门，血管、输出淋巴管和神经由此进出淋巴结。它的另一侧隆凸，输入淋巴管由这一侧和它的两端进入淋巴结；输出淋巴管则经淋巴结门离开淋巴结。淋巴结位于淋巴管的行程线路中，一个淋巴结的输出淋巴管可成为下一个淋巴结的输入淋巴管。故淋巴在流向血液的过程中必须穿过一个或多个淋巴结。引流某一区域或某一器官淋巴的第一级淋巴结，即某一区域或某一器官淋巴首先进入的淋巴结，称为该区域或该器官的局部淋巴结（regional lymph node）（哨位淋巴结/前哨淋巴结）。局部淋巴结肿大就意味着其引流的范围存在病变或病原体。

淋巴结的主要功能是滤过淋巴、产生淋巴细胞及消灭细菌、病毒、肿瘤细胞等病原体，以及参与免疫应答等。淋巴结能够阻截这些病原体及其代谢产物的扩散，这个过程常引起受影响的淋巴结疼痛和肿大。如果病原体过强，则可突破一组淋巴结的防御，到达下一组淋巴结，最后到达血液，引起全身的扩散。淋巴结肿大的原因包括感染、变态反应、肿瘤的转移、淋巴结的原发性疾病等。

（二）脾

脾（spleen）是人体最大的淋巴器官，位于左季肋区（部），胃底与膈之间，第 9～11 肋的深面，其长轴与第 10 肋一致（图 5-6～图 5-8，图 11-4）。正常情况下在左肋弓下触不到脾。脾长约 12cm，宽 7cm，厚 3～4cm，在成人重约 150g，质软而脆，呈暗红色。脾可分为膈面、脏面、上下两缘、前后两端（图 11-4）。脾门靠近脏面的中央，是血管、淋巴管和神经进、出脾的门户。在近上缘前部有 2～4 个脾切迹。通常情况下，在脾的附近有一个副脾。

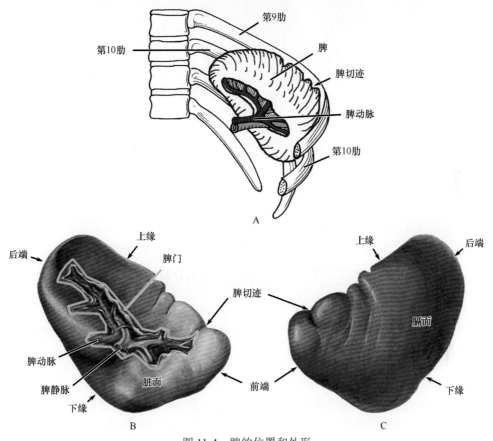

图 11-4　脾的位置和外形

A.脾的位置；B.脾的脏面；C.脾的膈面

脾的功能主要包括：

1. 吞噬作用　能清除细胞碎片、衰老的红细胞、白细胞、血小板等。

2. 细胞生成作用　在胚胎时期，脾是重要的红细胞生成器官，在成人它仍然是产生某些白细胞，如淋巴细胞、单核细胞等的器官。

3. 储血　脾能储藏约 200ml 左右的血液，在紧急情况下，特别是在缺氧的情况下，它能释放红细胞进入血液循环。

4. 免疫应答　脾通过产生淋巴细胞、单核细胞和某些种类的抗体参与免疫应答。

（三）胸腺

胸腺位于上纵隔前部，胸骨后面，由不对称的左、右两叶构成（图 11-5）。在胎儿期，胸腺是一个较大的器官，可向上延伸到颈部，出生后其持续增长，直到青春期，此后开始退化。胸腺是免疫系统的重要中枢淋巴器官，能培育、选择和向周围淋巴器官及淋巴组织输送 T 淋巴细胞；它也是一个内分泌器官，能分泌胸腺素、促胸腺生成素（详见第二十章中的内分泌系统部分）。

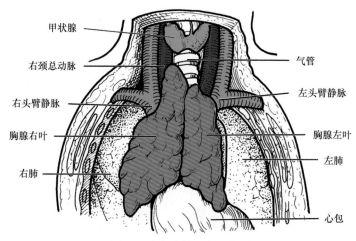

图 11-5　胸腺的形态和位置

（甲状腺／气管／右颈总动脉／左头臂静脉／右头臂静脉／胸腺右叶／胸腺左叶／左肺／右肺／心包）

（四）扁桃体

详见第五章消化系统的有关内容。

二、淋巴组织

淋巴组织分为弥散淋巴组织和淋巴小结两类，由淋巴细胞和相关细胞聚集构成。除淋巴器官外，淋巴组织分布于消化道、呼吸道、泌尿生殖道的壁内，以及皮肤等处。

第三节　重要器官的淋巴引流

淋巴系统的重要性之一是其在肿瘤扩散中的意义。肿瘤细胞容易脱落，几乎都首先进入毛细淋巴管，然后沿着淋巴管道扩散、转移。乳房、肺、肝、食管、胃和直肠的肿瘤发生率相对较高，它们的淋巴引流相应地就更重要。

一、乳房的淋巴引流

乳房的淋巴引流主要有下列几条途径：①乳房外侧部和中央部的淋巴引流到胸肌淋巴结；②乳房上部的淋巴管引流到腋尖淋巴结和锁骨上淋巴结；③乳房内侧部的淋巴管引流到胸骨旁淋巴结。此外，乳房内侧部的浅淋巴管与对侧乳房淋巴管交通，乳房内下部的淋巴管通过腹壁上淋巴管、膈下淋巴管与肝的淋巴管交通。

二、肺的淋巴引流

肺的淋巴首先引流到肺淋巴结，然后依次到支气管肺门淋巴结、气管支气管淋巴结和气管旁淋巴结。肺下叶下部的部分淋巴可引流到肺韧带处的淋巴结，其输出淋巴管注入胸导管或腰淋巴结。部分左肺上叶下部和下叶的淋巴引流到右气管支气管上淋巴结和右气管旁淋巴结。

三、肝的淋巴引流

肝的淋巴引流：①肝膈面的浅淋巴管多引流到膈上淋巴结和肝淋巴结，部分淋巴管注入腹腔淋巴结和胃左淋巴结；②部分冠状韧带内的淋巴管直接引流到胸导管；③肝脏面的浅淋巴管引流到肝淋巴结；④肝的深淋巴管引流到肝淋巴结、腹腔淋巴结和膈上淋巴结。

四、食管的淋巴引流

食管的淋巴引流：①食管颈部的淋巴引流到气管旁淋巴结和颈外侧下深淋巴结。②食管胸部的淋巴引流到纵隔后淋巴结；此外，部分胸段上部的淋巴引流到气管旁淋巴结和气管支气管淋巴结；部分胸段的淋巴引流到胃左淋巴结。③食管腹部的淋巴管引流到胃左淋巴结。④食管的部分淋巴管直接引流到胸导管。

五、胃的淋巴引流

胃的淋巴引流：①胃底右侧部、贲门部和胃体小弯左侧的淋巴引流到胃左淋巴结、贲门淋巴结；②胃小弯右侧半、幽门的淋巴引流到幽门上淋巴结；③胃底左侧部、胃体近大弯左侧部的淋巴引流到胃网膜左淋巴结、胰淋巴结和脾淋巴结；④胃体大弯侧右侧半和幽门部大弯侧淋巴引流到胃网膜右淋巴结和幽门下淋巴结。上述各部淋巴管之间存在丰富的吻合。

六、直肠和肛管的淋巴引流

齿状线以上的淋巴引流有4个途径：①沿直肠上血管上行引流到直肠上淋巴结；②沿直肠下血管引流到髂内淋巴结；③沿肛管和阴部内血管引流到髂内淋巴结；④少数淋巴管沿骶外侧血管引流到骶淋巴结。齿状线以下的淋巴管引流到腹股沟浅淋巴结。

（马宇昕　张　洁）

作业练习

1. 人体有哪些淋巴干？各汇入何淋巴导管？
2. 简述乳房的淋巴引流。
3. 名词解释：淋巴、局部淋巴结、乳糜池。

感 觉 器 官

感觉器官（sensory organ）由感受器及其较完备的辅助装置共同组成，人体的感觉器官主要包括视器（眼）、前庭蜗器（耳）、嗅器（鼻）、味器（舌）和皮肤。感受器是感觉神经末梢的特殊结构，能接收体内、体外环境各种特定的刺激，并将其转化为神经冲动，传到感觉中枢，产生各种感觉。感受器根据其位置和刺激的起源不同，可以分为外感受器、本体感受器和内感受器（内脏感受器）3 类。嗅器和味器已分别在呼吸和消化系统介绍，皮肤将在第二十章介绍，本处只讨论视器和前庭蜗器。

第十二章　视器（眼）

视器（眼）是人体最重要的感觉器官，由眼球和眼副器两部分组成（图 12-1），人所接收的信息约 90% 来源于眼。

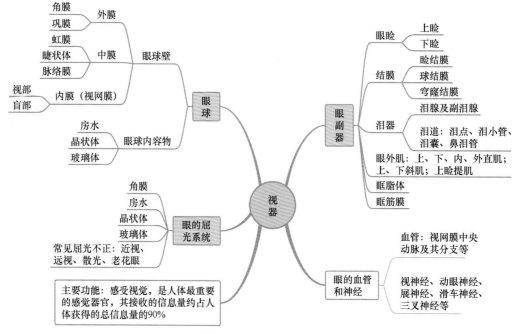

图 12-1　视器思维导图

第一节　眼　球

眼球（eyeball）位于眼眶内，近似球形（图 12-2、图 12-11），在成人，其前后径约为 2.4cm，横径约为 2.35cm。眼球前面和后面的中点分别称为前极和后极。前、后极的连线称眼轴。经瞳孔中央至视网膜黄斑中央凹的连线称视轴。眼球的结构分为眼球壁及眼球内容物两部分（图 12-2）。

一、眼　球　壁

眼球壁由 3 层膜构成，从外向内依次分为外膜（纤维膜）、中膜（血管膜/葡萄膜）和内膜（视网膜）（图 12-2）。

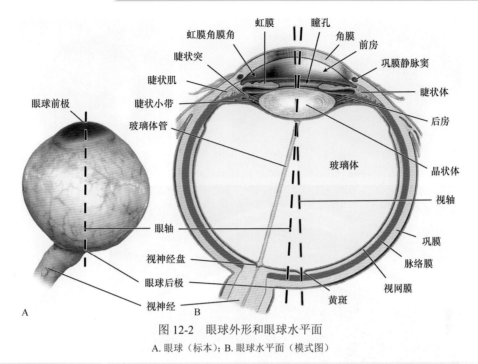

图 12-2　眼球外形和眼球水平面

A. 眼球（标本）；B. 眼球水平面（模式图）

（一）外膜

外膜也称纤维膜，厚而坚韧，对维持眼球形态、保护眼球内容物起重要作用，从前向后分为角膜和巩膜两部分（图 12-2）。

1. 角膜（cornea）　占眼球壁外膜的前 1/6，较凸，无色、透明（图 12-2～图 12-4），是一个无血管、无色素的球冠样结构，但感觉神经末梢丰富，对痛觉和触觉刺激非常敏感。角膜整体上像向前凸的凹透镜（图 12-3D），其周围部较厚，约 1.0mm；中央部较薄，为 0.5～0.8mm。角膜的组织结构从前向后分为 5 层：角膜上皮层、前弹性膜、角膜基质层（固有层）、后弹性膜和角膜内皮层（图 12-3E），其中基质层的厚度约占角膜整体厚度的 90%。外界光线通过角膜进入眼球。角膜具有较强的屈光作用，其屈光能力约占眼总屈光力的 70%，故角膜结构的微小改变就会影响整个眼的屈光力。近视激光手术的原理就是通过将角膜中央部的基质层去除一部分，使角膜变成一个更大的凹透镜来实现的。角膜因外伤或疾病变得不透明时会严重影响视力，甚至失明。

在角膜周缘，角膜与巩膜之间，有一条宽 1～2mm 的半透明过渡移行带，称角膜缘（角巩膜带/角膜缘部），是角膜、巩膜和球结膜的汇集区（图 12-3），其上皮的基底层细胞中含有角膜缘干细胞，对角膜上皮的更新和修复起重要作用。角膜缘的血管网可供应角膜周边部、球结膜等处。角膜缘深面有环形的巩膜静脉窦（图 12-4、图 12-6），是房水流出的通道。

2. 巩膜（sclera）　占眼球壁外膜的后 5/6，由致密纤维结缔组织构成，厚而坚韧，呈乳白色，不透明（图 12-2～图 12-4）。巩膜前接角膜缘，在眼球后部，巩膜被视神经纤维穿过，并通过视神经纤维鞘与硬脑膜相延续。巩膜在维持眼球的形状、保护眼球的内容物方面起着重要作用。巩膜薄弱或发育不全时，易导致眼球变形。

（二）中膜

中膜也称血管膜或葡萄膜，从前向后分为虹膜、睫状体和脉络膜 3 部分（图 12-2），含有大量的血管和色素细胞。中膜的颜色根据所含色素不同而不同，因人和种族而异。中膜相当于照相机的暗箱，其主要功能是调节进入眼球的光量、防止光线散射、保障成像、为眼球内部的组织提供营养等。

1. 虹膜（iris）　位于中膜最前部，呈圆盘形，中央有瞳孔（图 12-2～图 12-4）。瞳孔呈圆形，直径变化较大，正常情况下为 2.5～4.0mm。虹膜内有瞳孔括约肌和瞳孔开大肌（图 12-4），瞳孔

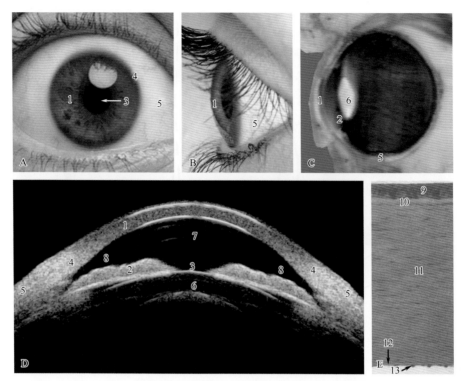

1. 角膜；2. 虹膜；3. 瞳孔；4. 角膜缘；5. 巩膜；6. 晶状体；7. 眼前房；8. 虹膜角膜角；9. 角膜上皮层；
10. 前弹性膜；11. 角膜基质层；12. 后弹性膜；13. 角膜内皮层

图 12-3　角膜、虹膜的形态结构

A. 活体角膜、虹膜（前面观）；B. 活体角膜、虹膜（侧面观）；C. 眼的矢状面（标本）；D. 活体眼前部超声生物显微镜（UBM）检查图；E. 角膜显微照片图

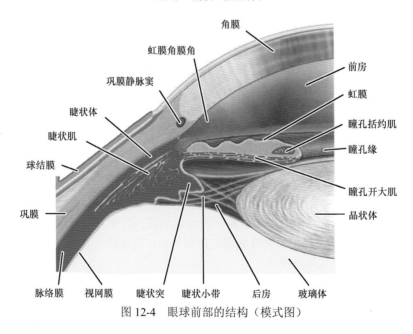

图 12-4　眼球前部的结构（模式图）

括约肌环绕瞳孔周缘排列，收缩时使瞳孔缩小；瞳孔开大肌以瞳孔为中心呈放射状排列，收缩时使瞳孔扩大。这两种肌在神经系统的控制下，可根据外界光线的强弱自动调节瞳孔的大小：强光时变小，弱光时变大，以控制进入眼的光量，使之在一定范围内不论光线强弱都能看清物体。虹

膜在白种人中呈浅蓝色或灰色，在黄种人中呈褐色或黑色，在黑种人中呈黑色或深褐色。在虹膜与角膜交界处构成楔形的环形空间，称**虹膜角膜角（前房角/房角）**（图 12-3、图 12-4）。

2. **睫状体（ciliary body）**　位于角膜缘与巩膜结合处的内面，是中膜较肥厚的部分，其前部较厚，称**睫状冠**，后部较薄而平坦，称**睫状环**（图 12-3、图 12-4）。睫状体整体上呈环形，在眼球的纵切面或横切面上呈三角形，睫状冠前部向内的突起称**睫状突**。睫状体内有**睫状肌**，为平滑肌，受动眼神经的副交感纤维支配。睫状肌按位置从外向内分为纵行肌、辐射状肌和环形肌（图 12-4）。纵行肌起于前方的巩膜突，向后外止于脉络膜实质层。晶状体通过**睫状小带（晶状体悬韧带）**附着于睫状突的内面（图 12-4、图 12-6）。

睫状体在视力调节中起着十分重要的作用。看近处物体时，睫状肌收缩使环形结构的睫状体的直径缩小，睫状突向晶状体靠近，睫状小带松弛，晶状体依靠其自身的弹性变凸变厚，折光率增加；看远处物体时情况则相反，睫状肌舒张，使环形结构的睫状体的直径扩大，睫状突向后外侧移动，使睫状小带被拉紧，晶状体受到四周的牵拉而变薄，折光率减小。睫状肌在神经系统的控制下自动调节，使一定范围内不管看近处还是看远处，物体的光线都能聚焦于视网膜上，获得清晰的图像。由于看远处时睫状肌处于松弛状态，故眼处于休息状态。长时间看近处时，由于睫状肌持续收缩，产生较多的代谢产物（如乳酸等）刺激神经，会感觉到眼胀痛，且容易疲劳，在青少年可诱发近视。

睫状体还能产生**房水**，为角膜、晶状体等提供营养，并运走代谢产物，维持正常的眼内压。

3. **脉络膜（choroid）**　占中膜的后 2/3，位于巩膜的内面，视网膜视部的外面（图 12-2），含丰富的色素细胞和血管，能够为视网膜外层提供营养、吸收眼内分散光线、防止光线从瞳孔以外的部位入眼。

（三）内膜

眼球壁的**内膜**也称**视网膜**，位于中膜的内面（图 12-2）。

1. **视网膜的分部**　视网膜从后向前分为脉络膜部、睫状体部和虹膜部 3 部分。睫状体部和虹膜部分别贴附于睫状体和虹膜的内面，因缺乏感光细胞，两者一起称为**视网膜盲部**。视网膜脉络膜部贴附于脉络膜的内面，含有感光细胞（视锥细胞和视杆细胞），能够接收光波刺激，并将其转变为神经冲动，所以这部分也称**视网膜视部**。通常讲的视网膜指的是视网膜视部。视网膜视部可根据通过黄斑中央凹的垂直线和水平线，分别分为内侧半（鼻侧半）和外侧半（颞侧半），以及上半和下半。

2. **视神经盘和黄斑**　视神经纤维穿过视网膜的部位称**视神经盘（optic disc）**，又称**视神经乳头（optic papilla）**（图 12-2、图 12-5），位于眼球后极内（鼻）侧约 3mm 处，直径约 1.5mm。视神经盘的边缘稍隆起，而中央稍凹陷，并有**视网膜中央动、静脉**穿过。视神经盘缺乏感光细胞，称为视网膜的"生理性盲点"。在视神经盘的颞侧约 3.5mm 处有一卵圆形黄色小区，称**黄斑（macula lutea）**，直径为 1.0～3.0mm。黄斑的中央稍微凹陷，称**黄斑中央凹（fovea centralis）**，直径约 0.2mm。黄斑中央凹的视网膜由密集的视锥细胞构成，无视杆细胞，无血管，其视力是整个视网膜最灵敏的部位。

3. **视网膜的组织结构**　在组织结构上，视网膜由双层上皮构成，外层为**色素上皮层**，内层为**神经上皮层**（图 12-5）。神经上皮层是一个复杂的多层结构，从外向内可以简单地再分为 3 层：**光感受器层（视锥细胞、视杆细胞层）、双极细胞层**和**节细胞层**。视杆细胞较多，约有 12 500 万个，多位于视网膜周边部；视锥细胞约 700 万个，主要分布于黄斑部，在距黄斑中央凹 10mm 处开始迅速减少，视网膜周边部很少。中央凹处只有视锥细胞，没有视杆细胞。视杆细胞较细长，核较小，外突呈杆状（图 12-5），其膜盘与细胞膜表面分离。视杆细胞盘上的感光色素为视紫红质，由 11-顺视黄醛和视蛋白组成。维生素 A 是合成 11-顺视黄醛的原料，维生素 A 缺乏会导致弱光视力减退，即夜盲症。视杆细胞感受弱光，在强光下没有什么作用，不能分辨颜色。

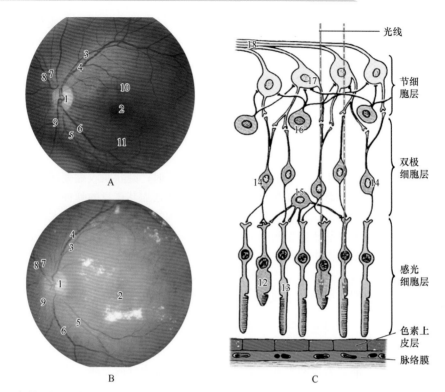

1. 视神经盘；2. 黄斑；3. 颞侧上小动脉；4. 颞侧上小静脉；5. 颞侧下小动脉；6. 颞侧下小静脉；7. 鼻侧上小动脉；8. 鼻侧上小静脉；9. 鼻侧下小动、静脉；10. 黄斑上小动、静脉；11. 黄斑下小动、静脉；12. 视锥细胞；13. 视杆细胞；14. 双极细胞；15. 水平细胞；16. 无长突细胞；17. 节细胞；18. 视神经纤维

图 12-5　视网膜的血管和结构

A. 正常左眼视网膜（照片）；B. 糖尿病晚期左眼视网膜（照片）；C. 视网膜显微结构（模式图）

　　视锥细胞较视杆细胞粗大，核较大，外突呈圆锥形（图 12-5），其膜盘的感光色素为视紫蓝质，感应强光和色光。视锥细胞根据其含有的感光色素不同，可区分为 3 种功能类型：红敏色素视锥细胞、绿敏色素视锥细胞和蓝敏色素视锥细胞。眼能分辨不同的颜色，是这 3 种细胞受到不同波长光的刺激，按不同比例兴奋之故。理论上任何颜色都由红、绿、蓝这 3 种光按不同比例混合形成，即视觉三颜色学说。缺少含某种感光色素的视锥细胞就会导致相应的色盲。如缺乏红（或绿）敏色素的视锥细胞，就不能分辨红（或绿）色，为红（或绿）色盲；如 3 种感光色素的细胞都缺乏，则形成完全色盲。

　　视网膜的外层与内层之间的连结疏松，在病理情况下，内层可与外层分离，导致视网膜脱离。

二、眼球内容物

　　眼球的内容物包括房水、晶状体和玻璃体（图 12-2、图 12-6），它们都是无血管、无色素的无色透明结构。

（一）眼房和房水

　　1. 眼房（chamber of eye）　是位于角膜、睫状体与晶状体之间的间隙，充满房水，被虹膜不完全地分隔为前房和后房，前房与后房借瞳孔相交通（图 12-2、图 12-6）。在前房的周围部，角膜与虹膜相交形成虹膜角膜角（前房角/房角）（图 12-3、图 12-4、图 12-6）。此角的前外侧壁由小梁网构成，这些小梁网之间的间隙称虹膜角膜角隙，前房中的房水经此隙进入巩膜静脉窦（施莱姆管，Schlemm canal）。

　　2. 房水及其产生和循环　房水（aqueous humor）为无色透明的液体，充满眼房，有营养角膜、晶状体及维持眼压、折光等作用。房水总量为 0.15～0.3ml，呈弱碱性，pH 为 7.2～7.7，屈光指数为 1.3336，其中水占 98.1%，还有氯化钠、蛋白质、糖及无机盐等。房水主要由睫状体内面的上皮细胞通过主动转运的形式分泌产生，先进入眼后房，再通过瞳孔到达眼前房，最后经虹膜角膜角隙进入巩膜静脉窦，引流到巩膜的静脉（图 12-6），最后经涡静脉回流到眼静脉。

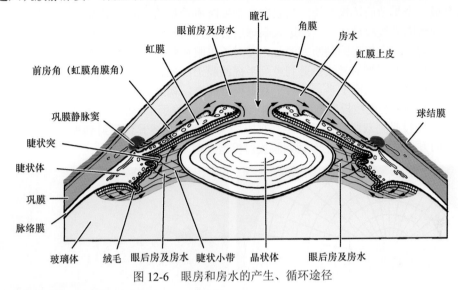

图 12-6　眼房和房水的产生、循环途径

　　在病理情况下，如虹膜后粘连、瞳孔闭锁等，可使房水循环受阻，并在眼房中累积，这将导致眼内压增高，在临床上引起继发性青光眼。

（二）晶状体

　　晶状体（lens）位于虹膜与玻璃体之间，无色透明，富有弹性，不含血管、色素和神经，呈双凸透镜状，其前面的曲度较小，而后面的曲度较大（图 12-2～图 12-4，图 12-6）。在组织结构上，晶状体由晶状体囊和晶状体实质（晶状体纤维）组成，外面是晶状体囊，囊的内面为晶状体实质。

　　晶状体囊由晶状体上皮产生，是人体中较厚的基膜。在晶状体前面和赤道部，囊的内面覆有一层立方形晶状体上皮细胞，而囊后部内面则无此层细胞。晶状体上皮终身都有增殖能力。晶状体纤维（晶状体实质）由晶状体上皮细胞生成，在人的一生中不断生长，新产生的纤维加在旧有的外面，故越靠表面的纤维越新。晶状体纤维以胶质黏合在一起，排列成层状。新生儿约有1400 层，成人约 2000 层，老年人可继续增加，但速度已经减慢。晶状体实质的周围部为晶状体皮质，较软，中央部为晶状体核，较硬。晶状体核的中央部是最早形成的结构，越靠近晶状体皮质表面越是较新形成的结构。在晶状体实质的切面上大致呈同心圆状排列，类似于树干横断面的年轮。

　　晶状体借睫状小带（晶状体悬韧带）系于睫状突。当视近物时，睫状肌收缩，睫状突向前内移动，睫状小带松弛，晶状体由于本身的弹性而变凸，屈光力度加强，使近处物体的光线恰能聚焦于视网膜上。当视远物时，与此相反。随着年龄的增长，晶状体逐渐变硬，弹性降低，其改变曲度的能力也同时降低；到中老年，聚焦近处物体的光线变得越来越困难，这种情况称为老花眼（老视）。如果晶状体因各种因素而变混浊，称为白内障。

（三）玻璃体

　　玻璃体（vitreous body）是无色透明的胶冻状物质，水约占 98%，还含有透明质酸等，填充于晶状体与视网膜之间，约占眼球内腔 4/5 的容积（图 12-2）。除折光作用外，玻璃体在支持视网膜方面也起着重要的作用，当这种支撑作用减弱时，就可能发生视网膜脱离。

三、眼球的折光装置与屈光不正

眼球的折（屈）光装置（屈光系统）包括角膜、房水、晶状体、玻璃体（图12-2）。每一部分都对进入眼的光线起着折射的作用，其中角膜的折光作用最大，约占总屈光力的70%。这些折光装置组合成一个复杂的透镜系统。当眼向前平视时所看见的空间范围称视野，又分单眼视野和双眼视野。视野的光线经过折光系统进入眼球后会按几何光学的原理发生折射。视野光线在视网膜上的投射位置，一个粗略的判断方法是：①对于单眼视野而言，视野鼻侧半的光线投射到颞侧半视网膜上，视野颞侧半的光线投射到鼻侧半视网膜上；视野上半的光线投射到视网膜下半，视野下半的光线投射到视网膜上半。②对于双眼视野而言，视野右侧半的光线投射到双眼左侧半视网膜上，视野左侧半的光线投射到双眼右侧半视网膜上；视野上半的光线投射到双眼视网膜下半，视野下半的光线投射到双眼视网膜上半。视野中某一点的光线具体投射到视网膜上的哪个位置，需要更精确的方法来确定，如视野-视网膜投射模型（图12-7）等。

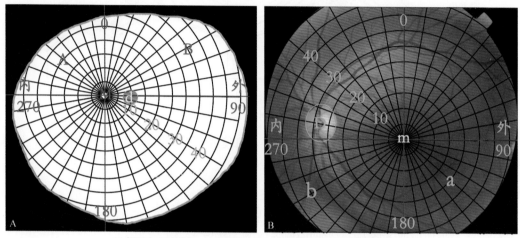

M. 视野中心固视点；m. 黄斑中央凹；D. 视神经盘；d. 生理盲点

图 12-7   视野-视网膜投影关系模型

A. 右眼视野；B. 右眼视网膜（从后往前看）。M对应投射到m，d对应投射到D。视野中其他任何点位的光线都依据其与M的距离和方位，按人眼光学成像原理，投射到与其在视野中的方位相对的视网膜点位上。为便于定位，将视野和视网膜按时钟12、3、6和9点分别设定为0°、90°、180°和270°，并将视野和视网膜分别从M点、m点以5°视角的距离向外画圈。这样视野中任意点位就可以坐标（角度和圈数）形式精确地在视网膜上确定下来。例如，视野中A点（310°，圈4）就投射到视网膜上a点（130°，圈4），B点（60°，圈7）的光线投射到视网膜上b点（240°，圈7）。视野中任意点位在视网膜上投影的具体位置都可以根据简化眼模型精确计算出来

屈光系统的任何一个结构出现功能障碍都会影响视力。当物体的光线进入眼后能被准确地聚焦在视网膜上，则称为正视眼（图12-8）。

眼的屈光能力异常或者眼球形态异常，平行光线在眼未调节时不能聚焦于视网膜上，称为屈光不正，主要包括近视、远视、散光、老视（老花眼）。

如果折光装置的屈光力太强，或眼轴太长，光线将聚焦在视网膜的前面，则称为近视眼（图12-8），其中由于屈光装置的屈光力太强引起的称屈光近视，由于眼轴太长引起的称轴性近视。近视眼可佩戴凹透镜或通过手术缩短视轴，或通过激光手术降低角膜的屈光度来矫正。如果屈光力太低，或眼轴太短，光线将聚焦在视网膜的后面，则称为远视眼（图12-8），其中由折光装置的屈光力太低引起的称屈光远视，由眼轴太短引起的称轴性远视。远视需要佩戴凸透镜来矫正。散光多半是由角膜的表面不呈正球形，以致折光面在某一方向的曲率半径变小，而与它垂直的方位曲率半径变大，这样通过角膜的光线就不能同时在一个平面上聚焦，造成视物变形或视物不清，这称为规则性散光，可佩戴适当的圆柱形透镜眼镜矫正。老视（老花眼）是晶状体弹性减退（弱）所致，用凸透镜纠正。

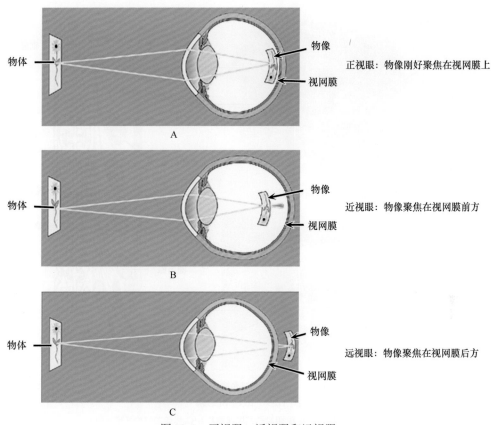

图 12-8 正视眼、近视眼和远视眼

（曾明辉 马宇昕）

第二节 眼 副 器

眼副器包括眼睑、结膜、泪器、眼外肌和筋膜（图 12-9～图 12-11）。

一、眼 睑

眼睑（eyelid）位于眼球的前方，是保护眼球的屏障，分上睑和下睑（图 12-9）。上、下睑之间的间隙为睑裂（眼裂）。睑裂两端呈锐角，分别称内眦和外眦。眼睑的游离缘称睑缘，其前缘有睫毛附着。睫毛根部附近有睫毛腺和睑缘腺。睫毛毛囊或睫毛腺、睑缘腺的急性化脓性炎症称为外睑腺炎（外麦粒肿）。在每个睑缘的近内侧端有一泪乳头，其顶部有一小孔，称泪点。泪点是泪小管的开口。眼睑的结构由浅至深可分为 5 层：皮肤、皮下组织、肌层（主要为眼轮匝肌）、睑板和睑结膜。睑板内有许多呈麦穗状分支的睑板腺，为特化的皮脂腺，其导管开口于睑后缘、分泌物有润滑睑缘、防止溢泪的作用。若睑板腺导管阻塞，其分泌物则累积在睑板中形成睑板腺囊肿，亦称霰粒肿。若睑板腺发生急性化脓性炎症称为内睑腺炎（内麦粒肿）。

二、结 膜

结膜（conjunctiva）为一层薄而光滑、透明、富含血管的黏膜（图 12-9），可分为球结膜、睑结膜和穹窿结膜 3 部分。球结膜覆盖在眼球前面，在近角膜缘处，移行为角膜上皮。睑结膜衬覆于上、下睑的内面。穹窿结膜位于睑结膜与球结膜互相移行部分，其上部和下部的反折处分别构成结膜上穹和结膜下穹。当上、下睑闭合时，整个结膜围成囊状的腔隙，称结膜囊。结膜的病毒感染称沙眼，易发于睑结膜、穹窿结膜。

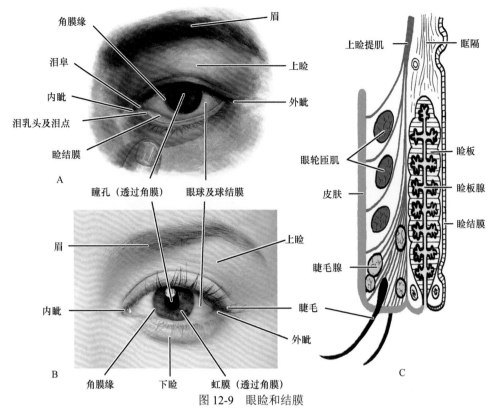

图 12-9　眼睑和结膜

A.眼睑和结膜（模式图）；B.眼睑和结膜（照片）；C.眼睑的结构（模式图）

三、泪　　器

泪器包括泪腺和泪道。

（一）泪腺

分泌泪液的结构包括泪腺及在结膜内的副泪腺。泪腺位于眶上壁前外侧部的泪腺窝内，是分泌泪液的主要结构，其排泄管开口于结膜上穹（图 12-10）。

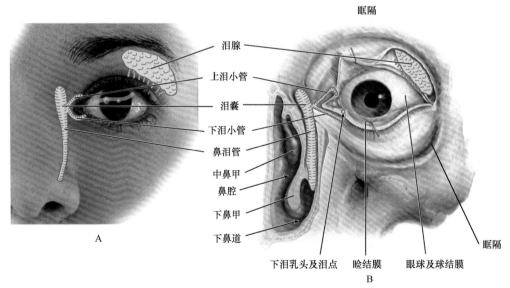

图 12-10　泪器

A.照片透视图；B.模式图

（二）泪道

泪道包括泪点、泪小管、泪囊和鼻泪管（图 12-10）。泪点是泪小管的开口，位于每个睑缘近内侧端的泪乳头上。泪小管有上、下两条，每条长约 1.0cm，起于泪点，终于泪囊。泪囊位于眼眶内侧壁前下部的泪囊窝中，上端为盲端，下部移行为鼻泪管。鼻泪管为长约 1.8cm 的膜性管道，从泪囊的下部延伸到下鼻道的前部。

泪腺分泌的泪液经其 10～20 条排泄管排入结膜囊，流过眼球的前面，到达泪点，然后经泪小管、泪囊和鼻泪管到达鼻腔，并在此被吸收入血。泪液源自血液，最后又回到血液，此称为泪液循环，故在正常情况下感觉不到泪液的分泌。泪液具有使角膜、结膜等保持湿润、冲洗灰尘、杀菌等作用。当有异物进入结膜囊、情绪激动或结膜感染等疾病时，泪液会大量分泌出来，来不及经鼻腔黏膜吸收，就会经鼻孔及睑裂（眼裂）流出。

四、眼　外　肌

眼外肌包括 4 块直肌（上直肌、下直肌、内直肌、外直肌）、2 块斜肌（上斜肌、下斜肌）和上睑提肌（图 12-11），都是骨骼肌，统称为视器的运动装置。内直肌和外直肌分别使眼球前面转向内侧和外侧，上直肌和下直肌分别使眼球前面转向上内方和下内方。上斜肌使眼球转向下外方，下斜肌则使眼球转向上外方。上睑提肌的作用是提上睑。

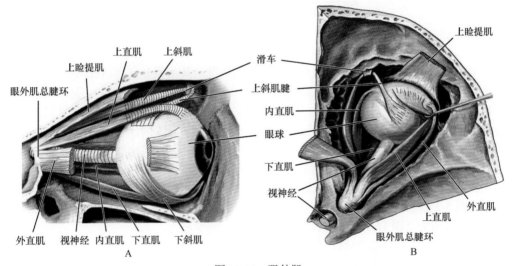

图 12-11　眼外肌

A. 右侧眼球及眼外肌外侧面观（切除眼眶外侧壁及上、下壁各一部分）；B. 右侧眼球及眼外肌上面观（切除眼眶上壁）

眼外肌全长约 40mm，收缩时可缩短长度的 1/3～1/2。按这样长度的变化计算可能使眼球作 65°以上的转动，但眼球受眼眶筋膜等保护器的限制，通常眼球转动很少超过 15°，注视更大角度的物体时，常是利用头部转动来帮忙。每一组肌纤维连同支配它们的神经细胞构成一个肌肉神经单位（运动单位）。眼外肌有充分的储备力，其运动时，每一个单位时间内只需要约 5% 的肌纤维参与工作即可，其他肌肉神经单位则处于休息状态，然后再换由其他单位工作，轮流交替。故两眼能持续读书或工作几小时而不感到太疲劳；同时也说明当某一眼外肌不完全麻痹时，很难根据单眼转动的幅度来判断其麻痹的程度。

6 块运动眼球的眼外肌的活动规律都遵循 Sherrington 定律（法则）和 Hering 定律（法则）。任何眼球运动都不是单一眼外肌的作用，而是由全部眼外肌共同完成的。每一块眼外肌的收缩总是伴有一致的、成一定比例的其拮抗肌的弛缓，即交互神经支配，这一规律称 Sherrington 定律（法则）。如外直肌收缩时，内直肌必然同等地弛缓。该法则适用于几乎所有运动关节的肌，但在眼外肌表现得更明显。人类不能令一眼做单独运动；两眼运动时，使眼球运动的每一神经指令（神经冲动）必然是以相同强度、相同效果同时到达双眼，使双眼的动作协调一致，俨如一个器官，形成双眼单视，这一规律称 Hering 定律（法则）。如当右眼向右转时，左眼也必然同时向右侧作等量的转动。

Sherrington 定律和 Hering 定律是诊断眼外肌功能失调的准绳，临床上常常应用。一块眼外肌麻痹时，可出现：①对侧眼的协同肌的过度运动；②其直接（同侧眼）拮抗肌的挛缩；③对侧眼拮抗肌继发性抑制性麻痹等现象。例如，在右眼外直肌麻痹时即出现：①右眼内直肌的挛缩；②左眼内直肌的过度运动；③左眼外直肌的继发性抑制性麻痹。这时右眼向内斜视，左眼也时常向内斜视。

五、眼眶内的结缔组织

眼眶内的结缔组织包括眶脂体、眼球筋膜鞘等。眶脂体是填充于眼眶内器官（眼球、眼外肌、泪腺等）之间的脂肪组织，起支撑、保护这些器官的作用。眼球埋藏于眶脂体中，但被眼球筋膜鞘与眶脂体分隔开。眼球筋膜鞘包绕眼球后面大部，从视神经直到巩膜与角膜的结合处，其内面光滑，借巩膜外间隙与巩膜分隔。眼球筋膜鞘相当于关节窝，眼球相当于关节头，使眼球能随意地转动。

第三节 眼的血管和神经

一、眼的动脉

眼的血液供应主要来自眼动脉。眼动脉起于颈内动脉，其主要分支包括视网膜中央动脉、脉络膜动脉和虹膜动脉等。视网膜中央动脉（central artery of retina）（图 12-5A）是供应视网膜内层的唯一动脉，经视神经盘穿出，先分为上、下 2 支，上支再分成视网膜颞侧上、鼻侧上小动脉，下支再分成视网膜颞侧下、鼻侧下小动脉，营养视网膜相应的扇形区。视网膜中央动脉的这些分支之间缺乏吻合，在发生阻塞时常导致其供应区域的缺血、坏死，引起视力障碍。通过检眼镜能够看到视网膜中央动脉及其分支，它们是人类活体唯一能够直接观察到的动脉。某些疾病（如糖尿病、动脉硬化等）的血管病变也能通过直接观察视网膜的血管而发现，这有助于对这些疾病作出诊断。案例 5-2 糖尿病患者出现的视物模糊（见第 5 章），就是糖尿病引起视网膜中央动脉及其分支退化、部分消失（图 12-5B），导致视网膜供血障碍所引起的。

脉络膜动脉，又称睫后短动脉，有数支，在眼球后部穿过巩膜，分布于脉络膜和睫状突。虹膜动脉，又称睫后长动脉，有两支，穿巩膜后部，到达虹膜的附着缘。

二、眼的静脉

眼的静脉主要包括眼静脉、视网膜中央静脉和涡静脉等。眼静脉分为眼上静脉和眼下静脉，它们接收与眼动脉分支相对应的属支，向前与面静脉相交通，向后与海绵窦相交通。视网膜中央静脉，与相应的动脉伴行，收集视网膜的血液，终于眼上静脉。涡静脉有 4～6 条，由虹膜、睫状体和脉络膜的静脉汇合形成，汇入眼上、下静脉。

三、眼的神经

眼的神经包括视神经、动眼神经、滑车神经、展神经、眼神经、交感神经和副交感神经。这些神经将在神经系统中讨论。

（文锦坤　马宇昕）

作业练习

1. 简述睫状体的形态结构及其在视力调节中的作用。
2. 眼的屈光装置包括哪些，其中屈光能力最大的是哪一个？
3. 简述房水的产生及循环途径。
4. 名词解释：虹膜角膜角、黄斑、视神经盘、近视眼、远视眼、老花眼、散光眼。

第十三章 前庭蜗器（耳）

前庭蜗器（耳）（vestibulocochlear organ）也称位听器，包括前庭器和蜗器，分为外耳、中耳和内耳3部分（图13-1～图13-2）。耳主要有两个功能：①听觉功能，听到声音，并分辨声音的方向、距离等；②平衡觉功能，感觉人体头部位置及人体移动时的速度变化，调节肌肉紧张，维持姿势平衡，调整眼的运动，使人在运动时眼仍能注视空间某一物体，判别体位方向和看清物体等。

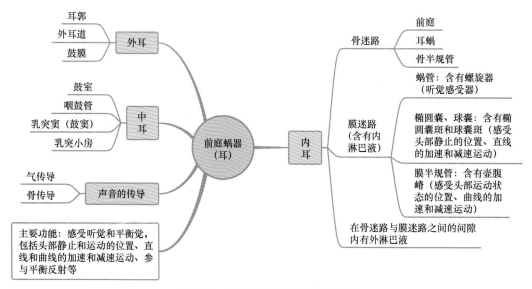

图 13-1 前庭蜗器（耳）思维导图

第一节 外 耳

外耳由耳郭、外耳道和鼓膜组成（图13-1～图13-2）。

一、耳 郭

耳郭位于头部两侧，其前外侧面呈不规则的凹陷，而其后内侧面则凸起（图13-2）。外耳门位于耳郭前外侧面的窝中。耳郭由弹性软骨薄板和结缔组织构成，表面覆盖着皮肤。耳郭的下1/3由纤维组织和脂肪组织构成，无软骨，称耳垂，是临床上常用的采血部位之一。

二、外 耳 道

外耳道从外耳门至鼓膜，略呈"S"形（图13-2），在成人长2.5～3.5cm，它的外侧1/3为软骨部，内侧2/3为骨性部。外耳道总的方向是向内走行，其外侧部向内后上方，其内侧部向内前下方。在临床上检查成人鼓膜时，为了使外耳道尽可能地变直，应适当将耳郭向后上方牵拉。婴儿的外耳道短而直，几乎全由软骨支持，鼓膜近于水平位。故检查婴儿的鼓膜时，应将耳郭适当地拉向后下方。外耳道皮肤内含有耵聍腺，分泌耵聍（耳垢）。

三、鼓 膜

鼓膜（tympanic membrane）位于外耳道与鼓室之间，为椭圆形半透明的薄膜，其外面凹，朝向前外下方，与外耳道下壁形成 45°～50° 的倾斜（图 13-2～图 13-4），但婴幼儿的鼓膜几乎呈水平位。鼓膜的下 3/4 为紧张部，上 1/4 为松弛部。在活体上，鼓膜呈珍珠灰色，其外面中央的窝陷处称鼓膜脐。在活体用检耳镜检查鼓膜时，鼓膜脐的前下部会看到一个反射光锥，鼓膜损坏时此光锥消失。锤骨柄附着于鼓膜内面，直到其中心。

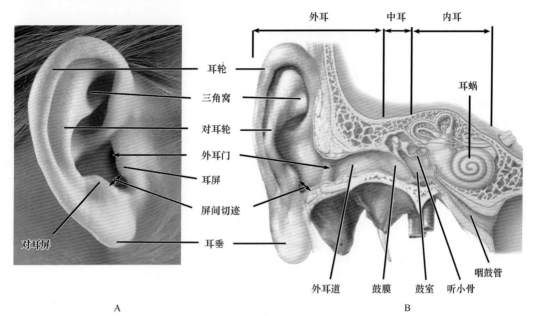

图 13-2　耳的分部和耳郭

A. 右侧耳郭（照片）；B. 右侧耳剖面图

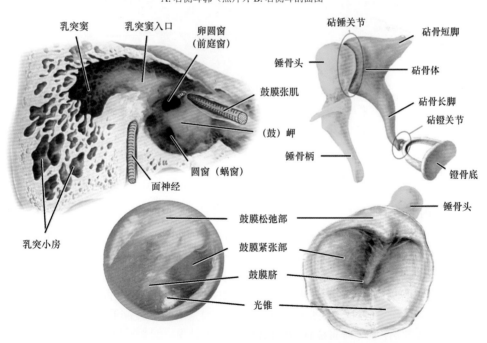

图 13-3　鼓膜、听小骨、乳突窦、乳突小房、卵圆窗和圆窗

　　鼓膜由 3 层结构构成，从外向内分别是表皮层、纤维层和黏膜层。表皮层与外耳道的皮肤相延续，而黏膜层与鼓室的黏膜相延续。鼓膜松弛部缺乏纤维层。

（张　洁　马宇昕）

第二节 中 耳

中耳由鼓室、咽鼓管、乳突窦和乳突小房组成（图13-2～图13-4）。

一、鼓 室

鼓室（tympanic cavity）是颞骨内的一个不规则含气小腔，位于鼓膜与内耳外侧壁之间（图13-2、图13-4），含有听小骨、韧带、肌、血管和神经。鼓室向前借咽鼓管与鼻咽部相通，向后借乳突窦口与乳突窦、乳突小房相通。中耳炎易扩散到乳突小房，引起乳突炎。

（一）鼓室的壁

鼓室有内、外、上、下、前、后6个壁（图13-2～图13-4）。外侧壁为鼓膜壁，大部分由鼓膜构成。内侧壁为迷路壁，此壁的中部为岬，岬后上方为前庭窗（卵圆窗），由镫骨底及其周缘的韧带封闭（图13-3、图13-4）。岬的后下方有蜗窗（圆窗），由第二鼓膜封闭。上壁又称鼓室盖，将颅中窝与鼓室分开。下壁为颈静脉壁，与颈内静脉相邻。前壁为颈动脉壁，与颈内动脉相邻，此壁上部有两个平行的管道通向鼓室，上方一个为鼓膜张肌半管，下方一个为咽鼓管。鼓室的后壁为乳突壁，其上部有乳突窦的入口。

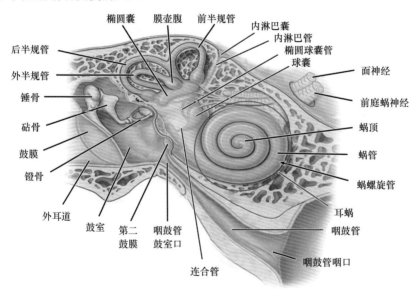

图13-4 中耳和内耳的结构

（二）鼓室内的结构

1. 听小骨及其连结 听小骨包括锤骨、砧骨和镫骨（图13-3、图13-4）。在外侧，锤骨借柄连于鼓膜的内面；在内侧，镫骨底封闭卵圆窗。砧骨位于锤骨与镫骨之间。三块听小骨通过锤砧关节、砧镫关节和韧带连接成听骨链，连接鼓膜与卵圆窗。当鼓膜被声波振动时，锤骨柄也跟着振动，接着听骨链也受到振动，于是声波的振动就被从外耳经中耳传入内耳。

2. 运动听小骨的肌 包括鼓膜张肌和镫骨肌。鼓膜张肌的肌腹位于鼓膜张肌半管内，其肌腱穿过鼓室，止于锤骨柄，收缩时将锤骨柄拉向内侧，紧张鼓膜。镫骨肌位于锥隆起内，止于镫骨颈，收缩时将镫骨拉向后，防止声波对内耳的过度振动，其瘫痪或损坏会导致声音过敏。这两块肌互为拮抗肌，正常情况下它们保持平衡，根据声音的大小来调节声音传导的强度，使之达到最佳状态，但这种调节只在一定范围内有效，过小的声音无法听到，过大的声音会破坏声音的传导装置。

二、咽　鼓　管

咽鼓管（auditory tube）连通鼻咽部与鼓室，长 3.5～4.0cm，其内 2/3 为软骨部，外 1/3 为骨部（图 13-2、图 13-4）。在一般情况下，咽鼓管咽口和软骨部处于关闭状态，但在吞咽运动或尽力张口时暂时开放，让空气进入或离开鼓室，以保持鼓膜内、外侧气压的平衡，从而保障鼓膜能自由振动。儿童咽鼓管短而宽，咽部感染可经咽鼓管扩散到鼓室，引起中耳炎。

三、乳突窦和乳突小房

乳突窦位于鼓室上隐窝后方（图 13-3），开口于鼓室后壁上部，向后与乳突小房相通连。乳突小房为颞骨乳突内的许多含气小腔隙，大小不等，互相连通。中耳炎可经乳突窦侵犯乳突小房。

（张　洁　马宇昕）

第三节　内　耳

内耳又称迷路，位于颞骨岩部，并分为骨迷路和膜迷路（图 13-2，图 13-4）。膜迷路套在骨迷路内。骨迷路与膜迷路之间的间隙充满外淋巴，膜迷路中充满内淋巴。内淋巴与外淋巴彼此不相通。

一、骨　迷　路

骨迷路主要由骨密质构成，从前内向后外分为前庭、骨半规管、耳蜗 3 部分（图 13-4），它们彼此相通。

（一）前庭

前庭是骨迷路的中间部分，为一不规则的腔隙。在前庭的外侧壁上有两个开口：卵圆窗（前庭窗）和圆窗（蜗窗）。在前庭后壁上有 5 个小孔与 3 个半规管相通，在其前壁上还有另一个孔与耳蜗的前庭阶相通（图 13-3、图 13-4）。

（二）骨半规管

骨半规管位于骨迷路的后外侧部，包括 3 个半环形的骨管：前（上）半规管、后半规管和外（水平）半规管，它们互相垂直排列（图 13-4）。每个骨半规管皆有两个骨脚，一个为壶腹骨脚，其上的膨大部分称骨壶腹；另一个为单骨脚。前、后半规管的单骨脚汇合形成一个总骨脚。

（三）耳蜗

耳蜗位于骨迷路的前内侧部，形如蜗牛壳，蜗顶朝向前外方，蜗底朝向后内方（图 13-2、图 13-4、图 13-5）。耳蜗由蜗轴和蜗螺旋管构成。蜗螺旋管从蜗底到蜗顶围绕蜗轴做两圈半旋转，在其内部骨螺旋板自蜗轴伸到蜗螺旋管腔内。骨螺旋板的宽度从蜗底到蜗顶逐渐减小，在接近蜗顶处以螺旋板钩而终。骨螺旋板钩与蜗轴形成蜗孔。蜗管（属于膜迷路）从骨螺旋板的游离缘延伸到蜗螺旋管的外侧壁。蜗螺旋管在通过蜗轴的耳蜗纵切面上被分成 3 部分：前庭阶、蜗管和鼓阶。前庭阶和鼓阶分别通向前庭窗和蜗窗，它们只在蜗顶处通过蜗孔相通。

二、膜　迷　路

膜迷路套在骨迷路之内，由椭圆囊、球囊、膜半规管和蜗管组成（图 13-4），在形态上与所在部分的骨迷路相似，它们内衬上皮，彼此相通，形成一个密闭的管道系统。

（一）椭圆囊和球囊

椭圆囊和球囊位于骨迷路的前庭内。椭圆囊位于前庭的后上部，其后壁上有 5 个孔与 3 个膜半规管相通（图 13-4）。椭圆球囊管将椭圆囊与球囊相连，并与内淋巴管相延续。球囊位于前庭的前下部，其下端通过连合管与蜗管相通。椭圆囊斑和球囊斑分别位于椭圆囊和球囊的壁上，它们所在的平面相互垂直，是头部位置的感受器，即静态平衡器官，接收头部静止位置和直线加速或减速运动刺激。

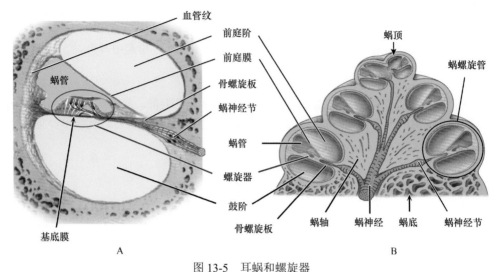

图 13-5　耳蜗和螺旋器

A.蜗螺旋管横切面（放大）；B.通过蜗轴中心的耳蜗纵切面

（二）膜半规管

膜半规管位于相应同名的骨半规管内，形态与骨半规管相似，但它们的直径只有骨半规管的1/3左右（图 13-4）。每个膜半规管也有一个膨大的膜壶腹，位于相应的骨壶腹内。每个膜壶腹的壁上都有一个壶腹嵴。壶腹嵴也是头部位置的感受器，但为动态平衡器官，接收头部角度（旋转）加速或减速运动刺激。

（三）蜗管

蜗管位于蜗螺旋管内，从前庭延伸到蜗顶，其一端在蜗底借连合管与球囊相连，另一端在蜗顶，为较细小的盲端（图 13-4、图 13-5）。蜗管在通过蜗轴中央的耳蜗纵切面上呈三角形，其前壁（曾称上壁）为蜗管前庭壁（前庭膜），将蜗管与前庭阶分开；其外侧壁由骨性蜗螺旋管内面增厚的内皮形成，称血管纹，与内淋巴的产生有关；其后壁（曾称底或下壁）由基膜（螺旋膜）形成，此壁分隔蜗管与鼓阶。螺旋器（spiral organ，Corti 器）位于基膜上，由许多毛细胞和支持细胞构成（图 13-5、图 13-6），接收声波的刺激，是听觉感受器。

（张　洁　马宇昕）

第四节　声音的传导

声音的传导有两条途径，包括空气传导和骨传导。正常情况下以空气传导为主。

一、空气传导

空气传导简称气传导（图 13-6），指声音经空气中的声波传导并产生听觉的过程。由耳郭将收集的声波经外耳道传至鼓膜，引起鼓膜振动，听骨链也同时被振动，使声波被转换成机械振动并得以放大。这种振动经镫骨底传至前庭窗，引起前庭阶的外淋巴波动。此波动由前庭阶经蜗孔达鼓阶，最后达第二鼓膜，使第二鼓膜外凸而波动消失。外淋巴的波动可通前庭膜使内淋巴振动，也可以直接使基膜振动。蜗管的内淋巴振动和基膜的振动都可刺激螺旋器。螺旋器将振动转换成神经冲动（生物电信号），经听觉传导路传入听觉中枢，产生听觉（图 13-6）。

二、骨 传 导

骨传导是指声波经颅骨传入内耳的过程。声波的冲击和鼓膜的振动经颅骨和骨迷路，使蜗管的内淋巴振动，刺激螺旋器。骨传导的效能较低，约为气传导的 1‰。

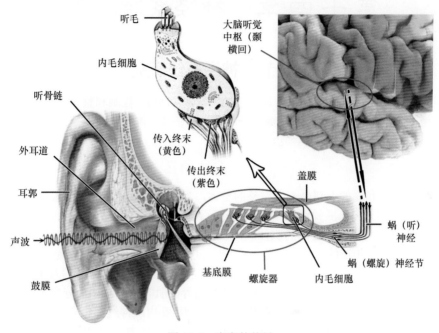

图 13-6　声音的传导

外耳和中耳损伤引起声音的机械传导障碍导致的耳聋称为传导性耳聋。虽然此时气传导途径阻断，但骨传导依然存在，并继续发挥作用，故不会产生完全性耳聋，只是听力下降，此时将声音放大（戴助听器等）依然能够保持听力。内耳、蜗神经及其以上的神经传导部分损坏引起的耳聋称为神经性耳聋，一般为完全性耳聋，此时将声音放大的方法不能获得听力。如果是耳蜗损坏导致的神经性耳聋，可安装电子耳蜗获得听力。

（张　洁　马宇昕）

作 业 练 习

1. 简述声音的空气传导。
2. 简述壶腹嵴、椭圆囊斑和球囊斑的位置和作用。
3. 名词解释：咽鼓管、螺旋器、传导性耳聋。

神 经 系 统

第十四章 神经系统总论

第一节 神经系统概况

神经系统（nervous system）是体内最复杂的系统，它调节、控制和整合体内所有系统的活动，使人体各系统、各部位相互协调配合，成为一个有机的整体，维持内环境与外环境的平衡。此外，它还有思维、语言、情感等高级神经功能。

一、神经系统的区分

神经系统在结构和功能上都是一个完整的整体，为了研究和学习的方便人为地将其划分为中枢神经系统（中枢部）和周围神经系统（周围部）两部分（图14-1、图14-2）。中枢神经系统包括脑和脊髓，含有绝大多数神经元的胞体。周围神经系统指神经系统中除脑和脊髓以外的部分，根据其与中枢神经系统相连的部位不同分为脊神经和脑神经。脊神经是与脊髓相连的神经，有31对，而脑神经是与脑相连的神经，有12对。周围神经系统还可根据其分布的对象不同，分为躯体神经和内脏神经。躯体神经分布于皮肤、骨、关节、骨骼肌等；内脏神经分布于内脏、心血管和腺体，并通过脑神经或脊神经与脑或脊髓相连。躯体神经和内脏神经都包含感觉神经（传入神经）和运动神经（传出神经）。因躯体神经都包含在脊神经和脑神经内，故周围神经系统就简单地分为脊神经、脑神经和内脏神经3部分。

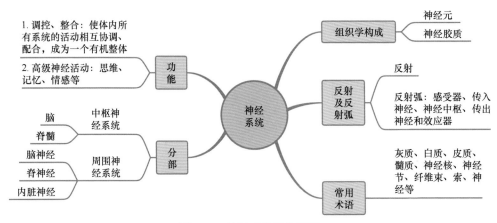

图 14-1　神经系统思维导图

二、神经系统的组织学构成

神经系统在组织学上由神经元（神经细胞）和神经胶质组成（见第十九章第四节"神经组织"）。

三、反射与反射弧

反射（reflex）是神经系统对体内、体外环境的刺激作出反应的调节过程，是神经系统生理活动的基本形式，属于一种潜意识的刺激-反应机制。反射活动的结构基础称反射弧（reflex arc）。反射弧由5个部分组成：①感受器；②传入神经；③神经中枢；④传出神经；⑤效应器（图14-3）。

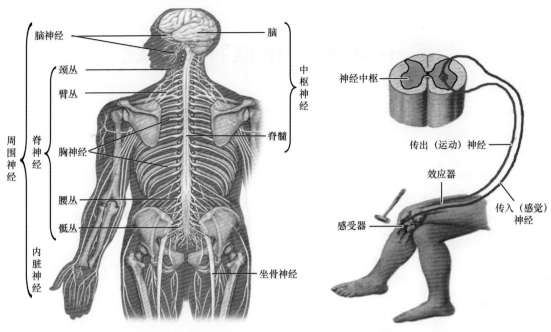

图 14-2　神经系统组成和区分　　　　　图 14-3　反射及反射弧

反射弧的任何部位破坏都会导致反射的废止。

第二节　神经系统的常用术语

1.灰质（gray matter）　是中枢神经系统中主要由神经元胞体和少量树突集聚形成的结构，因在活体或新鲜标本上色泽灰暗，故称灰质。

2.皮质（cortex）　是构成大脑、小脑最外层的灰质。

3.神经核（nucleus）　是中枢神经系统中除皮质以外，形态和功能相似的神经元胞体聚集在一起形成的团块状或柱状的结构。

4.白质（white matter）　是中枢神经系统中主要由神经纤维集聚在一起形成的结构，因髓鞘含丰富类脂质，在活体或新鲜标本上色泽白亮，故称白质。

5.髓质（medulla）　是大脑和小脑皮质深面的白质，因其位于皮质深面，故称髓质。

6.纤维束（fibrous band）　也称传导束，是中枢神经系统中起止、行程和功能基本相同的神经纤维集合在一起形成的结构。

7.索（funiculus）　是中枢神经系统中，具有不同起止、行程和功能的神经纤维聚集形成的结构。索包含了许多纤维束。

8.神经节（ganglion）　是周围神经系统中具有相似形态和功能的神经元胞体集聚形成的团块状结构。

9.神经（nerve）　是周围神经系统中若干条神经纤维束聚集形成的结构。神经纤维束又由若干神经纤维集合形成（见第十九章第四节"神经组织"）。

（潘三强　杨俊华）

作业练习

1.何为反射及反射弧？

2.名词解释：神经纤维、突触、灰质、白质、神经核、皮质、神经节、纤维束、神经。

第十五章 中枢神经系统

中枢神经系统包括脊髓和脑（图15-1～图15-2）。

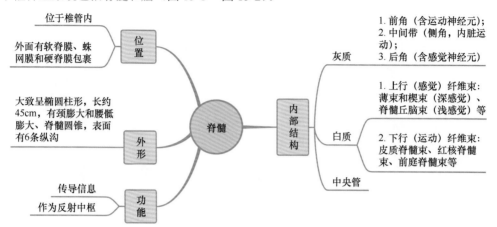

图 15-1 脊髓思维导图

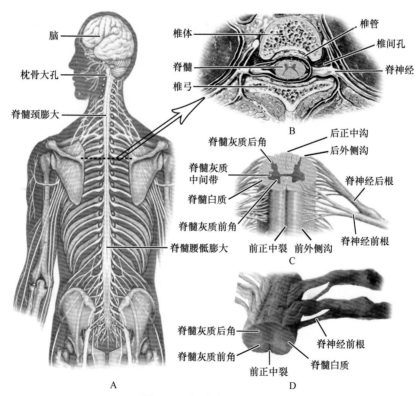

图 15-2 脊髓的位置和外形

A.脊髓后面观（模式图）；B.脊柱胸部横切面（模式图）；C.脊髓外形（模式图）；D.脊髓外形（照片）

第一节　脊　髓

一、脊髓的位置和外形

脊髓（spinal cord）位于椎管内，呈前后径稍短的椭圆柱形（图 15-2），长 42～45cm，它的上端在枕骨大孔处与延髓相连，下部逐渐变细形成脊髓圆锥。在成人脊髓圆锥下端位于第 1 腰椎下缘水平，并向下延续为终丝。终丝由脊髓表面的软脊膜延伸形成。在脊髓下端以下的腰、骶、尾神经根称马尾，它们在终池内下行不同的距离，到达其相应的椎间孔。

脊髓有两个膨大：颈膨大和腰骶膨大（图 15-2）。颈膨大从第 5 颈节段（C_5）延伸到第 1 胸节段（T_1），腰骶膨大从第 2 腰节段（L_2）延伸到第 3 骶节段（S_3）。脊髓表面有 6 条纵行的裂或沟：前正中裂、后正中沟、1 对前外侧沟和 1 对后外侧沟（图 15-2）。脊神经的前根从前外侧沟离开脊髓，脊神经的后根从后外侧沟进入脊髓（图 15-2）。

二、脊髓节段与椎骨的关系

与一对脊神经根丝相连的脊髓区域称为一个脊髓节段。脊髓共分为 31 个节段，包括 8 个颈节段、12 个胸节段、5 个腰节段、5 个骶节段和 1 个尾节段（图 15-3）。这 31 个脊髓节段分别与相应的 31 对脊神经相连（图 15-3）。在胚胎 3 个月以前，脊髓的长度与椎管的长度一致，每个脊髓节段基本与对应的椎骨椎体在同一个平面上。自胚胎第 4 个月起，脊柱的生长速度超过脊髓，加上脊髓的上端是固定的，因此随着胎（年）龄的增长，脊髓的下端在椎管内就逐渐上移。在出生

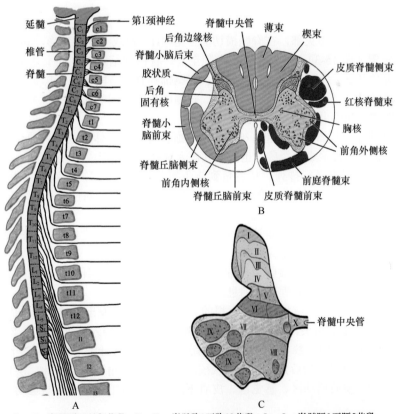

C_1～C_8. 脊髓颈 1 至颈 8 节段；T_1～T_{12}. 脊髓胸 1 至胸 12 节段；L_1～L_5. 脊髓腰 1 至腰 5 节段；S_1～S_5. 脊髓骶 1 至骶 5 节段。c1～c7. 第 1～7 颈椎体；t1～t12. 第 1～12 胸椎体；l1～l3. 第 1～3 腰椎体；I～X. 脊髓的 10 个板层

图 15-3　脊髓节段与椎骨的对应关系、脊髓的内部结构（模式图）

A. 脊髓节段与椎骨的对应关系；B. 脊髓下颈段横切面；C. 脊髓灰质板层结构

时，脊髓下端移至第 3 腰椎体下缘水平，在成人则到达第 1 腰椎体下缘水平（图 15-3）。在成人，脊髓节段与椎骨的对应关系大致如下。

1. 上颈节段（C_1～C_4）　大致与相应序数椎骨的椎体在同一个平面。例如，C_2（第 2 颈节段）与第 2 颈椎体在同一个平面（图 15-3）。

2. 下颈节段和上胸节段（C_5～T_4）　约与同序数椎骨上方第 1 个椎骨的椎体在同一个平面。例如，T_2 约在第 1 胸椎体的平面（图 15-3）。

3. 中胸节段（T_5～T_8）　约与同序数椎骨上方第 2 个椎骨的椎体在同一个平面。例如，T_7 约在第 5 胸椎体的平面（图 15-3）。

4. 下胸节段（T_9～T_{12}）　约与同序数椎骨上方第 3 个椎骨的椎体在同一个平面。例如，T_{10} 约在第 7 胸椎体的平面（图 15-3）。

5. 全部腰节段（L_1～L_5）　在第 10～12 胸椎体的范围（图 15-3）。

6. 全部骶、尾节段（S_1～S_5、Co_1）　约在第 1 腰椎体的平面（图 15-3）。

脊髓节段与椎骨的对应关系，对椎管内疾病（如脊髓的肿瘤或损伤）的诊断和治疗，以及对椎管内麻醉定位等，都具有重要的临床意义。为避免损伤脊髓，临床上进行腰椎穿刺（腰穿）抽取脑脊液或椎管内麻醉的穿刺部位，成人常选择在第 3 与第 4 腰椎棘突之间或第 4 与第 5 腰椎棘突之间，而小孩常选择在第 4 与第 5 腰椎棘突之间。

三、脊髓的内部结构

脊髓内部由围绕中央管周围的灰质和外围的白质组成（图 15-3）。

（一）脊髓的灰质

脊髓灰质位于脊髓的中央部，在脊髓横切面上呈"H"形或"蝴蝶"形，其周围是脊髓白质，中央有脊髓中央管（图 15-3）。中央管纵贯脊髓全长，管内含脑脊液，向上通第四脑室。每侧的脊髓灰质分为前角（柱）、中间带和后角（柱）。在胸部的脊髓节段（T_1～T_{12}）和上腰部的脊髓节段（L_1～L_3），前角与后角之间还有侧角（柱）。脊髓中央管周围的灰质称中央灰质，并分为中央管前方的灰质前连合和中央管后方的灰质后连合。

脊髓灰质是神经元胞体及其突起、神经胶质和血管等的复合体，主要为神经元的胞体。灰质内大多数神经元的胞体集聚成神经核。也有研究认为这些神经元形成 10 个板层，它们或多或少地与脊髓灰质的前界和后界平行排列。从后角到前角的灰质分为 9 层，分别编为板层Ⅰ到板层Ⅸ，板层Ⅹ相当于中央灰质（图 15-3）。脊髓灰质的这些核团与板层的对应关系，它们的位置、功能和主要纤维联系如下。

1. 板层Ⅰ　为后角顶部，含后角边缘核，接收从后根进入的感觉纤维，发出轴突参与形成脊髓节段间反射通路和对侧的脊髓丘脑束。

2. 板层Ⅱ　相当于胶状质，接收后根细的初级感觉纤维，发出纤维上行或下行若干节段，与Ⅰ～Ⅳ层的神经元联系，分析处理感觉信息，尤其是痛觉信息。

3. 板层Ⅲ和Ⅳ　含后角固有核，接收后根的大量传入纤维，发出纤维参与构成脊髓丘脑束。

板层Ⅰ～Ⅳ相当于后角头，是皮肤痛、温、触、压觉初级传入纤维或其侧支的主要接收区，发出纤维到节段内和节段间，参与多突触反射通路，还发出上行纤维束到更高的平面。

4. 板层Ⅴ和Ⅵ　板层Ⅴ为后角颈，含网状核。板层Ⅵ为后角基底部。此二层接收后根本体觉初级传入纤维和大脑皮质运动区、感觉区、皮质下结构的大量下行纤维，与运动功能的调节有密切关系。

5. 板层Ⅶ　相当于中间带，含中间外侧核、中间内侧核、胸核（Clarke 背核）和骶副交感核。中间外侧核位于 T_1～L_2 或 L_3 节段侧角，是交感神经的低级中枢，发出交感神经节前纤维。中间内侧核位于中间带内侧，分布于脊髓全长，接收后根的内脏感觉纤维，发出纤维到内脏运动神经元，并上行到脑。胸核（Clarke背核）位于$C_8 \sim L_2$节段后角基底内侧，接收后根传入纤维，发出纤维形成同侧的脊髓小脑后束。骶副交感核分布于$S_2 \sim S_4$节段，是副交感神经的低级中枢（骶部），发出骶副交感节前纤维。

6. 板层Ⅷ　为前角底部，在颈、腰膨大处占据前角内侧部，接收脑部的下行纤维束（网状脊髓束、前庭脊髓束、内侧纵束），发出纤维到Ⅸ层，直接或通过γ运动神经元间接影响两侧α运动神经元的活动。

7. 板层Ⅸ　位于前角最前端，在颈、腰膨大处分为前角内侧核和前角外侧核。主要由前角α运动神经元、γ运动神经元组成，直接或间接接收皮质脊髓束等的纤维，发出纤维支配骨骼肌。其中α运动神经元胞体较大，支配骨骼肌的梭外肌纤维，直接引起肌肉收缩；γ运动神经元胞体较小，支配骨骼肌的梭内肌纤维，参与调节肌张力。前角内侧核支配颈部肌和躯干肌，前角外侧核支配四肢肌。该层中的运动神经元损害就会导致其支配的肌肉瘫痪。案例15-1就是脊髓灰质炎病毒感染引起的脊髓灰质炎（小儿麻痹症），病毒破坏了脊髓下腰部、骶部（$L_4 \sim L_5$，$S_1 \sim S_3$）节段左侧灰质前角的运动神经元（发出坐骨神经躯体运动纤维的部分），使其支配的左侧大腿后面、小腿和足的肌全部瘫痪。

> **案例 15-1**
>
> 患儿，女孩，5岁，近两天腰痛、两腿痛。突然发热，体温39.5℃。次日早晨不能下床，左下肢不能活动。检查发现：头、颈、两上肢和右腿无运动障碍，左下肢完全瘫痪；左腿肌张力减退，腱反射（膝和跟腱）消失。3周后，左大腿能够屈、收，并能伸膝，但其他运动未见恢复。1个月后，左侧足肌、小腿肌及大腿后面肌松弛，明显萎缩。无其他任何感觉障碍。临床诊断为：左侧腰骶部（$L_4 \sim L_5$，$S_1 \sim S_3$）脊髓灰质炎（小儿麻痹症）。
>
> 问题：该患儿出现这些症状的原因可能是什么？

8. 板层Ⅹ　相当于中央灰质，接收后根的部分传入神经纤维。

（二）脊髓的白质

脊髓白质位于灰质的周围，每侧的白质分为前索、外侧索和后索（图15-2、图15-3）。前正中裂与前外侧沟之间为前索。前、后外侧沟之间为外侧索。后外侧沟与后正中沟之间为后索。每个索都包含了许多传导束。在灰质前连合的前方是白质前连合。在灰质后角基部外侧，灰、白质混合交织，称脊髓网状结构。脊髓白质主要由许多上行（感觉）和下行（运动）的纤维束组成。

1. 主要的上行（感觉）传导束　脊髓的上行（感觉）传导束包括薄束、楔束、脊髓丘脑束、脊髓小脑前束和脊髓小脑后束等。

（1）薄束和楔束：位于脊髓后索（图15-3、图17-1），薄束在第5胸节以下占据后索的全部；在第4胸节以上，薄束位于后索的内侧部，楔束位于后索的外侧部。薄束由同侧第5胸节以下脊神经节细胞的中枢突直接延续形成，楔束则由同侧第4胸节以上脊神经节细胞的中枢突直接延续形成。薄束、楔束在脊髓后索上行到延髓，分别止于薄束核和楔束核（图17-1）。这两个束传导来自身体同侧半肌肉、肌腱、关节、骨膜和皮肤等处的本体觉和精细触觉信息。本体觉也叫深感觉，包括位置觉、运动觉和震动觉。精细触觉也称辨别性触觉，包括物体的纹理、质地、形状和大小，以及两点距离辨别等的感觉。

（2）脊髓丘脑束：包括脊髓丘脑侧束和脊髓丘脑前束（图15-3、图17-1），主要由起于对侧脊髓灰质Ⅰ层和Ⅳ～Ⅶ层（主要包括后角固有核和后角边缘核）神经元的纤维组成。这些纤维在经白质前连合交叉到对侧时，一边交叉一边上行1～2节段，然后在对侧的外侧索和前索上行，分别形成脊髓丘脑侧束和脊髓丘脑前束（此束含有少量不交叉的纤维）。脊髓丘脑侧束位于外侧索的前半部，传递痛、温觉。脊髓丘脑前束位于前索，主要传递粗触觉和压觉。此二束上行至脑干下部时，逐渐靠近，并向上行形成脊髓丘系继续上行，二者最后都终于背侧丘脑腹后外侧核。脊髓丘脑束纤维排列有明确的定位关系，由内向外依次为颈、胸、腰、骶节的纤维。一侧脊髓丘脑束损伤，导致损伤平面1～2节段以下的对侧身体痛、温觉减退或消失。

2. 主要的下行（运动）传导束

（1）皮质脊髓束：起于大脑皮质中央前回的中部、上部和中央旁小叶前部，在脑干中下行（图17-5）。在延髓下部，大部分纤维（75%～90%）经锥体交叉至对侧，继续在脊髓侧索中下行形成皮质脊髓侧束，少量未交叉的纤维（10%～25%）继续在同侧脊髓前索中下行，形成皮质脊髓前束（图17-5）。

皮质脊髓侧束在脊髓外侧索后部下行达脊髓骶节段（图15-3）。在下行过程中逐渐分出纤维终于同侧脊髓灰质第Ⅳ～Ⅸ层的运动神经元（主要是前角外侧核），由这些运动神经元发出纤维经脊神经支配上肢肌和下肢肌的随意运动，故上肢肌和下肢肌的随意运动只受对侧大脑控制。皮质脊髓前束在前索最内侧下行，直达脊髓中胸部节段（图15-3）。此束在下行过程中，大多数纤维逐渐分出，经白质前连合交叉，终于对侧的前角内侧核，小部分纤维始终不交叉而逐渐分开并终止于同侧前角内侧核。前角内侧核发出纤维支配躯干肌的随意运动。故躯干肌的随意运动受双侧大脑的控制。

有关研究证实，皮质脊髓束中只有10%～20%的纤维（主要来自额叶）直接与脊髓灰质前角的运动神经元形成突触联系，它们主要控制和支配肢体远部小肌的精细运动；其余大部分纤维须经中间神经元接替才能与脊髓灰质前角的运动神经元形成突触联系。

（2）红核脊髓束：起自中脑红核，立即交叉至对侧，然后在脑干中下行到脊髓，并继续在脊髓外侧索中下行（图15-3），仅达第3颈髓段，终于灰质第Ⅴ～Ⅶ层的神经元。红核脊髓束对屈肌的运动神经元有较强兴奋作用，与皮质脊髓束一起，对肢体远部肌肉的运动发挥重要影响。

（3）前庭脊髓束：起于前庭神经外侧核，在同侧前索外侧部下行（图15-3），止于灰质第Ⅷ层和部分第Ⅶ层，其主要功能是兴奋躯干和肢体的伸肌，抑制这些部位的屈肌，在调节身体平衡中起作用。

四、脊髓的功能和常见的脊髓损伤

（一）脊髓的功能

脊髓的功能主要表现在两方面：传导功能和反射功能。脊髓中含有许多上行、下行的传导束，将神经冲动从外周经脊髓上传到脑，或从脑下传到脊髓，再经脊髓传至周围的效应器，起着上下传递神经信息的作用，故脊髓一旦损伤，损伤部位以下就会出现感觉障碍和瘫痪等症状。脊髓中含有许多反射中枢，完成一些固有的反射活动，如牵张反射、屈曲反射、膀胱和直肠的排空反射等，故脊髓也是重要的反射中枢。

（二）常见的脊髓损伤

常见的脊髓损伤主要有脊髓灰质炎和脊髓半横断伤等。

1. 脊髓灰质炎　由脊髓灰质炎病毒感染并损伤脊髓灰质前角运动神经元，导致其支配的骨骼肌瘫痪、肌张力降低、腱反射消失、肌萎缩，但感觉正常（案例15-1）。

2. 脊髓半横断伤　也称布朗-塞卡尔综合征（Brown-Séquard syndrome），主要表现为同侧损伤平面以下深感觉和精细触觉丧失、肢体瘫痪、肌张力增高；对侧损伤平面以下1～2节段身体的痛、温觉丧失。

（潘三强　杨俊华）

第二节　脑　干

脑位于颅腔内，在成人重约 1400g，是人体的一个大器官，也是重要器官之一。脑可分为 6 部分：延髓、脑桥、中脑、小脑、间脑和端脑（大脑）（图 15-4～图 15-5）。通常把延髓、脑桥、中脑合称为脑干（brain stem）（图 15-6）。脑干的上界为视束，下界为第 1 颈神经根的上缘。

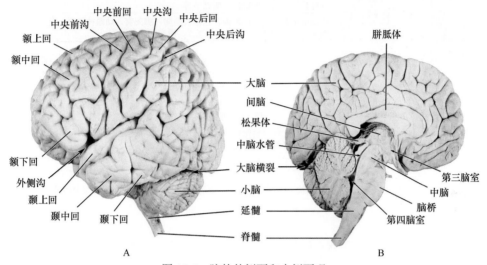

图 15-4　脑的外侧面和内侧面观

A.脑的外侧面（标本）；B.脑的内侧面（标本）

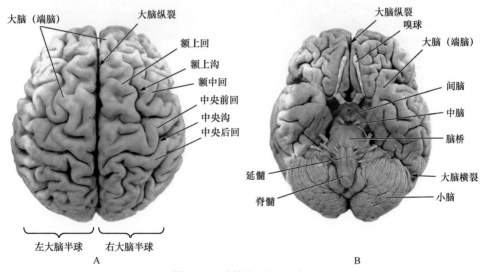

图 15-5　脑的上面和下面观

A.脑的上面观（标本）；B.脑的下面观（标本）

一、脑干的外形

1. 脑干的腹侧面观　脑干下端在枕骨大孔处与脊髓相连。延髓（medulla oblongata）是脑干的最下部。从前面看，锥体位于前正中裂两侧，主要含有皮质脊髓束的纤维，其在延髓下端大部分交叉到对侧，形成锥体交叉。锥体背外侧为橄榄。橄榄与锥体之间有舌下神经根出脑（图 15-7）。在橄榄背侧，自上而下有舌咽神经根、迷走神经根和副神经颅根进出脑。

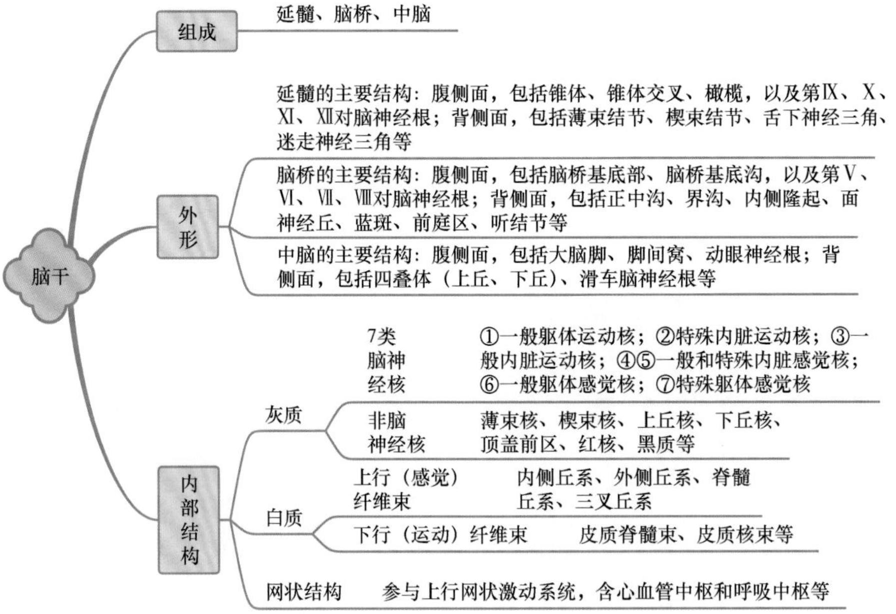
脑干
组成
延髓、脑桥、中脑
外形
延髓的主要结构：腹侧面，包括锥体、锥体交叉、橄榄，以及第Ⅸ、Ⅹ、Ⅺ、Ⅻ对脑神经根；背侧面，包括薄束结节、楔束结节、舌下神经三角、迷走神经三角等
脑桥的主要结构：腹侧面，包括脑桥基底部、脑桥基底沟，以及第Ⅴ、Ⅵ、Ⅶ、Ⅷ对脑神经根；背侧面，包括正中沟、界沟、内侧隆起、面神经丘、蓝斑、前庭区、听结节等
中脑的主要结构：腹侧面，包括大脑脚、脚间窝、动眼神经根；背侧面，包括四叠体（上丘、下丘）、滑车脑神经根等
内部结构
灰质
7类脑神经核
①一般躯体运动核；②特殊内脏运动核；③一般内脏运动核；④⑤一般和特殊内脏感觉核；⑥一般躯体感觉核；⑦特殊躯体感觉核
非脑神经核
薄束核、楔束核、上丘核、下丘核、顶盖前区、红核、黑质等
白质
上行（感觉）纤维束
内侧丘系、外侧丘系、脊髓丘系、三叉丘系
下行（运动）纤维束
皮质脊髓束、皮质核束等
网状结构
参与上行网状激动系统，含心血管中枢和呼吸中枢等

图 15-6　脑干思维导图

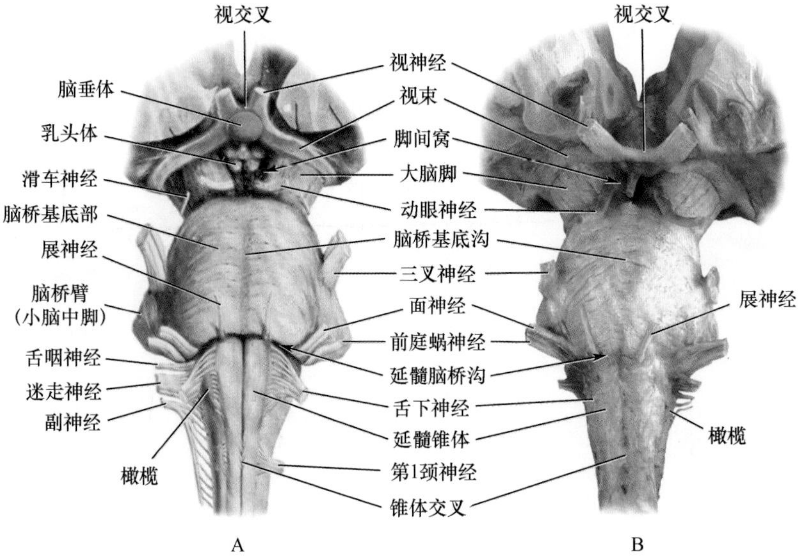
视交叉
视交叉
视神经
脑垂体
视束
乳头体
脚间窝
滑车神经
大脑脚
脑桥基底部
动眼神经
脑桥基底沟
展神经
三叉神经
脑桥臂
（小脑中脚）
面神经
展神经
前庭蜗神经
舌咽神经
延髓脑桥沟
迷走神经
舌下神经
副神经
延髓锥体
橄榄
橄榄
第1颈神经
锥体交叉
A
B

图 15-7　脑干前面观

A. 模式图；B. 标本照片

脑桥（pons）位于延髓的上方，借延髓脑桥沟与延髓分隔。脑桥上端与中脑的大脑脚相接。在延髓脑桥沟中，自内向外有展神经、面神经及前庭蜗神经根依次与脑相连。脑桥前面隆凸、宽阔，称为脑桥基底部，其正中线上有纵行的基底沟，容纳基底动脉。基底部两侧向外移行为小脑中脚。三叉神经根在脑桥基底部与小脑中脚之间的分界处与脑相连。

中脑（midbrain）前面的上界为视束，下界为脑桥上缘。此面有 1 对大脑脚，其间的凹陷称为脚间窝。大脑脚的内侧有动眼神经根出脑。

2. 脑干的背侧面观　在延髓背面下部，薄束和楔束向上分别延伸形成隆起的薄束结节和楔束结节。薄束结节和楔束结节的深面分别有薄束核和楔束核，此两核分别接收来自薄束和楔束的纤维。在楔束结节的上方有小脑下脚（图 15-8）。

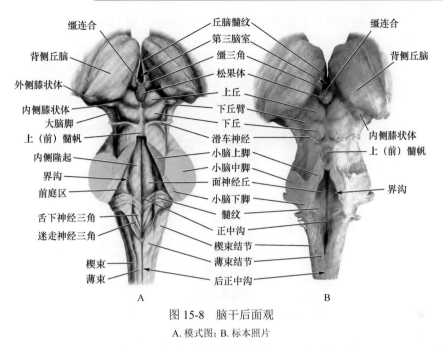

图 15-8　脑干后面观

A. 模式图；B. 标本照片

在延髓上部和脑桥下部，脊髓中央管敞开形成第四脑室，其底为菱形窝（图 15-8）。菱形窝的上角与中脑水管（大脑水管）相续。中脑水管穿过中脑，将第三脑室与第四脑室相连（图 15-4B）。髓纹横行于菱形窝外侧角与中线之间。正中沟位于菱形窝的中线上，其外侧有界沟。界沟与正中沟之间为内侧隆起。近界沟的上端是蓝斑。界沟外侧的三角形区域为前庭区，其深面为前庭神经核。在前庭区的外侧角上有听结节，内含蜗背侧核。在髓纹下方，正中沟的两侧有两个三角形的区域，内侧者为舌下神经三角，其深面有舌下神经核，外侧者为迷走神经三角，其深面有迷走神经背核。在内侧隆起的中部，靠近髓纹上缘处，有面神经丘，内含面神经膝和展神经核。

第四脑室顶的前部为小脑上脚及上髓帆，其后部为下髓帆和第四脑室脉络组织。第四脑室借脉络组织上的正中孔和两个外侧孔与蛛网膜下隙相通。

在中脑背面，有上、下两对圆形隆起，称为四叠体，上面的一对称上丘，下面的一对称下丘（图 15-8）。上丘借上丘臂与间脑的外侧膝状体相连，下丘借下丘臂与间脑内侧膝状体相连。下丘下方为上（前）髓帆，滑车神经在此出脑。滑车神经是唯一从脑干背面出脑的脑神经。

在脑干的背面，有 3 对小脑脚：小脑上脚、小脑中脚和小脑下脚（图 15-8），这 3 对小脑脚将脑干与小脑相连。

二、脑干的内部结构

脑干内部结构包括灰质（脑神经核、非脑神经核）、白质（上行、下行纤维束）和网状结构。

（一）脑神经核

脑干中的脑神经核与第 Ⅲ～Ⅻ 对脑神经相连（图 15-9），在脑干内形成纵行功能柱，根据其性质（功能、纤维联）不同分为 7 类：①一般躯体运动核；②特殊内脏运动核；③一般内脏运动核；④一般内脏感觉核；⑤特殊内脏感觉核；⑥一般躯体感觉核；⑦特殊躯体感觉核。一般是指在性质上脊髓和脑干中共有的核；特殊则仅见于脑干。这 7 类脑神经核在脑干中由内侧向外侧依次排列。

1. 一般躯体运动核　一般躯体运动核共有 4 对，从上往下依次是动眼神经、滑车神经核、展神经核和舌下神经核，沿脑干中线两侧排列，发出一般躯体运动纤维，支配由肌节衍化来的骨骼肌（包括舌肌和眼外肌）。

（1）**动眼神经核**：位于中脑上丘平面中央灰质的腹内侧（图15-9），发出纤维参与组成动眼神经，支配上直肌、下直肌、内直肌、下斜肌和上睑提肌。

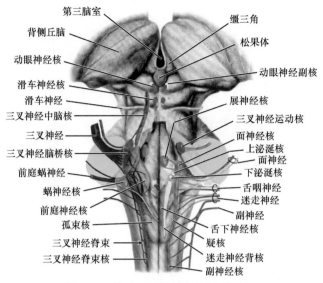

图 15-9　脑干中的脑神经核（后面观）

（2）**滑车神经核**：位于下丘平面近中线处中央灰质的腹侧区（图15-9），发出纤维向背侧走行到达上髓帆的头侧端，并在此处交叉到对侧，从脑干的背面出脑，形成滑车神经。滑车神经是唯一从脑干的背面出脑的脑神经，支配上斜肌。

（3）**展神经核**：位于面神经丘深面（图15-9），发出纤维走向腹侧，在延髓脑桥沟内侧部出脑，形成展神经，支配外直肌。

（4）**舌下神经核**：位于延髓上部舌下神经三角的深面（图15-9），发出纤维走向腹外侧，在延髓锥体与橄榄之间出脑，形成舌下神经（图15-7），支配同侧舌内肌和大部分舌外肌（颏舌肌、舌骨舌肌和茎突舌肌）的随意运动（腭舌肌的运动由迷走神经的咽支支配）。

2. 特殊内脏运动核　特殊内脏运动核发出特殊内脏运动纤维，支配由鳃弓衍化来的骨骼肌（包括咀嚼肌、表情肌、咽喉肌等），共有以下4对。

（1）**三叉神经运动核**：位于脑桥网状结构中（图15-9），发出纤维形成三叉神经运动根。这些纤维先在三叉神经主干中走行，然后进入下颌神经，主要支配咀嚼肌、二腹肌前腹、下颌舌骨肌、腭帆张肌、鼓膜张肌等。

（2）**面神经核**：位于脑桥网状结构的腹外侧部，发出纤维先走向背内侧部，并绕过展神经核形成面神经膝，然后转向腹外侧，穿过网状结构，在延髓脑桥沟中，展神经的外侧出脑，形成面神经的运动根（图15-9）。面神经核的上部接收双侧皮质核束的纤维，发出的纤维支配眼裂以上的面肌；面神经核的下部只接收对侧皮质核束的纤维，发出的纤维支配眼裂以下的面肌。此外，面神经还发出纤维支配二腹肌后腹、镫骨肌、颈阔肌、枕肌等。

（3）**疑核**：位于延髓网状结构中（图15-9），发出纤维加入舌咽神经、迷走神经和副神经，并通过这3对脑神经支配咽、喉、软腭和食管上部的骨骼肌。

（4）**副神经核**：位于锥体交叉平面至脊髓第5或6颈节段的前角外侧区（图15-9），发出纤维形成副神经脊髓根。副神经脊髓根在椎管内上行经枕骨大孔进入颅腔，与脑根（起于疑核）合并，但此二根出颅后又分开。脑根加入迷走神经，支配喉肌和部分腭肌，而脊髓根则变成副神经，支配胸锁乳突肌和斜方肌。

3. 一般内脏运动核　一般内脏运动核，又称副交感核，发出一般内脏运动纤维（副交感节前纤维），支配头、颈、胸部的平滑肌、腺体及心肌，以及部分腹部的平滑肌和腺体，共有以下 4 对。

（1）动眼神经副核：又称埃丁格-韦斯特法尔核（Edinger-Westphal 核），位于上丘平面动眼神经核的背侧（图 15-9）。它发出的副交感节前纤维经动眼神经至睫状神经节交换神经元，节后纤维支配睫状肌和瞳孔括约肌。

（2）上泌涎核：位于脑桥下部（图 15-9），发出的副交感节前纤维经面神经至下颌下神经节和翼腭神经节交换神经元，节后纤维控制泪腺、舌下腺、下颌下腺、鼻腔和口腔黏膜腺体的分泌。

（3）下泌涎核：位于延髓上部（图 15-9），发出的副交感节前纤维经舌咽神经至耳神经节交换神经元，节后纤维控制腮腺的分泌。

（4）迷走神经背核：位于迷走神经三角深面（图 15-9），发出的副交感节前纤维形成迷走神经的主体，它们到达颈部、胸部脏器，以及大部分腹部脏器（结肠左曲以前的消化管和实质性器官及胆囊胆道）的壁内神经节交换神经元，节后纤维支配这些器官的平滑肌、腺体及心肌。

4. 一般和特殊内脏感觉核 由一个核组成，即孤束核（图 15-9），它从脑桥下部延伸到延髓的内侧丘系交叉平面，接收自面神经、舌咽神经和迷走神经传来的初级内脏感觉纤维，故此核由这 3 条脑神经共享。一般认为，孤束核的上部为味觉核，接收特殊内脏感觉（味觉）纤维；它的下部为心-呼吸核，接收一般内脏感觉纤维。

5. 一般躯体感觉核 为一对三叉神经感觉核，接收头面部皮肤、眼及眼眶、口腔、鼻腔及鼻旁窦黏膜等的初级躯体感觉纤维。三叉神经感觉核包括三叉神经脊束核、三叉神经脑桥核和三叉神经中脑核。

（1）三叉神经脊束核：位于三叉神经脊束的内侧，其尾侧端与脊髓的胶状质相续，其颅侧端与三叉神经脑桥核相续（图 15-9），主要接收来自三叉神经脊束等处传递头面部皮肤和黏膜痛、温觉的初级躯体感觉纤维，还接收三叉神经中脑核发出的本体觉纤维，其下部接收来自面神经、迷走神经和舌咽神经的一般躯体感觉纤维。它发出纤维交叉到对侧，参与形成三叉丘系。

（2）三叉神经脑桥核：位于脑桥三叉神经运动核的外侧，向下与三叉神经脊束核延续（图 15-9），主要受三叉神经中传递头面部的皮肤、黏膜、角膜、结膜和脑膜的触觉、压觉的初级躯体感觉纤维，还接收来自三叉神经中脑核的部分纤维。它发出纤维交叉到对侧，参与三叉丘系的形成。

（3）三叉神经中脑核：从三叉神经脑桥核上端延伸至中脑上丘平面，位于中脑导水管周围灰质的外侧部（图 15-9），主要由假单极神经元组成，相当于脊神经节，传递初级本体觉。它们的周围突分布于咀嚼肌、面肌、牙及牙周组织、下颌关节等处，中枢突终于三叉神经脑桥核和脊束核。三叉神经中脑核主要传递头面部的深感觉（本体感觉，包括位置觉、运动觉和震动觉）。

6. 特殊躯体感觉核 特殊躯体感觉核接收内耳的初级听觉和平衡觉纤维，包括蜗神经核和前庭神经核。

（1）蜗神经核：位于延髓脑桥沟平面，分为蜗背侧核和蜗腹侧核，此二核分别位于小脑下脚的背外侧和腹外侧。蜗神经核接收蜗神经的初级听觉纤维，发出纤维参与构成两侧的外侧丘系，传递听觉信息。

（2）前庭神经核：位于菱形窝前庭区的深面，接收前庭神经平衡觉的初级传入纤维和来自小脑的纤维，是小脑传入和传出通路的重要中转站（图 15-9）。前庭神经核的传出纤维形成前庭脊髓束、前庭小脑束和内侧纵束等。前庭神经核的主要功能是通过这些传导束协调眼球和头部运动、调节肌张力、维持身体的平衡等；同时，该核还发出上行投射纤维将平衡觉冲动传至背侧丘脑腹后核，继而至大脑前庭皮质，使平衡觉上升为意识。

脑神经核是脑干的核心内容之一，对后续的脑神经及神经传导通路的学习和理解非常关键，脑神经核记忆歌（表 15-1）可帮助记忆这些脑神经核。

表 15-1　脑神经核记忆歌

歌词	代表的脑神经核
动眼滑车舌下展	一般躯体运动核
三叉运动面疑副	特殊内脏运动核
上下迷走动眼副	一般内脏运动核
内脏感觉核孤束	内脏感觉核
三叉感核为一般	一般躯体感觉核
前庭蜗核为特殊	特殊躯体感觉核

（二）非脑神经核

脑干中的非脑神经核与脑神经不直接相连。重要的非脑神经核如下。

1. 薄束核和楔束核　分别位于延髓薄束结节和楔束结节深面，分别接收同侧薄束和楔束的纤维（见图 17-1），发出轴突形成内弓状纤维，呈弧形绕过延髓中央灰质的腹内侧，交叉至对侧，形成内侧丘系交叉，然后在中线两侧转折上行，形成内侧丘系，终于背侧丘脑腹后外侧核。

2. 下橄榄核复合体　位于橄榄的深面，接收来自脊髓、脑干的感觉性中继核及大脑皮质、丘脑、基底核、红核等处的纤维，发出橄榄小脑纤维，交叉到对侧，与脊髓小脑后束一起共同组成小脑下脚。下橄榄核复合体参与小脑对运动的调节和控制、参与运动的学习和记忆等。

3. 脑桥核　由大小不等、散在于整个脑桥基底部纵横交错的神经纤维之间的神经元群构成（见图 17-6），接收来自同侧大脑皮质广泛区域的纤维，发出脑桥小脑纤维，交叉到对侧，组成小脑中脚，进入对侧小脑。脑桥核是从大脑皮质到小脑的神经通路的主要中继站，为锥体外系的一部分。

4. 下丘核　位于中脑卜丘深面，接收外侧丘系的纤维，发出纤维经下丘臂到达内侧膝状体（见图 17-4）。下丘核是一个重要的听觉通路中继站，同时对声源有定位的功能；它还是听觉反射中枢，发出纤维到上丘核，参与完成由声音引起的视听反射，即头和眼转向声源的方向。

5. 上丘核　位于中脑上丘深面，接收视束、视皮质和下丘核等处的纤维，整合这些部位传来的信息。它发出纤维到丘脑、外侧膝状体核、脑干和脊髓的某些核团。上丘核作为视觉反射中枢，参与大脑皮质控制眼球快速的、垂直和水平方向的运动，如快速扫视等，参与协调眼和头的运动，以定位和跟踪视觉的刺激。

6. 顶盖前区　位于中脑和间脑交界处，导水管周围灰质的背外侧（见图 17-3），接收来自视网膜途经视束的纤维，并接收视觉皮质和上丘的投射。顶盖前区核发出纤维止于双侧动眼神经副核，与两眼的瞳孔对光反射有关。

7. 红核　位于上丘平面被盖的中央（见图 17-6），通过小脑上脚接收从小脑核发来的纤维，通过皮质红核束接收大脑皮质的纤维。红核发出的纤维交叉到对侧，形成红核脊髓束。红核是锥体外系的一部分，主要参与对躯体运动的调节和控制。

8. 黑质　位于大脑脚底后方，中脑被盖前方（见图 17-6），延伸于整个中脑和底丘脑，分为腹侧的网状部和背侧的致密部。黑质（尤其是致密部）由大量含有黑色素颗粒的多巴胺能神经元组成，这些神经元能产生多巴胺。黑质与纹状体之间有往返的纤维联系，黑质中的多巴胺能通过黑质纹状体纤维运送到纹状体（豆状核和尾状核），调节纹状体的活动。当黑质变性时，纹状体的多巴胺含量就会下降，这可引起帕金森病（Parkinson disease，PD，又称震颤麻痹），其主要症状包括震颤（静止性）、肌强直、运动障碍等。

（三）长上行、下行纤维束

1. 长的上行纤维束　主要有内侧丘系、脊髓丘系、外侧丘系和三叉丘系等。

（1）内侧丘系：起于薄束核、楔束核的纤维向腹内侧弧形绕过中央灰质，经"内侧丘系交叉"交叉到对侧，在中线两侧转折上行形成内侧丘系，上行到达间脑，止于背侧丘脑腹后外侧核（见图17-1），传递本体觉（深感觉）和精细触觉信息。

（2）脊髓丘系：由脊髓的脊髓丘脑束向上延伸而来。脊髓丘脑侧束、前束上行至脑干下部时，互相靠近形成脊髓丘系，并穿过脑干继续上行到间脑，终于背侧丘脑腹后外侧核。脊髓丘系传递对侧半身体的痛觉、温度觉和粗触觉及压觉。

（3）外侧丘系：由起于双侧蜗神经核和双侧上橄榄核的纤维组成，传导听觉信息（见图17-4）。起于蜗神经核和上橄榄核的大多数纤维，在脑桥中、下部交叉到对侧，于上橄榄核的外侧转折向上形成外侧丘系；少量纤维不交叉，加入同侧的外侧丘系。外侧丘系的大多数纤维止于下丘核，少数纤维只是穿过它。下丘核发出的纤维和穿过它的纤维一起，通过下丘臂终止于内侧膝状体核。由于外侧丘系含有来自两侧蜗神经核的纤维，所以蜗神经核平面以上的单侧外侧丘系损伤时，不会引起耳聋，但听力可能会下降。

（4）三叉丘系：起于三叉神经脊束核和三叉神经脑桥核的纤维交叉至对侧，转折上行形成三叉丘系（见图17-2）。三叉丘系在内侧丘系的背外侧上行到间脑，止于丘脑的腹后内侧核，主要传递对侧头面部皮肤、口腔和鼻腔黏膜、牙等的触觉、压觉、痛温觉。少量起于三叉神经脑桥核，与牙和口腔黏膜触、压觉有关的纤维不交叉，进入同侧三叉系，止于同侧的腹后内侧核。

2. 长的下行纤维束 脑干中的长下行纤维束主要包括锥体束、红核脊髓束、前庭脊髓束等。锥体束主要控制对侧半身体骨骼肌的随意运动，一些与联合运动有关的肌（如眼外肌、咀嚼肌、躯干肌等）则受双侧锥体束的控制。锥体束分为皮质脊髓束和皮质核束。

（1）皮质脊髓束：主要由起于大脑皮质中央前回中部、上部和中央旁小叶前部的巨型锥体细胞（pyramidal cell，又称贝兹细胞，Betz cell）和其他类型锥体细胞的纤维组成，下行通过内囊后肢、大脑脚底、脑桥基底部、延髓锥体，到达锥体交叉（见图17-5）。在此处大多数纤维（75%～90%）经锥体交叉到对侧，继续在脊髓侧索中下行，形成皮质脊髓侧束。少量未交叉的纤维（10%～25%）继续在同侧脊髓前索中下行，形成皮质脊髓前束。

（2）皮质核束：又称皮质脑干束，主要由起于大脑皮质中央前回下部的巨型锥体细胞和其他类型锥体细胞的纤维组成，下行通过内囊膝部到达脑干（图17-5）。在脑干中继续下行，并陆续分出纤维止于控制头面部骨骼肌运动的双侧6对半脑神经核（即双侧的动眼神经核、滑车神经核、展神经核、三叉神经运动核、疑核、副神经核和面神经核上部）和对侧的1对半脑神经核（即对侧的舌下神经核和面神经核下部）。由于舌下神经核和面神经核下部只接收对侧皮质核束的纤维，故一侧皮质核束损伤通常引起对侧的舌肌和睑裂以下面肌的瘫痪。

（四）脑干的网状结构

脑干网状结构是脑干中位于界线明确的脑神经核、非脑神经核和长的上、下行纤维束之间的广大区域，由纵横交错的神经纤维和不同大小的、分散于这些纤维网眼中的神经元群构成。脑干网状结构形成整个脑干的中央核心区，其中的神经元能够组成神经核，如中缝核、外侧网状核等。脑干网状结构的主要功能可以归纳如下。

1. 上行网状激动系统 它包括向脑干网状结构的感觉性传入、自脑干网状结构向间脑的投射和从间脑向大脑皮质的广泛投射。几乎所有的特异性上行感觉通路都在脑干中发出侧支进入网状结构。在网状结构中，这些"特异性"的感觉信息被网状结构的一系列核团以"多突触"的方式进行中继，然后又进一步从网状结构传递到丘脑的非特异性核团，就变成了"非特异性"的信息，最后此"非特异性"信息被广泛地投射到大脑皮质。

这种非特异性信息对维持"睡眠-觉醒"状态是必不可少的，它使大脑皮质保持适度的意识清醒状态，使之保持对各种特异性感觉信息的良好感知能力。脑干网状结构损伤常导致不同程度的意识障碍，可从短暂的意识丧失到深度持续的昏迷。

2. 对躯体运动的控制　脑干网状结构对骨骼肌活动方式的影响广泛，包括参与控制自主运动，如保持姿势和在平地行走等。这种控制的范围可从简单的反射、粗大的运动，到与情感表达有关的精细复杂的运动，可涉及复杂的说话、姿势和面部表情的起伏。

3. 对内脏运动的控制　心血管系统和内脏器官的活动也受到脑干网状结构直接或间接的影响。一系列生命中枢，如心血管运动中枢、呼吸中枢、呕吐中枢等都位于网状结构中。此外，网状结构还参与对自主神经和内分泌功能的调制；参与躯体和内脏的防卫反应等。

（潘三强　杨俊华）

第三节　小　脑

小脑的概况见图 15-10。

一、小脑的位置和外形

小脑（cerebellum）是脑的第二大部分，位于颅后窝，以 3 对小脑脚连于脑干后面（图 15-4、图 15-8、图 15-10）。小脑呈"蝴蝶"形，中间的狭窄部分称小脑蚓，两侧膨大的部分称小脑半球（图 15-5、图 15-11）。小脑半球下面，靠近延髓背面的膨隆部分，称小脑扁桃体。小脑表面有很多大致横行、不同深度的沟，将小脑表面分成许多横行的小脑叶片（图 15-11、图 15-12）。

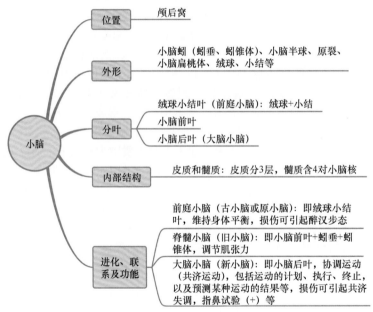

图 15-10　小脑思维导图

在小脑上面约前 1/3 与后 2/3 交界处有一条较深的横沟，称原裂（首裂）（图 15-11）。原裂以前的部分为小脑前叶，以后的部分称为小脑后叶。小脑前叶与蚓垂和蚓锥体，因在种系发生上出现较晚，它们一起称为旧小脑。旧小脑在纤维联系上主要与脊髓有关，故又称脊髓小脑。

小脑后叶占小脑的大部分，在发生进化中出现最晚，称新小脑。新小脑在纤维联系上主要与大脑有关，故又称大脑小脑。大脑小脑主要接收大脑皮质通过皮质-脑桥-小脑纤维传递的信息。

在小脑半球下面最前部，近小脑下脚处，有一对很小的结构称绒球，左、右各一，在中线上有小结（图 15-11C、D），两侧的绒球与小结之间以绒球脚相连。小结和绒球一起称绒球小结叶。绒球小结叶在种系发生上是小脑最古老的部分，称为古小脑或原小脑，在纤维联系上，它主要与前庭神经核和前庭神经有关，故又称前庭小脑。

小脑在纵向上，还可分为蚓部、中间部和外侧部。

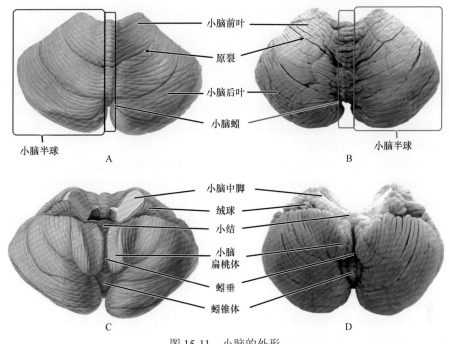

图 15-11 小脑的外形

A. 小脑上面（模式图）；B. 小脑上面（标本图）；C. 小脑下面（模式图）；D. 小脑下面（标本图）

二、小脑的内部结构

小脑表层是小脑皮质，由灰质构成；皮质的深面是小脑髓质，由白质构成（图 15-12）。小脑皮质从外向内分为 3 层：分子层、梨状细胞（浦肯野细胞）层、颗粒层。小脑皮质的传入纤维包括苔藓纤维和攀缘纤维。苔藓纤维与颗粒层的神经元形成突触；攀缘纤维进入分子层，并缠绕细胞的树突。梨状细胞的轴突是小脑皮质的唯一传出纤维，它们终止于小脑深部的小脑核。小脑核

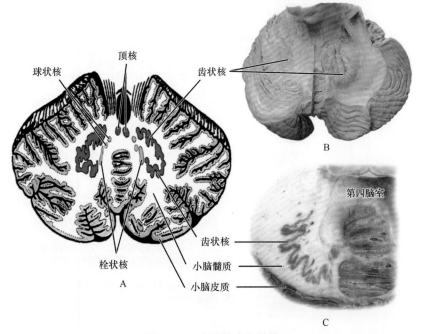

图 15-12 小脑的内部结构

A. 小脑水平面（模式图）；B. 小脑标本，左侧为水平面，右侧为去除表层皮质和髓质；C. 小脑水平面（染色）

有 4 对，埋藏于小脑髓质中，从内向外依次为顶核、球状核、栓状核和齿状核（图 15-12）。在低等哺乳动物，球状核和栓状核一起称为中间核。

三、小脑的纤维联系和功能

1. 前庭小脑（古小脑/原小脑/绒球小结叶） 主要接收经小脑下脚进入的同侧前庭神经初级平衡觉纤维和前庭神经核发出的纤维。传出纤维主要至同侧前庭神经核和脑干网状结构。前庭小脑的主要功能是维持身体平衡、协调眼球运动。前庭小脑损伤后，患者平衡失调，站立时身体摇摆不稳、步态蹒跚，出现"醉汉步"。

2. 脊髓小脑（旧小脑/前叶+蚓垂+蚓锥体） 主要接收从脊髓小脑前束、后束等传入的有关身体运动状态的信息和相关的中枢结构运行状态的信息。其传出纤维由顶核和中间核中继后离开小脑。脊髓小脑的主要功能是调节肌张力，其病变时主要表现为肌张力下降。

3. 大脑小脑（新小脑/小脑后叶） 主要接收经小脑中脚传来的皮质-脑桥-小脑纤维。它的传出纤维至齿状核，在齿状核中继后经小脑上脚到对侧的红核、背侧丘脑腹前核和腹外侧核（腹中间核）。背侧丘脑腹前核和腹外侧核再发出纤维至大脑皮质运动区。最后经皮质脊髓束、红核脊髓束到脊髓，调节骨骼肌的随意精细运动，包括运动的计划、起始、终止和协调。在运动中，它还能预测身体某部分未来的姿势。

小脑的功能可以概括为：①维持身体的平衡和控制姿势；②调节肌张力；③协调骨骼肌的随意运动（共济运动）和在运动中预测身体某部未来的姿势。

（杨俊华　潘三强）

第四节　间　脑

间脑（dienccphalon）位于中脑与大脑之间，可分为 5 部分：背侧丘脑、后丘脑、上丘脑、下丘脑和底丘脑（图 15-13～图 15-14）。

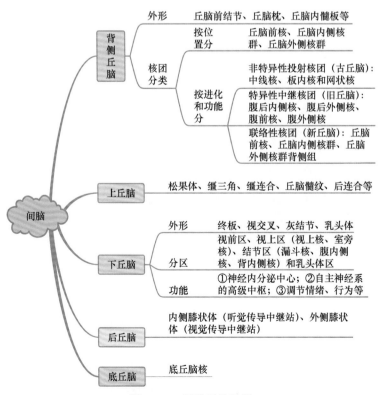

图 15-13　间脑思维导图

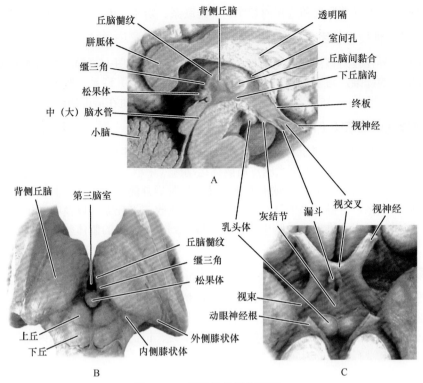

图 15-14 间脑的位置和外形

A. 间脑正中矢状面左侧间脑内侧面观（标本）；B. 间脑后面观（标本）；C. 间脑下面观（标本）

一、背侧丘脑

背侧丘脑（dorsal thalamus）简称丘脑（thalamus）（图 15-14、图 15-15、图 15-19、图 15-21），为一个长约 3cm、宽约 2cm 的卵圆形灰质团块，约占间脑的 4/5，形成第三脑室的侧壁。两侧丘脑借丘脑间黏合相连。丘脑前端的突起部分称丘脑前结节，后端膨大称为丘脑枕。间脑内侧面有一条下丘脑沟，是背侧丘脑与下丘脑之间的分界线。丘脑内部有一个 "Y" 形的内髓板，它将背侧丘脑大致分为丘脑前核、丘脑内侧核群和丘脑外侧核群（图 15-15）。丘脑外侧核群又分为背侧组和腹侧组，腹侧组由前向后依次由 3 个核组成：腹前核、腹外侧核（腹中间核）和腹后核（腹后外侧核和腹后内侧核）。

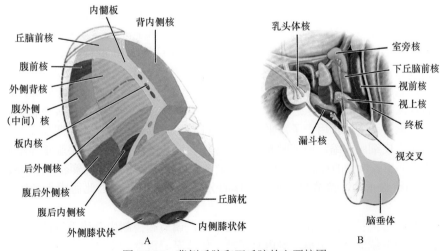

图 15-15 背侧丘脑和下丘脑的主要核团

A. 左侧背侧丘脑；B. 左侧下丘脑内侧面观

丘脑的核团，根据其发生和进化的顺序、纤维联系、功能，可分为下面几种类型。

（一）非特异性投射核团（古丘脑）

丘脑的非特异性投射核团包括中线核、板内核和网状核（图 15-15）。它们主要接收脑干网状结构、嗅脑传来的纤维，与下丘脑和纹状体之间有双向（往返）联系。脑干网状结构的上行纤维经这些核团转接中继后，形成上行网状激动系统，维持大脑皮质在适度的清醒状态。

（二）特异性中继核团（旧丘脑）

1. 腹前核和腹外侧核　属于特异性躯体运动中继核（图 15-15），主要接收小脑齿状核、苍白球、黑质传来的纤维，发出纤维至大脑皮质躯体运动区（中枢），参与调节躯体运动。

2. 腹后核　属于特异性躯体感觉中继核，又分为腹后外侧核和腹后内侧核（图 15-15）。腹后外侧核接收内侧丘系和脊髓丘系的纤维；腹后内侧核接收三叉丘系，以及味觉核和前庭神经核发出的纤维。腹后核发出纤维形成丘脑中央辐射，投射到大脑皮质的躯体感觉中枢及其他相关的中枢。

（三）联络性核团（新丘脑）

丘脑的联络性核团包括丘脑前核、丘脑内侧核群和丘脑外侧核群的背侧组（图 15-15）。它们能够整合躯体和内脏的感觉信息，以及运动信息，具有意识、情感的分辨能力，能领略到粗略的感觉，特别是痛觉、愉快与不愉快的情绪，还参与学习、记忆活动。故大脑内囊损伤的患者痛觉受影响最小，甚至没有明显的影响。

二、后　丘　脑

后丘脑位于丘脑的后下方，包括内侧膝状体和外侧膝状体（图 15-14～图 15-15），属特异性感觉中继核。内侧膝状体接收经下丘臂来的听觉纤维，发出纤维组成听辐射，经内囊后肢至听觉中枢。外侧膝状体接收视束的纤维，发出纤维组成视辐射，经内囊后肢至视觉中枢。

三、上　丘　脑

上丘脑包括松果体及左、右缰三角，以及缰连合、缰核、丘脑髓纹和后连合（图 15-14）。松果体是一个内分泌腺，大小为 4mm×7mm，能分泌褪黑素、5-羟色胺等激素（详见第十八章）。

四、下　丘　脑

下丘脑位于背侧丘脑的腹侧，构成第三脑室底和侧壁的下部，借下丘脑沟与丘脑分隔。从下面观察，它包括终板、视交叉、灰结节和 1 对乳头体（图 15-14）。灰结节向下移行于漏斗，漏斗下端与垂体相接。下丘脑从前向后可分为 4 个区：视前区、视上区、结节区和乳头体区。视上区含有视上核、室旁核和下丘脑前核。结节区含有漏斗核（弓状核）、腹内侧核和背内侧核。乳头体区含有乳头体核和下丘脑后核（图 15-15）。视上核和室旁核可分泌抗利尿激素（血管升压素）和缩宫素（催产素），这两种激素通过视上垂体束和室旁垂体束到达垂体后叶储存，需要时在此释放入血。抗利尿激素主要作用于远端肾小管和集合管，增加水的重吸收，减少排尿，增加血容量，升高血压。缩宫素主要作用于子宫平滑肌，使妊娠子宫收缩，维持哺乳期乳腺不萎缩，使乳腺的腺泡周围肌上皮细胞收缩，调节射乳反射等作用。漏斗核可合成和分泌腺垂体激素的释放激素和抑制激素（如生长激素的释放激素和抑制激素、促甲状腺激素的释放激素和抑制激素等），经垂体门脉系统到达腺垂体，调节和控制腺垂体的分泌活动，下丘脑因此而成为神经内分泌中枢（中心）。

下丘脑的功能可概括为：①作为神经内分泌中心，调节和控制内分泌系统的活动；②作为大脑皮质下自主神经系统的高级中枢，对内脏活动，如体温、摄食、生殖、水及电解质平衡和内分泌活动等，进行广泛的调节；③参与情绪、行为、昼夜节律的调节等。

五、底 丘 脑

底丘脑位于中脑与间脑的过渡区，内含底丘脑核（图 17-6）。底丘脑核是锥体外系的一个组成部分。一侧底丘脑核受损，产生对侧肢体不自主的舞蹈样动作（St.Vitus 半身舞蹈症）或对侧半身颤搐。此外，有研究显示，在此核中埋入一种特殊的电极，对帕金森病具有显著的疗效。

（杨俊华　潘三强）

第五节　大　脑

大脑（cerebrum）也称端脑（telencephalon），是脑的最高级部位，位于脑干和小脑的上方，占据颅腔大部分空间，几乎覆盖整个间脑（图 15-4、图 15-5）。大脑由左、右两个大脑半球构成，两个大脑半球被较深的大脑纵裂分开，但在此裂的底部它们又被胼胝体等连接在一起（图 15-4、图 15-17、图 15-18）。大脑借后部的大脑横裂与小脑分隔（图 15-4）。大脑的外形及结构见图 15-16。

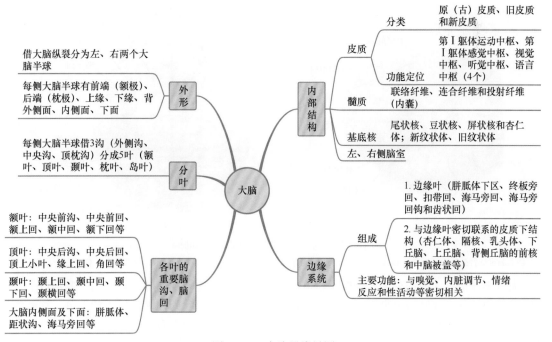

图 15-16　大脑思维导图

一、大脑的外形

大脑的表面出现复杂的折叠，深陷的部分称脑沟或脑裂，脑沟之间凸起的部分称脑回（图 15-4、图 15-5、图 15-17、图 15-18）。这些脑沟、脑回大多数是恒定的，但存在一些个体差异；部分脑沟、脑回在不同个体的脑之间有较大差别，甚至同一个脑的两个半球之间都有所不同。每个大脑半球都有上外侧面（背外侧面）、内侧面和下面，有上、下缘和前、后端（图 15-17、图 15-18）。上外侧面隆凸，内侧面相对较平坦和垂直。上外侧面与内侧面之间的界线为大脑半球的上缘。下面则是凹凸不平，不规则。前端也称额极，后端也称枕极。

（一）大脑半球的分叶

在每侧大脑半球表面有 3 条恒定的沟：外侧沟、中央沟和顶枕沟（图 15-4、图 15-5、图 15-17、图 15-18）。外侧沟起于大脑半球的下面前部，行向后上方，至上外侧面中部。中央沟从大脑半球上缘中点稍后方，走向前下方，其下端与外侧沟常隔一脑回。顶枕沟位于半球内侧面后部，从大脑半球的下面行向其上缘。

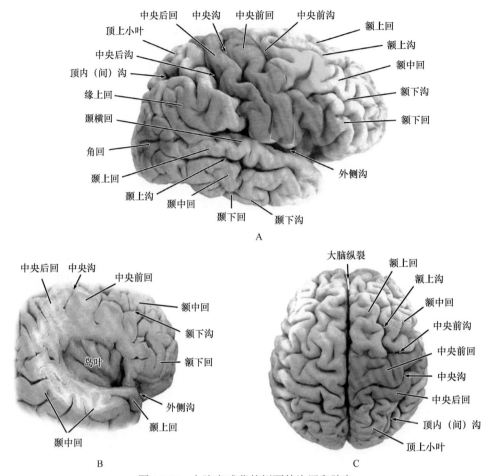

图 15-17　大脑半球背外侧面的沟回和脑岛

A. 右侧大脑半球背外侧面（标本）；B. 右侧大脑半球外侧沟底部（去除部分额、顶、颞叶），示岛叶（标本）；C. 大脑上面观（标本）

　　大脑半球借这 3 条沟分为 5 个叶：额叶、顶叶、颞叶、枕叶及岛叶。额叶为外侧沟以上、中央沟以前的部分。顶叶为中央沟后方、外侧沟以上的部分。颞叶为外侧沟以下的部分。枕叶为顶枕沟以后的部分。顶叶、枕叶和颞叶之间在大脑半球的上外侧面没有明显的分界。从顶枕沟上端至枕前切迹（位于大脑半球下缘枕极前方约 4cm 处）作一假想连线，能将枕叶与顶叶、颞叶分开。从这一连线的中点至外侧沟的末端作另一条假想连线，可将顶叶与颞叶的分开。岛叶（脑岛）位于外侧沟深部的底部，呈三角形岛状，被额、顶、颞叶所掩盖（图 15-17）。

（二）大脑半球的重要沟回

　　除上述的外侧沟、中央沟和顶枕沟外，大脑半球表面还有一些重要的沟回。在额叶，中央前沟位于中央沟的前方，并与之平行。在中央沟与中央前沟之间的部分为中央前回。在中央前沟前方，有大致与其垂直的额上沟和额下沟，它们将中央前沟以前的区域分为额上回、额中回和额下回（图 15-17）。

　　在顶叶，中央后沟位于中央沟后方，并与之平行。在中央后沟与中央沟之间为中央后回。顶（间）内沟位于中央后沟后方，大致与大脑半球上缘平行，它将中央后沟后面的部分分为上方的顶上小叶和下方的顶下小叶。顶下小叶又分为环绕外侧沟末端的缘上回和环绕颞上沟末端的角回（图 15-17）。

在颞叶，颞上沟和颞下沟位于外侧沟的下方，并与之平行，此二沟将颞叶分为颞上回、颞中回和颞下回（图 15-4、图 15-17）。颞上回上面形成外侧沟的下岸，其后部有 2 条自后内斜向前外的短回，称颞横回（图 15-17）。

在沿大脑纵裂切开的大脑半球内侧面上，胼胝体位于中央（图 15-4、图 15-18）。在胼胝体背面有胼胝体沟。在胼胝体沟上方，与之大致平行的是扣带沟。扣带沟与胼胝体沟之间为扣带回。由中央前、后回延伸到内侧面的部分为中央旁小叶。距状沟位于胼胝体的后下方，呈弓形。距状沟两侧的皮质称为纹状皮质。在顶枕沟与距状沟之间的区域称楔回，距状沟下方的部分为舌回（图 15-18）。

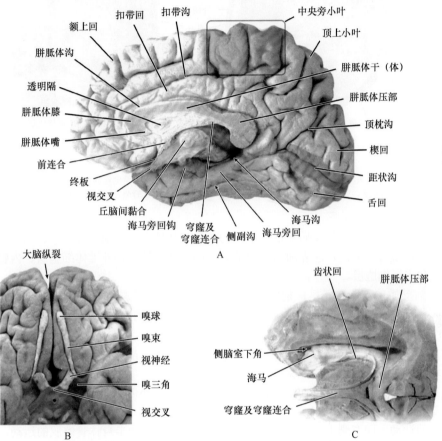

图 15-18　大脑半球内侧面、下面的主要沟回和海马

A. 右大脑半球内侧面和下面；B. 大脑下面前部；C. 右侧脑室下角上面观，示海马

嗅束位于额叶的下面，其前端膨大称为嗅球，与嗅神经相连（图 15-18）。嗅束向后扩大为嗅三角。在颞叶下面，有一条枕颞沟，与半球下缘平行。枕颞沟内侧有与之平行的侧副沟。枕颞外侧回和枕颞内侧回分别位于枕颞沟的外侧和内侧。侧副沟内侧为海马旁回，其前端急弯向后形成钩。海马沟位于海马旁回内侧，在此沟上方有齿状回。在齿状回的外侧，侧脑室下角底壁上有一弓形隆起，称海马（图 15-18）。海马与齿状回一起构成海马结构，其与记忆有密切关系。

二、大脑的内部结构

从外向内，每个大脑半球内部都由皮质、髓质、基底核和侧脑室构成（图 15-19、图 15-21）。

（一）大脑皮质

大脑皮质是构成大脑最外层的灰质（图 15-19），是人脑最高级的部分，约占脑重量的 40%。

大脑皮质在种系发生上分为原（古）皮质、旧皮质和新皮质。原皮质包括海马和齿状回。旧皮质主要包括嗅脑（海马旁回前部和钩）（图15-18）。除原皮质和旧皮质之外的部分为新皮质。

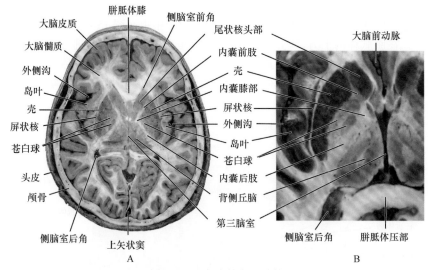

图15-19　大脑的内部结构

A.经豆状核和背侧丘脑中部的头部水平面标本，显示大脑皮质、髓质、基底核、内囊、背侧丘脑、第三脑室、侧脑室、脑岛等；B.为A的中心区放大，主要显示豆状核（壳、苍白球）、屏状核、内囊、背侧丘脑、第三脑室等（标本）

1. 大脑皮质的结构和分区

（1）**大脑皮质的结构**：原皮质和旧皮质分为3层，从外向内分别是分子层、锥体细胞层和多形细胞层。新皮质分为6层，从外向内分别是分子层、外颗粒层、外锥体细胞层、内颗粒层、内锥体细胞层和多形细胞层。

（2）**大脑皮质的细胞构筑区**：根据各层的厚薄、神经元形态和纤维联系等的不同，大脑皮质分为许多细胞构筑区。分区的方法有几种，其中使用最广的是Brodmann的52分区法。根据Brodmann的分区图，大脑皮质分成52个细胞构筑区。

2. 大脑的皮质功能定位　人体各种功能活动在大脑皮质上都具有自己的代表区，这些代表区就形成了这些活动的功能区（中枢）。

（1）**第Ⅰ躯体运动区（中枢）**：位于中央前回和中央旁小叶前部（图15-17、图15-18），控制骨骼肌运动，具有下面三大特点（图15-20）。①左右交叉：第Ⅰ躯体运动区主要控制身体对侧半骨骼肌的运动，即右侧大脑皮质的第Ⅰ躯体运动区控制左侧半身体骨骼肌的运动，反之亦然（图15-20）。但一些与联合运动有关的肌，如眼外肌、咽喉肌、躯干肌等，则受双侧第Ⅰ躯体运动区的控制。②上下颠倒：身体各部在第Ⅰ躯体运动区的投影是倒置的，即头部的代表区在中央前回的下1/3，上肢和躯干的在中央前回的中1/3，下肢、会阴部的在中央前回上1/3和中央旁小叶前部（图15-20）。但在中央前回下1/3区中，头部本身的投影是正立的。③身体某个特定部位在大脑皮质的代表区的大小，取决于该部位运动的复杂程度和重要性，而与该部位的形体大小无关（图15-20）。例如，手，特别是拇指的运动复杂，功能重要（拇指的功能约占手功能的60%），故其代表区就不成比例的大；躯干的运动相对简单，功能也没有那么重要，故其代表区就不成比例的小；拇指代表区的面积超过躯干代表区的面积。

（2）**第Ⅰ躯体感觉区（中枢）**：位于中央后回和中央旁小叶后部（图15-17、图15-18），管理对侧半身体所有的浅、深感觉。身体各部在该区的投射也有与第Ⅰ躯体运动区相似的三大特点（图15-20）。①左右交叉：第Ⅰ躯体感觉区管理对侧半身体所有的浅、深感觉，即右侧大脑皮质的第Ⅰ躯体感觉区管理左侧半身体所有的浅、深感觉，反之亦然（图15-20）。②上下颠倒：身体各部在第Ⅰ躯体感觉区的投影是倒置的，即头部的投影区在中央后回的下1/3，上肢和躯干的在中央后回的中 1/3，下肢、会阴部在中央后回上 1/3 和中央旁小叶后部。但在中央后回下 1/3 区中，头部本身是正立的（图 15-20）。③身体某个特定部位在大脑皮质的代表区的大小，取决于该部位感觉的敏感度和功能的重要性，而与该部位的形体大小无关（图 15-20）。例如，手，特别是示指的感觉最灵敏，故其代表区就不成比例的大；躯干部位的感觉就没有那么灵敏，故其代表区就不成比例的小；示指代表区的面积超过躯干代表区的面积。

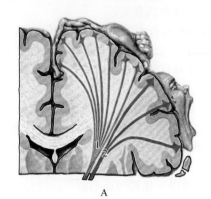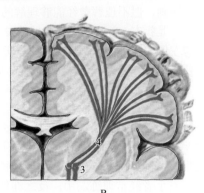

A　　　　　　　　　　　　　　　　　　　B

1. 皮质脊髓束；2. 皮质核束；3. 背侧丘脑腹后外侧核；4. 丘脑中央辐射

图 15-20　大脑第 I 躯体运动区和第 I 躯体感觉区的特点

A. 身体各部在第 I 躯体运动区（中央前回和中央旁小叶前部）的投影；B. 身体各部在第 I 躯体感觉区（中央后回和中央旁小叶后部）的投影

除第 I 躯体运动区、第 I 躯体感觉区外，还有第 II 躯体运动区、第 II 躯体感觉区，它们均位于中央前、后回腹侧，外侧沟上岸的岛盖皮质，并延伸到岛叶，互相重叠，与对侧上、下肢运动和双侧的躯体感觉有关（以对侧为主）。

（3）视觉区（中枢）：位于枕叶距状沟周围的皮质（纹状皮质）（图 15-18），通过视觉传导通路接收双眼同侧半视网膜传来的神经冲动。由于光线进入眼时的交叉（视野右侧半的光线投射到双眼左侧半视网膜）和在视交叉中神经纤维的交叉（来自双眼视网膜鼻侧半的纤维交叉进入对侧视束，而来自双眼视网膜颞侧半的纤维不交叉进入同侧视束），左侧半视野为右侧大脑半球的视区所代表，反之亦然（图 17-3）。故单侧视区损伤会引起双眼对侧半视野同向性偏盲（简称对侧视野偏盲）。

（4）听觉区（中枢）：位于颞横回（图 15-17），通过听觉传导通路接收双侧内耳传来的听觉神经冲动，故单侧听觉区损伤不会引起完全性耳聋，但听力会有所下降。音频在听觉区具有空间定位，高频声音的神经冲动投射到此区的后内侧部。

（5）嗅觉区（中枢）：位于海马旁回前部、钩及其附近。

（6）平衡觉区（中枢）：仍不太清楚，一般认为位于中央后回下端，靠近头部的代表区。

（7）味觉区（中枢）：仍不太清楚，一般认为位于中央后回下部，靠近舌和咽的一般感觉代表区，或位于岛叶。

（8）语言区（中枢）：人类与其他动物的本质区别之一是能够进行思维和意识等高级神经活动，并进行语言的表达，故在人类大脑皮质上就出现了相应的语言区（中枢）。①运动性语言区（中枢）：又称说话中枢或 Broca 区，位于额下回后部（图 15-17），控制发音说话。此区受损会引起运动性失语症 [布罗卡（Broca）失语症]，其特点是患者虽能发音，但口语表达障碍，语法缺失及存在语调障碍，致他人无法理解其语意，以说话犹豫、言语失真，但具有相对较好的理解力。②书写区（中枢）：位于额中回后部（图 15-17），控制书写、绘画活动。此区受损会引起失写症，其特点是患者手及手指的随意运动仍然存在，但精细运动如写字、绘图等消失，不能写出曾经能够写的文字或画出曾经能够画的图画来表达思想。③听觉性语言区（中枢）：又称听话中枢或感觉性语言区，位于颞上回后部（缘上回）（图 15-17），它的主要功能是听取、理解别人的和自己的语言。此区受损会导致感觉性失语症，其特点是患者虽能听到别人讲话的声音和自己谈话的声音，但不能理解别人和自己讲话的含义，因而不能正确地回答问题或重复别人说的话，不能正常交谈，常常是答非所问。④阅读区（中枢）：又称视觉性语言区，位于角回（图 15-17），其主要功能是管理阅读文字、图画。此区受损将引起失读症，即丧失了阅读能力，其特点是患者没有视觉障碍，能够看见文字、图画，但不理解曾经能够理解的文字、图画的意义。

3. 优势半球　是指左、右两侧大脑半球的发育和功能具有不对称性。一般情况下，右利者（习惯用右手者）的左侧大脑半球在陈述性语言、分析推理、写作、数学计算等逻辑思维方面占优势，即这些功能主要集中在左侧大脑半球上；而右侧大脑半球在情感性语言、音乐、绘画、几何图形、时空概念、直觉思维、形象感知、学习、记忆等形象思维方面具有优势。可见左、右大脑半球各有优势，它们互相协调和配合完成各种高级神经精神活动。优势半球与非优势半球是相对而言的，某一项功能在一侧大脑上占优势，但在另一侧大脑上也具有这种功能的潜能，即一侧大脑半球具有代替和补偿另一侧大脑半球的潜能。故当一侧大脑受损时，其占优势的那些功能会出现障碍，但经过一定的训练，另一侧大脑的这些功能会被开发出来，使这些出现障碍的功能得到一定程度的恢复。习惯用右手者经常训练左手，反之亦然，会使得非优势半球的潜在功能得到一定程度的开发，使人变得更聪明。

（二）大脑的髓质

大脑髓质是大脑皮质深面的白质（图 15-19、图 15-21），分为联络纤维、连合纤维和投射纤维。

1. 联络纤维　是连接同侧大脑半球各部皮质的纤维，包括上纵束、下纵束、扣带、钩束和弓状纤维。上纵束位于豆状核与岛叶的上方，连接额、顶、枕、颞 4 个叶。下纵束沿侧脑室下角和后角的外侧壁走行，连接枕叶和颞叶。扣带位于扣带回和海马旁回的深部，连接边缘叶的各部。钩束呈钩状绕过外侧沟深部，连接额、颞两叶的前部。弓状纤维为连接相邻脑回的短弓形纤维。

2. 连合纤维　是连接左、右大脑半球对应部分的纤维，包括胼胝体、前连合和穹窿连合（图 15-18）。胼胝体位于大脑纵裂底部，由连接左、右半球新皮质的纤维构成，在正中矢状面上，由前向后可分为 4 部分：嘴、膝、干和压部（图 15-18）。前连合位于终板上方，主要由连接两侧颞叶和嗅球的纤维组成。穹窿是起于海马，止于同侧乳头体的弓形纤维束。穹窿连合由穹窿交叉到对侧的纤维在胼胝体下方形成，连接双侧的海马和边缘叶的其他部分。

3. 投射纤维　由连接大脑皮质与皮质下各中枢间的上、下行纤维组成，大部分经过内囊。内囊（internal capsule）是位于背侧丘脑、尾状核与豆状核之间的粗大白质板（图 15-19、图 15-21）。两侧内囊在通过大脑中部的水平面上呈"＞＜"形。每侧内囊都分 3 部分：前肢（脚）、膝部和后肢（脚）。前肢位于豆状核和尾状核头部之间，含有额桥束和丘脑前辐射。膝部位于豆状核尖部的内侧，内囊的前、后肢汇合处，含有皮质核束。后肢位于豆状核和背侧丘脑之间。通过后肢的上行纤维束有丘脑中央辐射、视辐射和听辐射。通过后肢的下行纤维束有皮质脊髓束、皮质红核束、顶枕颞桥束等。近年积累的证据表明，锥体束的纤维实际上位于内囊后肢的后 1/3。

内囊损伤将导致非常严重的神经学缺损，包括对侧身体偏瘫及对侧半身体的浅、深感觉丧失和双眼对侧视野同向性偏盲，即所谓"三偏"综合征。

（三）基底核

基底核（basal nuclei）位于大脑半球的髓质内，包括尾状核、豆状核、屏状核和杏仁体（图 15-19、图 15-21）。

1. 尾状核　位于侧脑室的壁中，呈"C"形，分为头、体、尾 3 部分，从侧脑室前角，经其中央部，延伸到其下角（图 15-19、图 15-21）。

2. 豆状核　位于背侧丘脑的外侧，脑岛深部，在横切面上呈楔形，被两层白质板分成 3 部分，内侧两部分较小，合称苍白球，外侧的一部分较大，称为壳（图 15-19、图 15-21）。

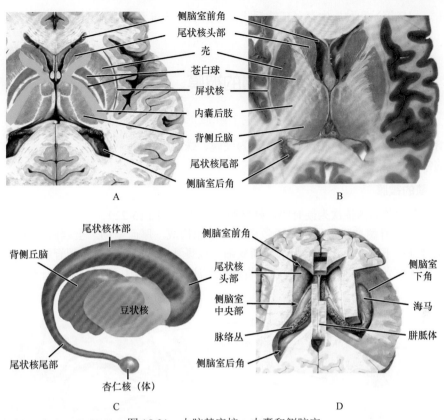

图 15-21　大脑基底核、内囊和侧脑室
A. 经豆状核中部的大脑水平面（模式图）；B. 经豆状核中部的大脑水平面标本（染色）；
C. 基底核（模式图）；D. 侧脑室（模式图）

苍白球在种系发生上出现较早，称旧纹状体。尾状核和壳在种系发生上出现较晚，称新纹状体。尾状核与豆状核一起合称纹状体。

纹状体是锥体外系的重要组成部分，为控制躯体运动的皮质下重要中枢，它与稳定随意运动、控制肌紧张等都有关。新纹状体主要控制骨骼肌大的自主运动，如行走时臂的摆动。苍白球主要与调节肌张力有关。

3. 屏状核　为豆状核外侧的薄层灰质，其功能尚不明了（图 15-19、图 15-21）。

4. 杏仁核（体）　位于侧脑室下角前端上方、钩的深面，与尾状核尾部相连（图 15-21），属边缘系统，其功能与调节情绪、行为、内分泌和内脏活动有关。

（四）侧脑室

侧脑室是位于大脑半球内大致呈"C"形的腔隙（图 15-19、图 15-21），左、右各一，充满脑脊液（CSF）。两侧的侧脑室经室间孔分别与第三脑室相通。每个侧脑室都分为 4 部分：中央部（体）、前角、后角、下角。侧脑室腔内除脑脊液外，还含有脉络丛，脉络丛是产生脑脊液的主要结构。

三、边缘系统

边缘系统主要由边缘叶和与之密切联系的皮质下结构共同组成。边缘叶包括隔区（胼胝体下区和终板旁回）、扣带回、海马旁回和齿状回，环绕于脑干的上部。相关联的皮质下结构包括杏仁体、隔核、乳头体、下丘脑、上丘脑、背侧丘脑的前核和中脑被盖等。边缘系统在种系发生上是脑的古老部分，功能上与嗅觉、内脏调节、情绪反应和性活动密切相关，在维持个体生存（觅食、防御、攻击、记忆等）和种族生存（延续后代）方面发挥着重要作用。

（罗　涛　曾明辉）

第六节　脑和脊髓的被膜、血管及脑脊液

一、脑和脊髓的被膜

脑和脊髓的被膜有 3 层，由外向内依次为硬膜、蛛网膜和软膜（图 15-22），起着支持、保护脑和脊髓的作用。

（一）脊髓的被膜

脊髓的被膜由外向内依次为硬脊膜、蛛网膜和软脊膜（图 15-22）。

1. 硬脊膜　为脊髓被膜最外层，由致密结缔组织构成，厚而坚韧。上端附于枕骨大孔边缘，与硬脑膜相延续；下部在第 2 骶椎水平逐渐变细，包裹马尾，附于尾骨。硬脊膜与椎管内面的骨膜之间有**硬膜外隙（腔）**。硬膜外麻醉就是将麻醉药注入硬膜外隙（腔），阻滞脊神经根的神经传导。

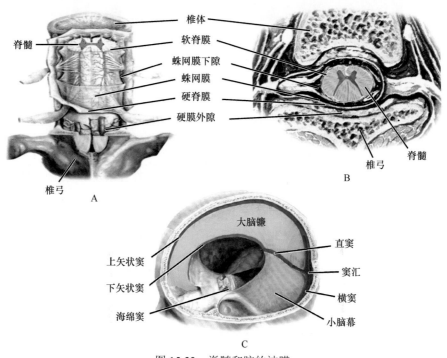

图 15-22　脊髓和脑的被膜
A. 椎管后面打开；B. 椎管胸部横切面；C. 硬脑膜及其形成的结构

2. 脊髓蛛网膜　为半透明的薄膜，位于硬脊膜与软脊膜之间。蛛网膜与软脊膜之间的间隙为**蛛网膜下隙（腔）**，充满脑脊液。自脊髓下端至第 2 骶椎水平，蛛网膜下隙扩大形成**终池**。终池内有脑脊液、马尾和终丝。为了避免损伤脊髓，成年人腰穿抽取脑脊液作实验室检查时应在第 3 与第 4 或第 4 与第 5 腰椎棘突间进针，而小儿应在第 4 与第 5 腰椎棘突间进针。

3. 软脊膜　紧密覆盖在脊髓表面，不易与脊髓分离，在脊髓下端移行为终丝。软脊膜在脊神经的前、后根之间形成齿状韧带，以一定的间隔连接脊髓的外侧面和硬脊膜。

（二）脑的被膜

脑的被膜包括硬脑膜、蛛网膜和软脑膜。

1. 硬脑膜　厚而坚韧，由两层膜融合而成，外层为颅骨内面的骨膜，内层为真正的脑膜。硬脑膜在脑神经出颅处移行为神经外膜。硬脑膜内层折叠形成一些特殊的结构，如大脑镰、小脑幕、小脑镰等，能够更好地保护脑。

硬脑膜的两层在某些部位互相分开形成**硬脑膜窦**，包括上矢状窦、下矢状窦、直窦、窦汇、横窦、乙状窦、海绵窦、岩上窦和岩下窦（图 15-22）。这些硬脑膜窦相当于其他部位的静脉，引流脑静脉的血液，但其壁内无平滑肌，不能收缩。海绵窦向前借眼上、眼下静脉与面静脉交通，向后外经岩上窦、岩下窦与横窦、乙状窦或颈内静脉交通，因此，面部感染时，特别是"危险三角区"（两侧口角与鼻根三点连线围成的区域）的感染，可经这些途径蔓延至颅内，引起颅内的感染。

2. 脑蛛网膜　与脊髓蛛网膜相似，薄、半透明，位于硬脑膜内面，跨过脑的沟裂（图 15-25）。在蛛网膜与软脑膜之间的间隙称为脑的**蛛网膜下隙（腔）**。脑的蛛网膜下隙也充满 CSF，向下与脊髓蛛网膜下隙相通。蛛网膜下隙在某些部位扩大形成**蛛网膜下池**，如小脑延髓池、脑桥池、脚间池、交叉池等。蛛网膜在上矢状窦和其他硬脑膜窦处形成草莓状的**蛛网膜粒**，突入窦腔内（图 15-25），是脑脊液回收的结构，蛛网膜下隙的脑脊液通过蛛网膜粒渗入硬脑膜窦内，汇入静脉血。

3. 软脑膜　覆盖于脑的表面并延伸到脑的沟裂深处，薄而富有血管（图 15-25）。在脑室壁的一定部位，软脑膜及其血管与室管膜结合，形成**脉络组织**。脉络组织的血管反复分支，连同覆盖这些血管的软脑膜和室管膜上皮一起，突入脑室腔，形成**脉络丛**。脉络丛是产生脑脊液的主要结构。

二、脑和脊髓的血管

（一）脑的血管

1. 脑的动脉　脑的动脉来源有 1 对颈内动脉和 1 对椎动脉（图 15-23、图 15-24）。颈内动脉的分支主要包括大脑前动脉、大脑中动脉、脉络丛前动脉和后交通动脉，分布于大脑半球的前 2/3 和部分间脑。

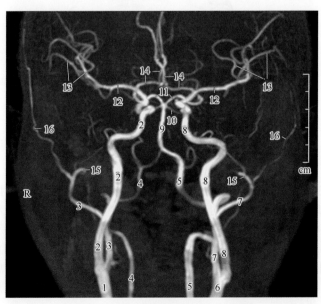

图 15-23　头部动脉的 MRA 三维成像

1. 右颈总动脉；2. 右颈内动脉；3. 右颈外动脉；4. 右椎动脉；5. 左椎动脉；6. 左颈总动脉；7. 左颈外动脉；8. 左颈内动脉；9. 基底动脉；10. 小脑上动脉；11. 大脑后动脉；12. 大脑中动脉；13. 大脑中动脉的分支；14. 大脑前动脉；15. 上颌动脉；16. 颞浅动脉

　　椎动脉的分支主要包括脊髓前、后动脉及小脑下后、下前动脉，以及小脑上动脉、脑桥动脉和大脑后动脉等（图 15-23、图 15-24），分布于大脑半球后 1/3 及部分间脑、脑干、小脑和脊髓的某些部分。基底动脉由两侧的椎动脉汇合形成，位于脑桥的基底沟内，在脑桥上缘分为左、右两条大脑后动脉。

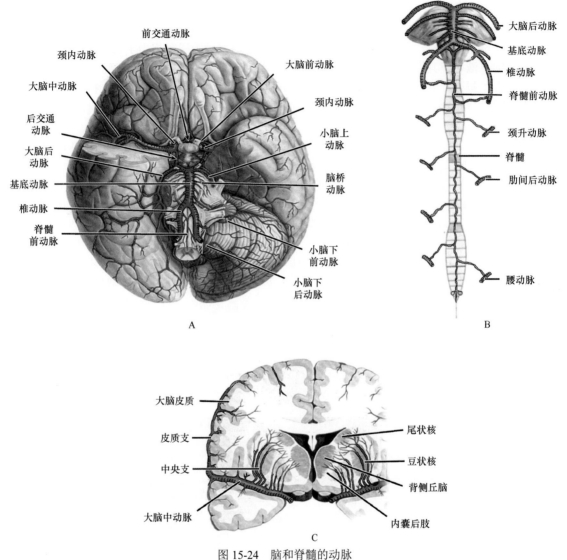

图 15-24　脑和脊髓的动脉
A. 脑下面的动脉和大脑动脉环；B. 脊髓的动脉供应；C. 大脑中动脉的分支

　　大脑动脉的分支可分为皮质支和中央支（图 15-24）。皮质支营养大脑皮质及皮质深面的部分髓质。中央支供应基底核、内囊及间脑的某些部分。大脑中动脉的中央支（又称豆纹动脉或出血动脉）营养尾状核、豆状核、内囊膝部和后肢的前部，在高血压动脉硬化时容易破裂而导致脑出血。
　　大脑动脉环（Willis 环）（图 15-23、图 15-24）由前交通动脉、两侧大脑前动脉起始段、两侧颈内动脉末段、两侧后交通动脉和两侧大脑后动脉起始段连通而成。位于脑底下方，环绕在视交叉、灰结节及乳头体的周围。此环使两侧的颈内动脉系与椎-基底动脉系相交通，对保障脑的血液供应安全具有重要意义。
　　2. 脑的静脉　不与动脉伴行，分为浅、深两组。浅组位于脑的表面，引流浅层结构（如大脑皮质等）的血液，汇入邻近的硬脑膜窦。深组引流脑深部结构的血液，汇入大脑大静脉，再汇入直窦。

（二）脊髓的血管

脊髓的动脉来源于椎动脉发出的脊髓前、后动脉，以及颈升动脉、肋间后动脉、腰动脉和骶外侧动脉等的分支（图 15-24）。脊髓的静脉互相结合汇集成脊髓前、后静脉，通过脊神经前、后根静脉注入椎内静脉丛。

三、脑脊液及其循环

脑脊液（cerebrospinal fluid，CSF）：是充满脑室系统、蛛网膜下隙和脊髓中央管内的无色透明液体，含有葡萄糖、无机离子、蛋白质等，pH 为 7.4，主要由各脑室的脉络丛产生，少量由室管膜上皮和脑的毛细血管产生。在成人，脑脊液的总量平均约 150ml，处于不断产生、循环和回流的平衡状态，在缓冲和保护中枢神经系统、运送代谢产物、调节颅内压和脑内的温度调节等方面起着重要作用。

脑脊液的循环途径（图 15-25）：左、右侧脑室脉络丛产生的脑脊液→左、右侧脑室→左、右室间孔→第三脑室+第三脑室脉络丛产生的脑脊液→中脑（大脑）水管→第四脑室+第四脑室脉络丛产生的脑脊液→第四脑室正中孔和两个外侧孔→小脑延髓池（蛛网膜下隙）→沿蛛网膜下隙环绕脑和脊髓的表面流动→上矢状窦和其他硬脑膜窦的蛛网膜粒渗透→硬脑膜窦内，脑脊液在此汇入血流。此外，少量脑脊液可经室管膜上皮、脑的毛细血管、环绕脑神经根和脊神经根周围的小静脉和毛细淋巴管引流入血。

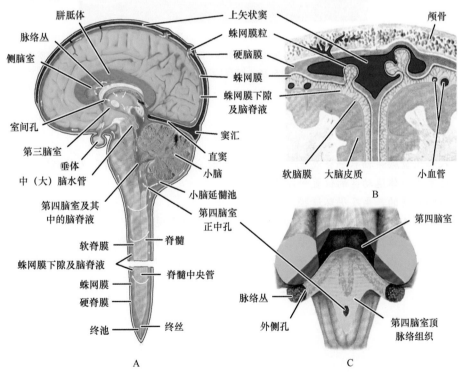

图 15-25　脑脊液循环
A.脑脊髓及其被膜正中矢状面；B.上矢状窦及其邻近结构冠状面；C.第四脑室顶部结构

四、脑　屏　障

中枢神经系统神经元的正常功能依赖于其周围微环境的稳定，维持这种微环境稳定的结构称为脑屏障，其能够选择性地让某些物质通过。脑屏障包括血-脑屏障、血-脑脊液屏障和脑脊液-脑屏障（图15-26）。血-脑屏障位于血液与神经元之间，其结构主要包括连续毛细血管的内皮、连续完整的毛细血管内皮基膜和基膜外面的神经胶质膜，这是脑屏障最主要的屏障结构。血-脑脊液屏障位于脉络丛血管的血液与脑脊液之间，其主要结构是脉络丛上皮及其间的闭锁小带，具有一定通透性。脑脊液-脑屏障位于脑脊液与神经元之间，其主要结构包括室管膜上皮、软脑膜及软膜下神经胶质膜，通透性较大，几乎没有多少屏障作用，故脑脊液的成分与神经细胞的细胞外液大致相同。

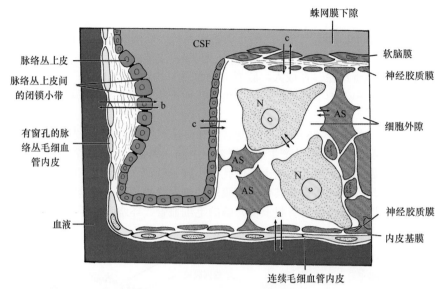

a. 血 - 脑屏障；b. 血 - 脑脊液屏障；c. 脑脊液 - 脑屏障；CSF. 脑脊液；N. 神经元；AS. 神经胶质细胞

图 15-26　脑屏障（模式图）

（曾明辉　罗　涛）

作业练习

1. 成人和儿童腰穿抽取脑脊液进行实验室检查时分别应在哪里进针？为什么？
2. 简述第 I 躯体运动区的位置和特点。
3. 简述脑脊液的产生及循环途径。
4. 列表比较 4 个语言中枢的位置功能及损伤后的临床表现。
5. 简述内囊的位置、分部、各部通过的传导束、损伤后的临床表现。
6. 名词解释：内囊、蛛网膜下隙、上运动神经元、纹状体、脊髓节段、运动性失语症、痉挛性瘫痪。

第十六章 周围神经系统

周围神经系统包括脊神经、脑神经和内脏神经。

第一节 脊 神 经

一、脊神经的概况

脊神经（spinal nerves）是与脊髓相连的神经，共 31 对（图 16-1），按照其所在的部位，分为颈神经（8 对）、胸神经（12 对）、腰神经（5 对）、骶神经（5 对）和尾神经（1 对）。每一条脊神经都借前根、后根与脊髓相连（见图 15-2）。前根属运动性，含有运动纤维；后根属感觉性，含有感觉纤维。在脊神经后根上有一个膨大，称脊神经节，前根和后根在椎间孔处合成一条脊神经（图 15-2）。

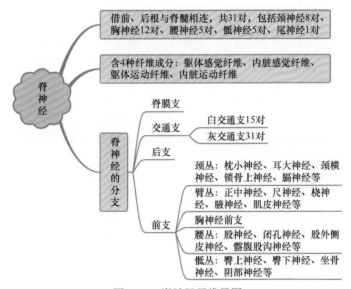

图 16-1 脊神经思维导图

二、脊神经的纤维成分

脊神经为混合性神经，含有 4 种纤维成分（图 16-2）。

1. 躯体感觉纤维 来自脊神经节的假单极神经元，它们的中枢突经脊神经后根进入脊髓，它们的周围突进入脊神经，分布于皮肤、骨骼肌、肌腱和关节等处。

2. 内脏感觉纤维 也来自脊神经节的假单极神经元，其中枢突经脊神经后根进入脊髓，其周围突进入脊神经，分布于内脏、心血管和腺体。

3. 躯体运动纤维 起自脊髓灰质前角的运动神经元，经前根进入脊神经，支配躯干和四肢的骨骼肌。

4. 内脏运动纤维 起自脊髓胸部（$T_1 \sim T_{12}$）和上腰部（$L_1 \sim L_3$）脊髓灰质侧角中间外侧核（交感神经节前纤维）或 $S_2 \sim S_4$ 节段的骶副交感核（副交感神经节前纤维）中的内脏运动节前神经元，经前根进入脊神经，其节后纤维支配平滑肌、心肌和腺体。

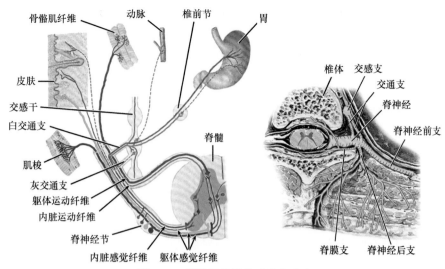

图 16-2　脊神经的纤维成分和分支

三、脊神经的分支

每条脊神经出椎间孔后立即分为 4 支：脊膜支、交通支、后支和前支（图 16-2）。

1. 脊膜支　经椎间孔返回椎管，分布于脊髓被膜、椎骨的骨膜、韧带和椎间盘等处。上 3 对颈神经脊膜支还分布于硬脑膜。

2. 交通支　连于脊神经与交感干之间，分为白交通支和灰交通支。白交通支由有髓鞘的交感神经节前纤维构成，起于 $T_1 \sim L_3$ 节段脊髓灰质侧角的交感神经节前神经元，从脊神经至交感干，只有 15 对。灰交通支由无髓鞘的交感神经节后纤维构成，起自交感干神经节的节后神经元，从交感干至每一条脊神经，有 31 对。

3. 后支　一般较细小，向后走行，分布于脊柱附近的结构，如肌肉、皮肤、骨、关节等处。但部分脊神经后支也相对较粗，如第 2 颈神经后支较大，称枕大神经，分布于枕后及项部皮肤（图 3-3、图 3-4）；第 1～3 腰神经后支较大，称臀上皮神经，分布于臀上部皮肤（图 3-4）；第 1～3 骶神经后支也较大，称臀中皮神经，分布于臀中部内侧皮肤（图 3-4、图 3-11）。

4. 前支　较粗大，分布于四肢、躯干前外侧部的结构，如肌肉、皮肤、关节等处。除胸神经前支外，其余各部的脊神经前支分别形成复杂的神经丛，包括颈丛、臂丛、腰丛和骶丛。

四、脊神经前支形成的神经丛和胸神经前支的分布

（一）颈丛

颈丛由上 4 条颈神经（$C_1 \sim C_4$）前支构成，位于胸锁乳突肌上部深面，分支包括枕小神经、耳大神经、锁骨上神经、颈横神经和膈神经等（图 16-3），主要分布于颈外侧部、颈前部、胸前壁上部、肩部和膈肌等处。

膈神经在锁骨下动、静脉之间经胸廓上口进入胸腔，经肺根前方，在纵隔胸膜与心包之间下行达膈（图 16-3）。运动纤维支配膈肌，感觉纤维分布于膈胸膜和纵隔胸膜、心包及膈腹膜。右侧膈神经的感觉纤维还分布到肝、胆囊和肝外胆道。故在肝胆疾病时常有右肩部的牵涉性痛。

（二）臂丛

臂丛由下 4 条颈神经（$C_5 \sim C_8$）前支和第 1 胸神经（T_1）前支的大部分纤维组成，从斜角肌间隙延伸到腋窝（图 16-4）。臂丛的分支包括锁骨上分支（胸长神经、肩胛上神经和肩胛背神经）和锁骨下分支（肩胛下神经、胸内侧神经、胸外侧神经、胸背神经、腋神经、肌皮神经、正中神

经、尺神经、桡神经、臂内侧皮神经和前臂内侧皮神经），本处重点介绍正中神经、尺神经、桡神经、肌皮神经和腋神经。

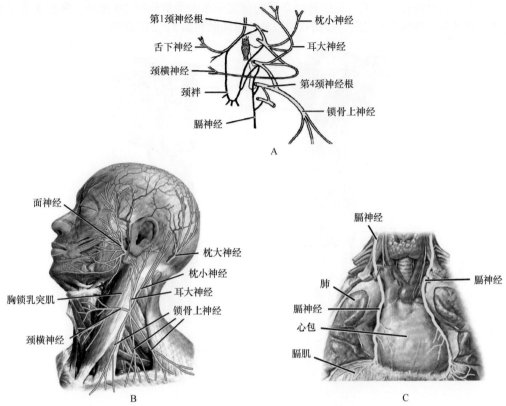

图 16-3　颈丛的构成和分支（模式图）

A 颈丛的构成；B 颈丛的皮支；C 膈神经走行分布

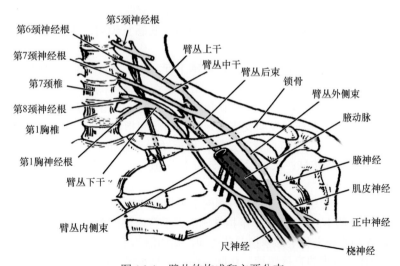

图 16-4　臂丛的构成和主要分支

　　1. 正中神经　以两根分别起自臂丛内、外侧束，沿肱二头肌内侧下行至肘窝，再经前臂下行，经腕管到达手掌（图 16-4、图 16-5）。正中神经在上臂无分支，在肘窝及前臂发出许多分支分布于除肱桡肌、尺侧腕屈肌和指深屈肌尺侧半以外的所有前臂前群肌，以及附近的骨和关节（图 16-5）。

正中神经在手掌首先发出一条返支，分布于除拇收肌以外的鱼际肌，然后分为 3 条指掌侧总神经（图 16-5）。每条指掌侧总神经下行到掌骨头附近平面时又分成两支指掌侧固有神经，沿外侧 4 个手指的相对缘行至指尖。正中神经在手的分支分布于手掌外侧 2/3 皮肤、桡侧 3 个半手指掌侧面、中节和远节指背的皮肤、除拇收肌以外的鱼际肌和第 1、2 蚓状肌。

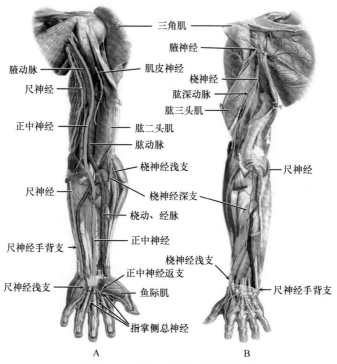

图 16-5　臂丛的主要分支及其分布

A. 上肢前面的主要神经、血管；B. 上肢后面的主要神经、血管

正中神经损伤将导致：①屈腕力大幅度减弱；②前臂旋前、桡侧 3 个手指屈曲和拇指的对掌功能丧失；③手掌桡侧 2/3 和桡侧 3 个半手指掌侧面皮肤感觉障碍；④由于鱼际肌瘫痪和萎缩，损伤侧的手呈"猿手"。

2. 尺神经　起自臂丛内侧束，在肱二头肌内侧下行，约在上臂中部穿内侧肌间隔，经尺神经沟向下至前臂前内侧部（图 16-4、图 16-5）。主干继续在前臂内侧部下行到屈肌支持带浅面时，分为尺神经浅支和深支进入手掌，它在腕关节上方约 5cm 处还发出 1 条手背支（图 16-5）。

尺神经在上臂无分支，在前臂发肌支支配尺侧腕屈肌和指深屈肌尺侧半；尺神经手背支分布于手背尺侧半和尺侧 2 个半指近节指背的皮肤；尺神经浅支分布于手掌内侧 1/3、内侧 1 个半指掌侧面及中节和远节指背的皮肤；尺神经深支分布于小鱼际肌、拇收肌、骨间肌及第 3、4 蚓状肌（图 16-5）。

尺神经损伤将导致：①屈腕力减弱，内侧两个手指远侧指间关节的屈曲功能和 5 个手指的内收功能丧失；②手掌内侧 1/3、内侧 1 个半指掌侧面、手背内侧部皮肤感觉障碍；③由于骨间肌萎缩，5 个手指的内收功能丧失和全部掌指关节过伸，损伤侧的手呈"爪形手"。

3. 桡神经　为臂丛后束的直接延续，伴肱深动脉沿桡神经沟绕肱骨中段后面，在肱骨外上髁前方分为浅支和深支（图 16-4、图 16-5）。在臂部，桡神经分支分布于肱三头肌、肘肌、肱桡肌、桡侧腕长伸肌、臂后区及前臂后面的皮肤。桡神经浅支为皮支，下行至前臂后面，然后下行至手背，发出分支分布于手背桡侧半、桡侧 2 个半指近节指背的皮肤；桡神经深支主要为肌支，进入前臂后面发出分支分布于前臂后群肌（图 16-5）。

肱骨中段或中、下 1/3 交界处骨折时容易合并桡神经损伤。桡神经损伤将导致：①前臂后群肌瘫痪，患者失去伸腕、伸指和前臂旋后的能力，出现"垂腕"征；②第1、2掌骨之间手背皮肤（虎口区）的感觉丧失。案例16-1就是左侧肱骨中段骨折合并桡神经损伤，使该神经支配的前臂后群肌瘫痪，其感觉的绝对分布区（虎口区）感觉障碍。

案例 16-1

　　患者，男，35岁，在工作中不幸被钢管砸伤左臂，晕倒，立即送医院救治。检查：左侧肱骨中段骨折，左侧腕关节和手指均不能伸，并出现"垂腕"征，虎口区感觉障碍。

　　问题：该患者出现这些症状的原因可能是什么？

---

4. 肌皮神经　起自臂丛外侧束，穿过喙肱肌，然后在肱二头肌和肱肌之间下行，发出分支支配这3块肌肉（图16-4、图16-5），它的终末支称为**前臂外侧皮神经**，分布于前臂外侧皮肤（见图3-8）。

5. 腋神经　起自臂丛后束，经四边孔到三角肌区（图16-4、图16-5），在此发出肌支分布于三角肌和小圆肌，它的末支经三角肌后缘浅出，称**臂外侧上皮神经**，分布于肩部、臂外侧区上部的皮肤（图3-7）。腋神经可于肱骨外髁颈骨折或肩关节脱位等时被损伤，导致三角肌瘫痪和萎缩，引起"方形肩"。

（三）胸神经前支的分布

　　胸神经前支有12对，上11对位于相应的肋间隙中，称肋间神经，第12对位于第12肋的下方，称肋下神经。肋间神经首先在肋间内、外肌之间，于肋间血管下方伴随其沿肋沟前行，在腋前线附近离开肋沟，完全行于肋间隙中间。上6对肋间神经走向胸骨，在胸骨附近穿过肋间肌和胸大肌，以**前皮支**而终（图16-6）。第2～6肋间神经在肋角前方还发出一侧支向下，沿下一肋的上缘前行。下5对肋间神经及肋下神经跨过肋弓，向前下行于腹内斜肌与腹横肌之间，然后进入腹直肌鞘，在白线附近以前皮支而终。

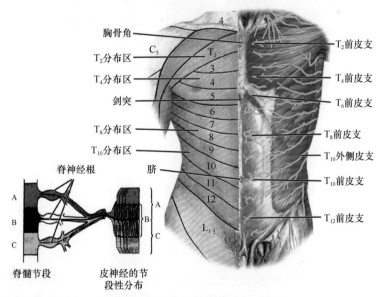

图 16-6　胸神经前支的分布

A、B、C为相邻的脊髓节段，它们发出的三条脊神经在皮肤分布的A、B、C区域，相邻两条脊神经的分布区域都有1/2的重叠

　　胸神经的前支分布于胸腹部前外侧壁的肌肉，皮肤、乳房、胸膜和腹膜的壁层。它们在躯干前外侧面的分布是节段性的，呈带状，其分布的规律为：T_2分布于胸骨角平面；T_4分布于乳头平面；T_6分布于剑突平面；T_8分布于肋弓平面；T_{10}分布于脐平面；T_{12}分布于脐与耻骨联合连线中

点平面。相邻两条胸神经前支的分布区有 1/2 的重叠，故单一的胸神经前支损伤时，在皮肤表面检查不出感觉障碍。临床上以此节段性分布的规律，来确定脊髓或脊神经损伤的位置以及麻醉的平面。

（四）腰丛

腰丛位于腰大肌后面，腰椎横突前方，由第 12 胸神经前支一部分、第 1～3 腰神经前支及第 4 腰神经前支的一部分组成，分支包括股神经、闭孔神经、髂腹下神经、髂腹股沟神经、生殖股神经和股外侧皮神经等（图 16-7）。

1. 股神经 是腰丛最大的分支，自腰大肌外缘穿出，在腰大肌与髂肌之间下行，在腹股沟韧带中点深面稍外侧进入股三角（图 16-7），其肌支分布于髂肌、耻骨肌、股四头肌和缝匠肌，其皮支分布于大腿及膝关节前面的皮肤。股神经最长的皮支为隐神经，先伴随股动脉进入收肌管，穿出此管前壁至膝关节内侧，然后伴大隐静脉走行，分布于膝关节和小腿内侧面、足背内侧缘皮肤。

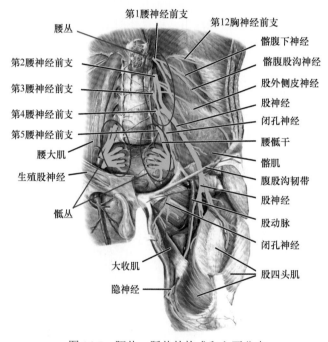

图 16-7　腰丛、骶丛的构成和主要分支

股神经损伤表现为屈髋无力、坐位时不能伸膝、行走困难、膝反射消失、大腿前面和小腿内侧面皮肤感觉障碍。

2. 闭孔神经 自腰大肌内侧缘穿出，沿骨盆侧壁内面下行，穿过闭膜管进入大腿内侧（图 16-7）。闭孔神经的分支主要分布于大腿内侧肌群和大腿内侧面的皮肤。闭孔神经损伤可导致大腿不能内收、大腿内侧面皮肤感觉障碍。

（五）骶丛

骶丛由腰骶干及全部骶神经和尾神经前支组成（图 16-7），位于骶骨和梨状肌的前面。骶丛的分支主要包括臀上神经、臀下神经、阴部神经、股后皮神经和坐骨神经等（图 3-10、图 3-11、图 16-7、图 16-8）。

1. 臀上神经 与臀上血管伴行，经梨状肌上孔离开盆腔至臀部，分布于臀中肌、臀小肌和阔筋膜张肌（图 3-11、图 16-8）。

2. 臀下神经 与臀下血管伴行，经梨状肌下孔离开盆腔至臀部，分布于臀大肌（图 3-11、图 16-8）。

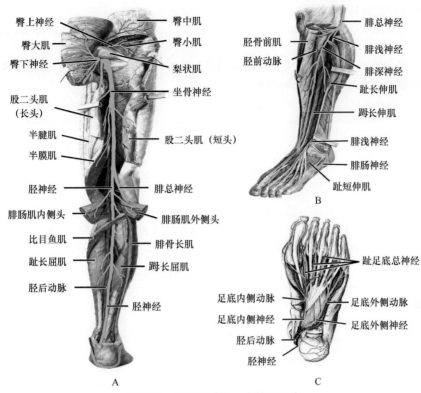

图 16-8　下肢的神经、血管和肌肉

A.下肢的神经、血管、肌肉（后面观）；B.小腿足背的神经、血管、肌肉（前外侧面观）；C.足底的神经、血管

3. 阴部神经　与阴部血管伴行，也经梨状肌下孔离开盆腔，绕坐骨棘，经坐骨小孔进入坐骨肛门窝，发出分支分布于会阴部、外生殖器的肌肉和皮肤。

4. 股后皮神经　与阴部血管伴行，经梨状肌下孔离开盆腔，在臀大肌深面下行至其下缘处，分出数支**臀下皮神经**，在臀大肌表面上行分布于臀下部。股后皮神经主干在大腿后面继续下行直到腘窝附近，沿途分支分布于大腿后面皮肤。

5. 坐骨神经　是全身最粗大、最长的神经，经梨状肌下孔离开盆腔到达臀大肌的深面，然后在大腿后部下行至腘窝，通常在腘窝上角分为**胫神经**和**腓总神经**（图 16-8）。坐骨神经在大腿后部发出分支分布于大腿后群肌和髋关节。

（1）**胫神经**：在腘窝内与腘血管一起，沿中线下行至小腿后部，于小腿三头肌深面继续伴胫后血管下行，经踝管至足底，分成**足底内侧神经**和**足底外侧神经**（图 16-8）。胫神经在腘窝和小腿后部发出分支分布于小腿后群肌。它还发出**腓肠内侧皮神经**，与来于腓总神经的腓肠外侧皮神经结合，形成**腓肠神经**，分布于小腿后部和外侧部、足背外侧部的皮肤。足底内、外侧神经分布于足底、足趾下面的结构，如肌肉、皮肤等。胫神经损伤可导致小腿后群肌和足底肌瘫痪，足不能跖屈和内翻；由于小腿前群肌和外侧群肌的牵拉，使足呈背屈、外翻位，出现"钩状足"（仰趾外翻足）畸形；足底的皮肤也出现感觉障碍。

（2）**腓总神经**：在腘窝中向外下方走行，然后绕过腓骨颈，分为腓浅神经和腓深神经（图 16-8）。**腓浅神经**在腓骨长、短肌之间下行，并发出分支支配此二肌，然后在小腿中下 1/3 交界处穿过深筋膜，成为皮神经，分布于小腿下部前外侧面、足背和趾背的皮肤。**腓深神经**，与胫前血管一起，在趾长伸肌与胫骨前肌之间下行，发出分支分布于小腿前群肌，然后继续下行，经踝关节前方达足背，发出分支分布于足背肌和第 1、2 趾相对缘的皮肤。腓总神经损伤可导致小腿前、外侧群肌瘫痪，足不能背屈和外翻；由于小腿后群肌的牵拉，出现"马蹄内翻足"畸形；小腿前外侧面及足背还有感觉缺失。案例 16-2 就是因左侧腓骨颈骨折合并腓总神经损伤，使该神经所支配的小腿前群肌和外侧群肌瘫痪，其感觉分布区障碍。

> **案例 16-2**
>
> 患者，男，26 岁，左小腿腓骨颈外伤骨折后，足不能背屈，趾不能伸，呈"马蹄内翻足"畸形，小腿前外侧及足背感觉障碍明显。
>
> 问题：该患者出现上述症状的原因是什么？

（郭文平　曹佳会）

第二节　脑　神　经

脑神经（cranial nerves）是与脑相连的神经，将脑与相应的感受器或效应器联系起来，共有 12 对，分别用罗马数字 Ⅰ～Ⅻ表示（表 16-1、图 16-9、图 16-10）。罗马数字由小到大表示其从大脑、间脑、中脑、脑桥到延髓，与脑相连的顺序，名称表示其分布或功能。

表 16-1　十二对脑视神经的序号和名称

序号	名称	序号	名称
Ⅰ	嗅神经（olfactory nerve）	Ⅶ	面神经（facial nerve）
Ⅱ	视神经（optic nerve）	Ⅷ	前庭蜗神经（vestibulocochlear nerve）
Ⅲ	动眼神经（oculomotor nerve）	Ⅸ	舌咽神经（glossopharyngeal nerve）
Ⅳ	滑车神经（trochlear nerve）	Ⅹ	迷走神经（vagus nerve）
Ⅴ	三叉神经（trigeminal nerve）	Ⅺ	副神经（accessory nerve）
Ⅵ	展神经（abducent nerve）	Ⅻ	舌下神经（hypoglossal nerve）

脑神经名称顺序记忆歌诀：一嗅二视三动眼，四滑五叉六外展。七面八位九舌咽，迷副舌下顺序看。

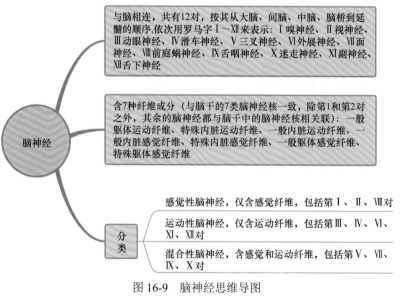

图 16-9　脑神经思维导图

一、脑神经的纤维成分

脑神经含有 7 种纤维成分，与脑干中的脑神经核一致，包括：①一般躯体运动纤维，起于脑干的一般躯体运动核，分布于由肌节衍化来的骨骼肌，如舌肌和眼外肌等；②特殊内脏运动纤维，起于脑干的特殊内脏运动核，分布于由鳃弓衍化而来的骨骼肌，如面肌、咀嚼肌和咽喉肌等；③一般内脏运动纤维，起于脑干的一般内脏运动核（副交感核），分布于平滑肌、心肌和腺体；④一般内脏感觉纤维，分布于头部、颈部、胸部和部分腹部的脏器，从这些器官的感受器传递神经冲动到孤束核下部，这些神经纤维的胞体位于相应的脑神经节内；⑤特殊内脏感觉纤维，分布于鼻的嗅区和舌等处的味蕾，其中分布于味蕾的纤维将味觉信息传递到孤束核上部；⑥一般躯体感觉纤维，分布于头颈部的皮肤、眼球、肌肉等处，从这些部位的躯体感受器传递神经冲动到三叉神经感觉核；⑦特殊躯体感觉纤维，分布于感觉器官，包括眼和耳，其中从内耳的感受器传递冲动到脑干的特殊躯体感觉核。

二、脑神经的分类

根据纤维成分和功能，脑神经可分为 3 类。

1. 感觉性脑神经　仅含感觉纤维，包括 3 对：嗅神经（Ⅰ）、视神经（Ⅱ）和前庭蜗神经（Ⅷ）。

2. 运动性脑神经　仅含运动纤维，包括 5 对：动眼神经（Ⅲ）、滑车神经（Ⅳ）、展神经（Ⅵ）、副神经（Ⅺ）和舌下神经（Ⅻ）。

3. 混合性脑神经　含感觉和运动纤维，包括 4 对：三叉神经（Ⅴ）、面神经（Ⅶ）、舌咽神经（Ⅸ）和迷走神经（Ⅹ）。

三、12 对脑神经的概况

（一）嗅神经（Ⅰ）

嗅神经（图 16-10）为感觉性脑神经，含特殊内脏感觉纤维，传导嗅觉，由位于上鼻甲和鼻中隔上部黏膜内嗅细胞的中枢突形成。这些中枢突集聚成 15～20 条嗅丝，穿过筛骨筛板的筛孔，终于嗅球。

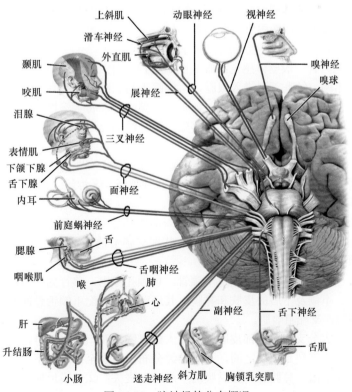

图 16-10　脑神经的分布概况

（二）视神经（Ⅱ）

视神经为由特殊躯体感觉纤维组成的感觉性脑神经，传导视觉信息（图 16-10）。视网膜神经节细胞的轴突，在视神经盘处聚集，穿过巩膜构成视神经（见图 12-2，图 12-5）。视神经通过视神经管到颅中窝，续于视交叉，然后延伸形成视束，终于外侧膝状体。视神经由 3 层脑膜延续而来的 3 层被膜包裹，故当颅内压增高时，压力可经脑脊液传递到眼底引起视神经盘水肿。

（三）动眼神经（Ⅲ）

动眼神经为运动性脑神经，含有一般躯体运动纤维和一般内脏运动纤维，它们分别起于脑干的动眼神经核和动眼神经副核，自脚间窝出脑，穿过海绵窦外侧壁，经眶上裂进入眼眶，其一般躯体运动纤维分布于上睑提肌、上直肌、下直肌、内直肌和下斜肌，其一般内脏运动纤维进入睫状神经节交换神经元，节后神经纤维分布于睫状肌和瞳孔括约肌（图 16-10，图 16-14）。该神经损伤可导致患侧上睑下垂、瞳孔扩大、眼球向外下方斜视、瞳孔对光反射消失等症状。

（四）滑车神经（Ⅳ）

滑车神经为运动性脑神经（图 16-10），含有起于脑干滑车神经核的一般躯体运动纤维，自下丘下方的上髓帆出脑，向前绕过大脑脚，穿经海绵窦外侧壁，经眶上裂入眶，支配上斜肌。

（五）三叉神经（Ⅴ）

三叉神经为混合性脑神经（图 16-10～图 16-11），含有特殊内脏运动纤维和一般躯体感觉纤维，通过其感觉根和运动根在脑桥基底部与小脑中脚移行处连于脑干，其中特殊内脏运动纤维起于三叉神经运动核，主要支配咀嚼肌、鼓膜张肌等；一般躯体感觉纤维传导头面部的痛、温、触、压觉和本体感觉，其神经元胞体位于三叉神经节内（本体感觉的神经元胞体位于三叉神经中脑核内）。这些感觉神经元的中枢突构成三叉神经感觉根，进入脑干，终止于三叉神经感觉核；它们的周围突组成三叉神经的三大分支：眼神经、上颌神经和下颌神经。

1. 眼神经　只含一般躯体感觉纤维（图 16-11），自三叉神经节发出后，向前穿过海绵窦的外侧壁，通过眶上裂进入眼眶，在眼眶内分为额神经、泪腺神经和鼻睫神经，分布于眼裂到头顶的皮肤、眼球、鼻背、泪器、部分鼻腔黏膜和部分硬脑膜等处。

2. 上颌神经　也只含一般躯体感觉纤维（图 16-11），自三叉神经节发出后，向前穿过海绵窦外侧壁，通过圆孔出颅，经眶下裂进入眼眶，再经眶下沟、眶下管和眶下孔至面部，延续为眶下神经。上颌神经的主要分支包括眶下神经、颧神经、翼腭神经和上牙槽神经，分布于眼裂与口裂之间的皮肤、上颌的牙、牙龈及上颌窦黏膜等处。颧神经的交通支含有从翼腭神经节到泪腺的副交感节后纤维。

3. 下颌神经　含有特殊内脏运动纤维和一般躯体感觉纤维（图 16-11），自三叉神经节发出后，通过卵圆孔到达颞下窝，在此分为 5 支：耳颞神经、颊神经、舌神经、下牙槽神经和咀嚼肌神经。耳颞神经分布于耳郭前面和颞区的皮肤，以及腮腺。颊神经分布于颊部的皮肤及黏膜。

舌神经分布于口腔底及舌前 2/3 黏膜，传导一般躯体感觉。从面神经来的鼓索加入舌神经，其味觉纤维随舌神经分布至舌前 2/3 的味蕾，而其副交感节前纤维至下颌下神经节交换神经元，节后纤维控制下颌下腺和舌下腺的分泌。

下牙槽神经是一条混合性神经，通过下颌管，自颏孔穿出，移行为颏神经，其感觉纤维分布于下颌的牙及牙龈、下颌及下唇的皮肤和黏膜，其运动纤维支配下颌舌骨肌及二腹肌前腹。咀嚼肌神经为运动性神经，支配咀嚼肌。

三叉神经的这三大分支在头面部皮肤的分布大致以眼裂和口裂来划分，眼神经分布于眼裂到头顶，上颌神经分布于眼裂到口裂之间，下颌神经分布于口裂至下颌骨下缘。三叉神经损伤可引起：①同侧面部皮肤及眼、鼻腔和口腔黏膜的一般感觉丧失；②角膜反射消失；③咀嚼肌瘫痪和

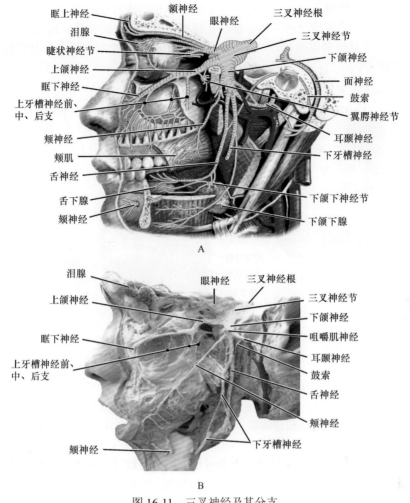

图 16-11　三叉神经及其分支

A. 模式图；B. 三叉神经标本染色

萎缩，张口时下颌偏向患侧。三叉神经的任何一条分支损伤也引起其分支所分布的相应区域感觉障碍或肌肉瘫痪。三叉神经或其分支受刺激等，可引起三叉神经痛。

（六）展神经（Ⅵ）

展神经为运动性脑神经，只含有起于脑桥展神经核的一般躯体运动纤维，自延髓脑桥沟内侧部出脑，然后向前穿过海绵窦，通过眶上裂到眼眶，进入和支配外直肌（图 16-10）。该神经损伤会导致患侧眼外直肌瘫痪，眼球向内斜视。

（七）面神经（Ⅶ）

面神经为混合性脑神经（图 16-10、图 16-12），含有 4 种纤维成分：①特殊内脏运动纤维，起于面神经核；②一般内脏运动纤维，起于上泌涎核，控制泪腺、下颌下腺、舌下腺，以及鼻腔和口腔黏膜腺体的分泌；③特殊内脏感觉纤维，起于膝神经节，分布于舌前 2/3 的味蕾；④一般躯体感觉纤维，传递耳部一小块皮肤的躯体感觉和面肌的深感觉。面神经连于延髓脑桥沟外侧部，经过内耳门、内耳道和面神经管，由茎乳孔出颅到面部。膝神经节是面神经管入口处面神经的一个膨大。面神经的分支包括管内分支和管外分支。

1. **管内分支**　包括鼓索、岩（浅）大神经和镫骨肌神经（图 16-11）。鼓索含有味觉纤维和副交感节前纤维，经鼓室、岩鼓裂至颞下窝，加入舌神经，其味觉纤维随舌神经分布于舌前 2/3 的味蕾，其副交感节前纤维进入下颌下神经节并交换神经元，该节发出节后纤维控制下颌下腺和舌下腺的分泌。岩大神经含有副交感节前纤维，在膝神经节处起自面神经，通过岩大神经裂孔、破裂孔至颅底，然后穿翼管到翼腭神经节交换神经元，节后纤维控制泪腺、鼻及腭黏膜腺的分泌。镫骨肌神经支配镫骨肌。

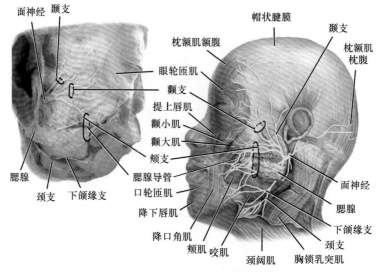

图 16-12　面神经的管外支和分布

2. 管外分支　面神经主干离开茎乳孔后，向前进入腮腺深面，分支形成腮腺丛。在腮腺前缘，从面神经腮腺丛分出 5 组分支：颞支、颧支、颊支、下颌缘支和颈支（图 16-12）。这些分支只含有特殊内脏运动纤维，支配面肌和颈阔肌。此外，面神经还发出分支支配枕额肌的枕腹、耳后肌、二腹肌后腹和茎突舌骨肌。

面神经管外损伤主要导致面肌瘫痪，主要表现为面部看起来不对称、患侧额部皱纹消失、眼裂不能随意关闭、鼻唇沟变平、试图发笑时口角偏向健侧、患者不能鼓腮、说话时唾液从口角流出。面神经管内损伤患者，除面肌瘫痪外，还有舌前 2/3 味觉丧失及泪腺、下颌下腺和舌下腺分泌减弱或丧失、患侧听觉过敏。案例 16-3 就是典型的面神经管外损伤表现。

> **案例 16-3**
>
> 　　患者，女，36 岁，因面部不对称、左侧闭眼困难、发笑时口角偏向右侧 2 周就诊。检查：面部看起来不对称，左侧额纹消失、鼻唇沟变平坦，不能随意闭眼、鼓腮、吹口哨，让其发笑时口角偏向右侧。其余无明显变化，舌的味觉、听觉等正常。
>
> 　　问题：该患者出现上述症状、体征的原因是什么？

（八）前庭蜗神经（Ⅷ）

前庭蜗神经由前庭神经和蜗神经组成，含有特殊躯体感觉纤维。

1. 前庭神经　传导平衡觉，其神经元胞体位于内耳道底的前庭神经节内，它们的周围突分布于内耳椭圆囊斑、球囊斑和壶腹嵴的毛细胞，中枢突形成前庭神经（图 13-4）。前庭神经与蜗神经一起，通过内耳道和内耳门进入颅腔，于延髓脑桥沟外侧进入脑干，部分纤维终于前庭神经核，另一部分纤维终于前庭小脑（图 16-10）。

2. 蜗神经　传导听觉，其神经元胞体位于蜗神经节（螺旋神经节）内（图 13-4、图 13-5），它们的周围突分布于内耳螺旋器（Corti 器）的毛细胞，中枢突构成蜗神经。蜗神经与前庭神经一起，经内耳道、内耳门进入颅腔，于脑桥延髓沟外侧部进入脑干，终于蜗神经腹侧核、背侧核（图 17-4）。

在前庭蜗神经中尚存在传出纤维，它们分布于螺旋器、球囊斑和椭圆囊斑及壶腹嵴，对传入信息起负反馈调节作用。前庭蜗神经损伤会引起患侧耳聋和平衡功能丧失。

（九）舌咽神经（Ⅸ）

舌咽神经（图 16-10）为混合性脑神经，含有 5 种纤维成分：①特殊内脏运动纤维，起于疑核；②一般内脏运动（副交感节前）纤维，起于下泌涎核；③特殊内脏感觉（味觉）纤维；④一般内脏感觉纤维，特殊和一般内脏感觉纤维的神经元胞体都位于下神经节内；⑤一般躯体感觉纤维，起于上神经节。舌咽神经在橄榄后沟上部连于延髓，与迷走神经、副神经一起经颈静脉孔出颅，在此处舌咽神经有膨大的上、下神经节。舌咽神经的主要分支包括舌支、咽支、颈动脉窦支、鼓室神经等。

舌支分布于舌后 1/3 黏膜，传导一般内脏感觉和味觉。咽支与迷走神经和交感神经的分支结合形成咽丛，然后发分支分布于咽的黏膜和肌肉。颈动脉窦支分布于颈动脉窦和颈动脉小球，传递血压和二氧化碳浓度的信息，反射性地调节血压和呼吸。鼓室神经在鼓室内与交感纤维结合形成鼓室丛，由此丛发出分支分布于中耳的黏膜。鼓室神经的终支为岩小神经，含有起于下泌涎核的副交感节前纤维，它们到耳神经节交换神经元，节后纤维随耳颞神经分布于腮腺，控制其分泌。舌咽神经损伤时，可导致同侧舌后 1/3 味觉和一般内脏感觉消失、咽峡区痛觉消失、咽肌瘫痪等症状。

（十）迷走神经（Ⅹ）

迷走神经为行程最长、分布最广的混合性脑神经（图 16-10、图 16-14），含有 4 种纤维成分：①特殊内脏运动纤维，起于疑核；②一般内脏运动（副交感节前）纤维，起于迷走神经背核；③一般内脏感觉纤维，其胞体位于迷走神经下神经节内；④一般躯体感觉纤维，其胞体位于迷走神经上神经节内。此外，迷走神经的喉上神经分布于舌后部，传导味觉和一般内脏感觉。迷走神经自橄榄后沟的中部出延髓，经颈静脉孔出颅，在此处迷走神经有膨大的上、下神经节。

迷走神经在颈内静脉与颈内动脉或颈总动脉之间的后方下行至颈根部。左迷走神经在左颈总动脉与左锁骨下动脉之间下行进入胸腔，经主动脉弓前方、左肺根后方至食管前面，分支构成左肺丛和食管前丛，于食管下段又逐渐汇集成迷走神经前干。右迷走神经越过右锁骨下动脉前方进入胸腔，沿气管右侧下行，经右肺根后方达食管后面，分支构成右肺丛和食管后丛，在食管下段又汇集成迷走神经后干。迷走神经前、后干伴食管一起穿膈肌食管裂孔进入腹腔，前干分成胃前支和肝支，后干分成胃后支和腹腔支。

迷走神经在颈部、胸部和腹部都有一些重要的分支，分布如下。

1. 迷走神经在颈部的分支　包括喉上神经、颈心支、耳支、咽支和脑膜支等。喉上神经于下神经节处起于迷走神经，向前下分成内、外支。外支支配环甲肌，内支穿甲状舌骨膜，分布于咽、舌根、声襞以上的喉黏膜，传导一般内脏感觉和味觉。颈心支有上、下两支，下行入胸腔，与颈交感神经的心支在心底部构成心丛，由此丛发出分支分布于心和主动脉弓等处。耳支起于迷走神经的上神经节，分布于耳郭后面及外耳道皮肤。咽支起于下神经节，与舌咽神经和交感神经咽支共同构成咽丛，分布于咽、软腭的肌肉，以及咽部黏膜。脑膜支也起于上神经节，分布于颅后窝硬脑膜。

2. 迷走神经在胸部的分支　包括喉返神经、支气管支和食管支等。右喉返神经由右迷走神经在右锁骨下动脉前方发出，向下后方绕右锁骨下动脉返回颈部；左喉返神经由左迷走神经在主动脉弓前方发出，向下后方绕主动脉弓返回颈部。左、右喉返神经均走行于气管食管沟内，上行至甲状腺侧叶后面时改称喉下神经，其特殊内脏运动纤维支配除环甲肌以外的所有喉肌，其内脏感觉纤维分布于声襞以下的喉黏膜。喉返神经还发出心支、支气管支和食管支，分别参加心丛、肺丛和食管丛。一侧喉返神经损伤将导致声音嘶哑；两侧同时受损可引起失音、呼吸困难，甚至窒息。

支气管支和食管支与交感神经的分支共同构成肺丛和食管丛，由丛再发分支分布于气管、支气管、肺及食管，控制平滑肌的运动及腺体的分泌，传导这些器官和胸膜的感觉。

3. 迷走神经在腹部的分支　包括胃前支、胃后支、肝支和腹腔支。胃前支和胃后支分别在贲门附近起于迷走神经前干和后干，沿胃小弯的前面和后面向右走行，分布于胃的前壁和后壁，其末支呈"鸦爪"形，分支分布于幽门部。分布于胃体和胃底的分支调节胃酸的分泌，而分布于幽门部的分支调节激素（胃泌素）的分泌和胃的排空。高选择性迷走神经切断术，即只切断分布于胃体和胃底的分支，能够减少胃酸的分泌，以达到治疗胃酸增多的消化性溃疡的目的；同时，幽门和腹部受迷走神经支配的其他器官的功能得到保留。肝支在贲门附近起于前干，参加构成肝丛，分布于肝、胆囊等处。腹腔支为后干的终支，行至腹腔干附近与交感神经的分支一起构成腹腔丛，伴腹腔干、肠系膜上动脉、肾动脉的分支，分布于肝、胆、胰、脾、肾、肾上腺及结肠左曲以上的腹部消化管。

迷走神经主干损伤导致内脏活动障碍，其症状包括脉速、心悸、恶心、呕吐、声音嘶哑、语言困难、失音、吞咽困难、呼吸困难（呼吸深慢），甚至窒息等。

（十一）副神经（XI）

副神经由脑（颅）根和脊髓根组成，为运动性脑神经（图16-10），含特殊内脏运动纤维。脑根起于疑核，自橄榄后沟出脑。脊髓根起于副神经核，在椎管内上行，经枕骨大孔入颅腔，与脑根结合形成副神经。此神经由颈静脉孔出颅，然后两根又分开，脑根加入迷走神经，支配咽喉肌；脊髓根进入胸锁乳突肌和斜方肌，并支配此二肌。

（十二）舌下神经（XII）

舌下神经为运动性脑神经（图16-10），由一般躯体运动纤维组成，起于舌下神经核，经舌下神经管出颅，进入舌内，支配绝大多数舌肌的运动（腭舌肌除外，其运动由迷走神经的咽支支配）。一侧舌下神经损伤，患侧舌肌瘫痪、萎缩，伸舌时舌尖偏向患侧。

（郭文平　曹佳会）

第三节　内脏神经

内脏神经（visceral nerve），根据其位置可分为中枢部和周围部（图16-13～图16-14）。周围部主要分布于内脏、心血管系统、平滑肌和腺体。根据其功能，内脏神经分为内脏运动神经和内脏感觉神经。内脏运动神经支配平滑肌、心肌和腺体，在某种程度上不受意志控制，所以也称为自主神经（autonomic nerve）。又因其主要是控制和调节动物、植物共有的物质代谢活动，并不支配动物所特有的骨骼肌的运动，所以又称为植物神经（vegetative nerve）。

内脏感觉神经初级感觉纤维的神经元胞体，同脊神经、脑神经的躯体感觉纤维一样，也位于脊神经节和脑神经节内，它们的周围突分布于内脏、心血管系统和腺体，它们的中枢突走向中枢神经系统，最后到达大脑皮质。内脏感觉神经将各种刺激从内脏、心血管系统和腺体传递至各级神经中枢，中枢将这些信息进行整合，然后通过内脏运动神经，调节内脏器官的活动，维持机体内、外环境的平衡。

一、内脏运动神经

（一）内脏运动神经与躯体运动神经的区别

1. 支配对象（效应器）　躯体运动神经支配骨骼肌，而内脏运动神经支配平滑肌、心肌和腺体。

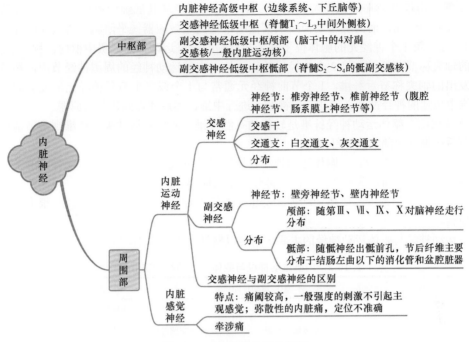

图 16-13　内脏神经思维导图

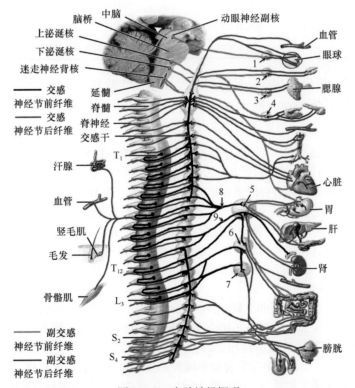

图 16-14　内脏神经概观

1. 睫状神经节；2. 翼腭神经节；3. 耳神经节；4. 下颌下神经节；5. 腹腔神经节；6. 肠系膜上神经节；7. 肠系膜下神经节；
8. 内脏大神经，9. 内脏小神经

2. 纤维成分　躯体运动神经只有一种纤维成分（躯体运动纤维）；内脏运动神经有两种纤维成分（交感和副交感纤维），大多数内脏器官同时受这两种纤维的支配。

3. 从低级中枢至效应器的神经元数目 躯体运动神经从其低级中枢至效应器（骨骼肌）只有 1 个（级）神经元，而内脏运动神经从其低级中枢到达效应器（平滑肌、心肌和腺体）有两个（级）神经元。第 1 个神经元的胞体位于脑干和脊髓的内脏运动神经低级中枢内，称节前神经元，其发出的轴突称节前纤维。第 2 个神经元的胞体位于内脏运动神经的周围神经节内，称节后神经元，其发出的轴突称节后纤维。1 个节前神经元通常与 1 个或多个节后神经元形成突触联系。在节前纤维中传递的神经冲动必须在节后神经元进行中继，然后才能到达其效应器。

4. 纤维粗细 躯体运动神经纤维是较粗的有髓纤维，而内脏运动神经纤维则是节前纤维（薄髓）和节后纤维（无髓）的细纤维。

5. 周围神经的分布形式 躯体运动神经以神经干的形式分布，而内脏运动神经的节后纤维常攀附于脏器或血管表面形成神经丛，由丛再分支至效应器。

6. 受意志控制的程度 躯体运动神经受意志的随意控制，而内脏运动神经在很大程度上不受意志的控制。

内脏运动神经与躯体运动神经的主要区别可以概括如下（表 16-2）。

表 16-2 内脏运动神经与躯体运动神经的主要区别

项目	躯体运动神经	内脏运动神经
效应器	骨骼肌	平滑肌、心肌和腺体
纤维成分	躯体运动纤维	交感纤维和副交感纤维
从低级中枢至效应器的神经元数目	一个（级）神经元	两个（级），节前神经元和节后神经元
周围神经的分布形式	神经干	神经丛
纤维粗细	较粗的有髓纤维	节前纤维（薄髓）和节后纤维（无髓）的细纤维
受意志控制的程度	受意志的随意控制	在很大程度上不受意志的控制

内脏运动神经，根据其功能、形态和神经生物化学的特点，分为交感神经（sympathetic nerve）和副交感神经（parasympathetic nerve）。

（二）交感神经

1. 交感神经的低级中枢 位于脊髓胸 1～腰 3（T_1～L_3）节段灰质侧柱的中间外侧核（图 16-14）。交感神经节前纤维起自此核。

2. 交感神经节 可分为椎旁神经节和椎前神经节 2 种（图 16-14、图 16-15）。

（1）椎旁神经节：也称交感干神经节，对称排列于脊柱两旁，由节间支相连，形成左、右两条交感干（图 16-14、图 16-15），两干在尾骨前面结合在一起。交感干从颅底延伸到尾骨的前面，分为颈部、胸部、腰部、骶部和尾部。各部椎旁神经节的数目，除颈部和尾部外（颈部为 3 个节，尾部两侧合成一个节——奇神经节），其余各部的椎旁神经节均与该部椎骨的数目近似。一侧椎旁神经节的总数为 19～24 个。

（2）椎前神经节：呈不规则的节状团块，位于脊柱前方、腹主动脉脏支的根部附近，包括腹腔神经节、主动脉肾神经节、肠系膜上神经节、肠系膜下神经节等（图 16-14、图 16-15）。

3. 交通支 连于交感干神经节与相应的脊神经之间，分白交通支和灰交通支两种（图 16-2、图 16-14、图 16-15）。白交通支由起于脊髓中间外侧核的有髓节前纤维组成，只存在于 T_1～L_3 各脊神经前支与相应的交感干神经节之间，共 15 对。灰交通支由椎旁神经节发出的无髓节后纤维组成，共 31 对，将交感干与 31 对脊神经相连。交感节前纤维进入交感干后，有 3 种去向：①终止于相应的椎旁神经节，并交换神经元；②在交感干内上行或下行，终于上方或下方的椎旁神经节；③穿过椎旁神经节，终于椎前神经节。

交感神经的节后纤维也有 3 种去向：①经灰交通支返回脊神经，随脊神经分布至头颈部、躯干和四肢的血管、汗腺和竖毛肌等；②攀附于邻近动脉的表面，形成神经丛（如颈内、外动脉丛及腹腔丛、肠系膜上丛等），随动脉的分支到达所支配器官；③直接到达其所分布的器官。

4. 交感神经的分布概况

（1）颈部：交感干颈部一般每侧含有上、中、下 3 个颈神经节（图 16-14、图 16-15）。颈上神经节是所有椎旁神经节中最大的一个，位于第 1～3 颈椎横突前方。颈中神经节是 3 个经神经节中最小的一个，位于第 6 颈椎横突前方，有时缺如。颈下神经节位于第 7 颈椎横突处，它常与第 1 胸神经节融合成颈胸神经节（星状神经节）。

颈部交感神经节后纤维的分布：①经灰交通支至 8 对颈神经，伴随颈神经分布至头、颈和上肢的血管、汗腺、竖毛肌等；②攀附于邻近动脉表面，形成颈内动脉丛、颈外动脉丛等，伴随相应动脉的分支，分布于头颈部的腺体（包括泪腺、唾液腺、口腔和鼻腔黏膜腺体、甲状腺等）、血管、瞳孔开大肌；③经咽支进入咽壁，与迷走神经、舌咽神经的咽支共同组成咽丛；④3 个颈神经节分别发出上、中和下 3 条颈心支，下行进入胸腔，加入心丛。

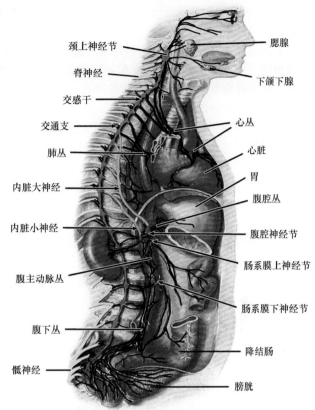

图 16-15　交感干、椎前神经节和主要内脏神经丛

（2）胸部：交感干胸部位于肋骨小头的前方，有 10～12 对胸交感神经节（图 16-14、图 16-15）。交感神经胸部的分布：①经 12 对灰交通支，连接相应的 12 对胸神经，并随其分布于胸、腹壁的血管、汗腺、竖毛肌等；②起于上 5 个胸交感神经节的节后纤维，与迷走神经的分支一起，形成胸主动脉丛、食管丛、心丛、肺丛等，分布于食管、心、肺、气管、支气管及其他胸腔器官；③内脏大神经，1 对，由穿过第 5（或 6）～9（或 10）胸部椎旁神经节的节前纤维组成，穿过膈脚，终于腹腔神经节；④内脏小神经，1 对，由穿过第 10～12 胸部椎旁神经节的节前纤维组成，下行穿过膈脚，终于主动脉肾神经节。起于腹腔神经节、主动脉肾神经节的节后纤维，随腹主动脉的脏支分布于肝、脾、胰、肾等腹腔实质性脏器和结肠左曲以前的消化管。

（3）腰部：交感干腰部位于腰椎前外侧，一般每侧有 4 或 5 个腰交感干神经节（图 16-14、图 16-15）。交感神经腰部的分布：①经 5 对灰交通支，连接 5 对腰神经，随腰神经分布于下肢血管、汗腺及竖毛肌；②腰内脏神经，1 对，由穿过腰椎旁神经节的节前纤维组成，终于腹主动脉丛和肠系膜下丛内的椎前神经节，并交换神经元。节后纤维分布于结肠左曲以后的消化管、盆腔脏器和下肢。

（4）盆部：交感干盆部位于骶骨前面，骶前孔内侧，有 2～3 对骶交感干神经节和 1 个尾神经节（奇神经节）（图 16-14、图 16-15）。交感神经盆部节后纤维的分布：①经灰交通支返回骶神经、尾神经，伴随骶神经、尾神经分布于会阴部和下肢的血管、汗腺和竖毛肌；②一些小支加入盆丛，分布于盆腔器官。

（三）副交感神经

1. 副交感神经的低级中枢　分为颅部和骶部（图 16-14），颅部为脑干的副交感核（一般内脏运动核），包括动眼神经副核、上泌涎核、下泌涎核和迷走神经背核。骶部为位于脊髓骶2～4节段的骶副交感核。

2. 副交感神经节 分为壁旁神经节（器官旁神经节）和壁内神经节（器官内神经节）（图16-14）。壁旁神经节位于副交感神经所支配器官附近，有睫状神经节、下颌下神经节、翼腭神经节和耳神经节。壁内神经节位于所支配器官的壁内，很小，在显微镜下才能看到。

3. 副交感神经的分布概况

（1）颅部的副交感神经：颅部的副交感神经伴随第Ⅲ、Ⅶ、Ⅸ、Ⅹ对脑神经分布（图16-14）。①随动眼神经走行的副交感节前纤维起于动眼神经副核，随动眼神经至睫状神经节交换神经元，节后纤维分布于睫状肌和瞳孔括约肌。②在面神经中走行的副交感节前纤维起于上泌涎核，一部分纤维经岩大神经至翼腭神经节，并交换神经元，节后纤维分布于泪腺、鼻腔、口腔黏膜的腺体；其余的节前纤维经鼓索加入舌神经，到下颌下神经节交换神经元，节后纤维分布于下颌下腺和舌下腺。③走行于舌咽神经中的副交感节前纤维起于下泌涎核，经鼓室神经至鼓室丛，此丛发出岩小神经，至耳神经节交换神经元，节后纤维加入耳颞神经，分布于腮腺。④随迷走神经走行的副交感节前纤维，起于迷走神经背核，随迷走神经的分支到达颈部、胸部、腹部脏器附近或壁内的副交感神经节交换神经元，节后纤维分布于颈部、胸部器官和大部分腹腔器官（腹部结肠左曲以前的消化管、腹部实质性器官、肝外胆道）。

（2）骶部的副交感神经：节前纤维起于脊髓骶2～4节段的骶副交感核，随相应的骶神经前支出骶前孔，然后经盆内脏神经加入盆丛（图16-14）。由盆丛发出分支到盆腔脏器的壁内神经节或壁旁神经节交换神经元，节后纤维分布于结肠左曲以下的消化管和盆腔脏器。

（四）交感与副交感神经的主要区别

交感与副交感神经的主要区别见表16-3。

表16-3　交感神经与副交感神经的主要区别

类别	交感神经	副交感神经
低级中枢	脊髓 $T_1 \sim L_3$ 节段的中间外侧核	脑干的副交感核和骶副交感核
周围部神经节	椎旁神经节和椎前神经节	壁旁神经节或壁内神经节
节前神经元与节后神经元的比例	一个节前神经元的轴突可与许多节后神经元形成突触联系	一个节前神经元的轴突只与少数几个节后神经元形成突触
节前纤维	较短	较长
节后纤维	较长	较短
分布范围	较大、较广	较小、较窄
对同一器官的作用	两种神经在大多数情况下，既互相拮抗，又互相统一	

（五）内脏神经丛

内脏神经在到达所支配器官的过程中，其分支常互相交织形成内脏神经丛，主要包括心丛、肺丛、腹腔丛、腹主动脉丛、腹下丛等（图16-15）。

二、内脏感觉神经

（一）内脏感觉神经概况

内感受器接收来自内脏的刺激，将刺激转变成神经冲动，经内脏感觉神经传到中枢。内脏感觉神经元的胞体位于脑神经节（包括膝神经节、舌咽神经下神经节、迷走神经下神经节）和脊神经节内。位于脑神经节中的内脏感觉神经元的周围突分布于内脏器官，中枢突进入脑干终止于孤束核。位于脊神经节中的内脏感觉神经元的周围突随同交感神经和骶部副交感神经分布于内脏器官，中枢突随同交感神经和盆内脏神经进入脊髓，终于脊髓灰质后角。

内脏感觉纤维直接或经中间神经元间接与内脏运动神经元形成突触联系，以完成内脏-内脏反射，或与躯体运动神经元形成突触联系，完成内脏-躯体反射；同时，内脏感觉纤维经过复杂的途径，将内脏感觉冲动传导到大脑皮质，产生内脏感觉。

（二）内脏感觉神经的特点

内脏感觉神经主要有两个特点，表述如下。

1. 痛阈较高，对一般的刺激（如切割、挤压或烧灼等）不敏感 大多数内脏活动都处在潜意识水平，但过度的牵拉、平滑肌强烈收缩和某些病理状态能够产生内脏疼痛，如肾绞痛、胆绞痛等。

2. 定位不精确 由于一个内脏器官的感觉神经是通过几条脊神经进入神经中枢，一条脊神经可能含有来自几个内脏器官的感觉纤维。因此，内脏器官没有其自身特定的感觉神经，这就导致了内脏感觉无法精确定位。

（三）牵涉性痛

当内脏器官发生病变时，除这个器官本身疼痛外，在体表的一定区域也出现痛觉或感觉过敏，这种现象称为**牵涉性痛**（referred pain）。例如，患心绞痛的患者可能会感到心前区和左臂内侧疼痛，案例 10-1 患者出现心前区和左臂内侧疼痛就是典型的冠心病心绞痛时出现的牵涉性疼痛。患肝脏疾病或胆道疾病的患者可能会感觉到右肩部疼痛等（图 16-16）。牵涉性痛有助于查找病变的部位，对疾病作出诊断。牵涉性痛的机制目前仍不很清楚，可能与内脏器官的感觉神经与体表某些部位的感觉神经经过同一些脊髓节段传入，以及中枢神经系统对内脏疼痛的定位能力较低等有关。

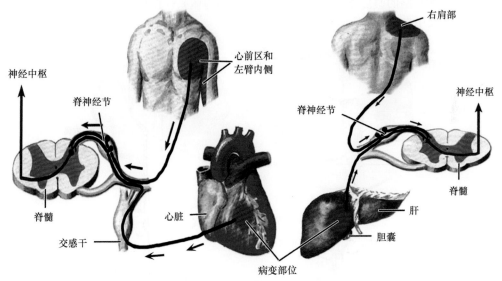

图 16-16　心和肝胆疾病的牵涉性痛

（张　黎　郭文平）

作业练习

1. 结合案例 16-3 简述面神经的管外损伤与管内损伤的区别。

2. 简述分布于舌的神经及其作用。

3. 名词解释："猿手"、"爪形手"、"垂腕"征、"马蹄内翻足"、"钩状足"、自主神经、交感干、牵涉性痛。

第十七章 神经系统的传导通路

神经传导通路是感受器与大脑皮质相应的中枢，或大脑皮质的中枢与相应的效应器之间的神经元链接。按神经冲动传递的方向，其可分为感觉（上行）传导通路和运动（下行）传导通路。由感受器至大脑皮质相应中枢的神经传导通路称为感觉（上行）传导通路；而由大脑皮质至相应效应器的神经传导通路称为运动（下行）传导通路。

第一节　感觉传导通路

一、躯干和四肢的意识性本体感觉和精细触觉传导通路

本体感觉又称深感觉，包括位置觉、运动觉和振动觉。精细触觉也称辨别性触觉，包括对物体的大小、形状、纹理、质地等的辨别，以及两点距离辨别。

此通路由 3 级神经元组成（图 17-1A）。分布于躯干及四肢的肌肉、肌腱、骨膜、韧带、关节等处的深感受器和皮肤的精细触觉感受器→脊神经节神经元周围突→脊神经节神经元（第 1 级神经元胞体）→脊神经节神经元中枢突→脊神经后根→薄束（来自胸髓第 5 节段及以下）、楔束（来自胸髓第 4 节段及以上）→延髓的薄束核和楔束核（第 2 级神经元的胞体）→内侧丘系交叉→对侧内侧丘系→背侧丘脑的腹后外侧核（第 3 级神经元的胞体）→丘脑中央辐射→内囊后肢→中央后回中部、上部及中央旁小叶后部的大脑皮质。

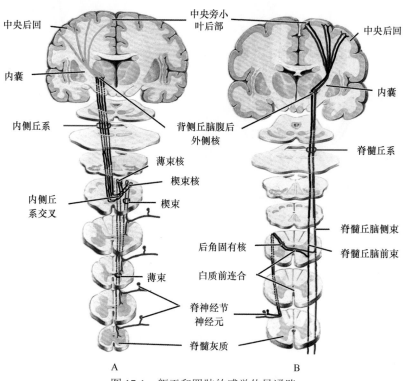

图 17-1　躯干和四肢的感觉传导通路

A.躯干和四肢的意识性本体感觉和精细触觉传导通路；B.躯干和四肢的浅感觉传导通路

二、浅感觉传导通路

浅感觉包括痛觉、温度觉和粗触压觉，此传导通路也由3级神经元组成。

1. 躯干和四肢的浅感觉传导通路（图17-1B） 分布于躯干和四肢皮肤的浅感觉感受器→脊神经节神经元周围突→脊神经节神经元（第1级神经元胞体）→脊神经节神经元中枢突→脊神经后根→脊髓灰质后角固有核、后角边缘核（第2级神经元的胞体，按板层则包括第Ⅰ、Ⅳ、Ⅴ～Ⅶ层）→白质前连合一边交叉一边上行1～2脊髓节段→对侧脊髓丘脑侧束和脊髓丘脑前束→脊髓丘系→背侧丘脑腹后外侧核（第3级神经元的胞体）→丘脑中央辐射→内囊后肢→中央后回中部、上部及中央旁小叶后部的大脑皮质（图17-1B）。

案例17-1就是因为利刃割断了脊髓左侧半，中断了薄束、楔束、脊髓丘脑束、皮质脊髓束等，损伤平面在T₆。脊髓半横断伤（布朗-塞卡尔综合征）的主要特征是伤侧受损平面以下深感觉、精细触觉和下肢运动障碍，对侧浅感觉障碍。

> **案例17-1**
>
> 患者，男性，24岁，背部被刺伤，立刻跌倒，两下肢失去运动。数日后右腿稍能活动。又过1周后右下肢几乎恢复了运动，但左下肢完全瘫痪。检查：左下肢无随意运动，腱反射亢进，巴宾斯基征阳性。躯干右侧胸骨剑突水平以下和右下肢丧失痛和温度觉，但左侧痛、温度觉完好。躯干左侧剑突以下和左下肢触觉减弱，但右侧触觉未受影响。左下肢位置和被动觉丧失，但右下肢正常。
>
> 问题：该患者何处受到损伤？为什么？

2. 头面部的浅感觉传导通路（图17-2） 分布于头面部皮肤及黏膜的浅感觉感受器→三叉神经节神经元的周围突→三叉神经节神经元（第1级神经元胞体）→三叉神经感觉根→三叉神经感觉核（第2级神经元的胞体）→起于第2级神经元的纤维左右交叉→对侧三叉丘系→背侧丘脑腹后内侧核（第3级神经元的胞体）→丘脑中央辐射→内囊后肢→中央后回下部的大脑皮质（图17-2）。

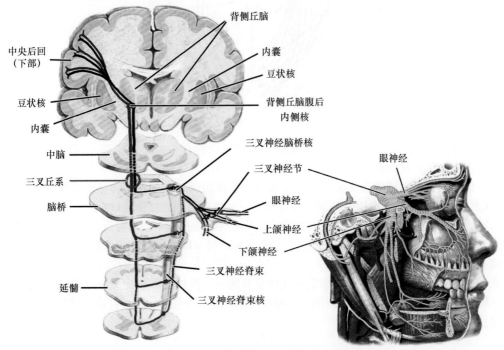

图 17-2 头面部的浅感觉传导通路

现有证据表明头面部的深感觉也经此通路传导，不过深感觉的第 1 级神经元胞体在三叉神经中脑核，第 2 级神经元胞体在三叉神经脑桥核和三叉神经脊束核，其余都与头面部的浅感觉传导通路一样（详见脑干的脑神经核有关内容）。

三、视觉传导通路和瞳孔对光反射通路

1. 视觉传导通路 光感受器（视网膜的视锥细胞和视杆细胞）→视网膜双极细胞（第 1 级神经元）→视网膜节细胞（第 2 级神经元胞体）→视神经→视交叉（在视交叉中，只有起于两眼视网膜内侧半的纤维交叉，进入对侧视束，而起于视网膜外侧半的纤维不交叉，进入同侧视束；视网膜的内侧半与外侧半是以通过黄斑中央凹的垂直线来划分的，详见第十二章"视器（眼）"有关内容）→视束→外侧膝状体（第 3 级神经元胞体）→视辐射→内囊后肢→大脑皮质视区（距状沟周围的大脑皮质）（图 17-3）。

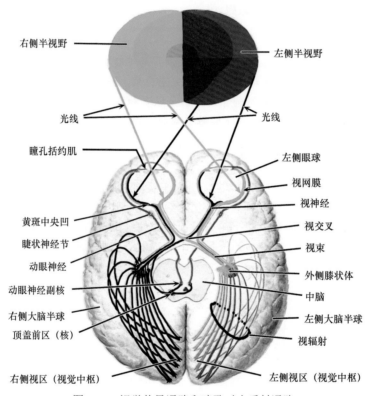

图 17-3 视觉传导通路和瞳孔对光反射通路

视野一半视力的缺失称为偏盲。一只眼全盲常由同侧视神经中断引起。双颞侧偏盲（双眼视野的颞侧半偏盲）常由在视交叉中交叉的纤维中断引起，这种情况可由垂体肿瘤引起。一只眼视野的鼻侧半偏盲可由同侧视交叉中没有交叉的纤维损伤引起。在视觉传导通路视束以上的部分（包括视束、视辐射或视觉中枢等）损伤将导致双眼对视野同向性偏盲。

2. 瞳孔对光反射通路 当光照射一侧眼时，引起两眼瞳孔缩小，这种反应称为瞳孔对光反射，其中被光直接照射眼瞳孔的反应称直接瞳孔对光反射，另一侧眼瞳孔的反应称间接瞳孔对光反射。涉及瞳孔对光反射的通路如下。

光线→光感受器→视网膜双极细胞→视网膜节细胞→视神经→视交叉→视束→上丘臂→顶盖前区（核）→两侧动眼神经副核→两侧动眼神经→两侧睫状神经节→节后纤维→两侧瞳孔括约肌→两侧瞳孔收缩（图 17-3）。

四、听觉传导通路

声波→外耳和中耳（机械传导）→内耳的螺旋器（Corti 器，声音感受器）→螺旋神经节细胞周围突→螺旋神经节（第 1 级神经元的胞体）→蜗神经→蜗神经核（第 2 级神经元的胞体，其发出的纤维部分交叉至对侧，部分纤维经上橄榄核中继）→双侧的外侧丘系（对侧为主）→双侧下丘核（第 3 级神经元胞体，部分纤维终于此核，其余部分纤维只穿过）→双侧下丘臂→双侧内侧膝状体（第 3/4 级神经元胞体）→双侧听辐射→双侧内囊后肢→双侧听区（颞横回）（图 17-4）。

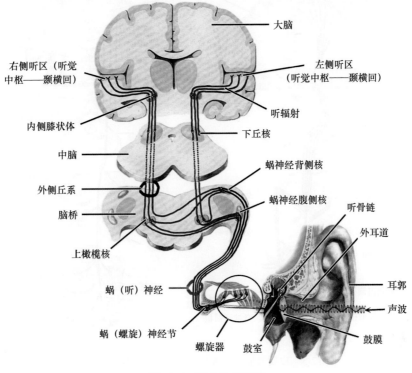

图 17-4　听觉传导通路

因为一侧听觉中枢接收两侧蜗神经核传来的纤维，故单侧蜗神经核以上的听觉传导路损伤，不会引起听力缺陷，但蜗神经或内耳损伤将导致患侧耳聋。

（郭文平　张　黎）

第二节　运动传导通路

运动传导通路与躯体运动有关，分为锥体系和锥体外系。

一、锥　体　系

锥体系（pyramidal system）与肌肉的随意运动有关，由上、下两级运动神经元组成（图 17-5）。上运动神经元为位于大脑皮质躯体运动区的传出神经元。下运动神经元为位于脑干的躯体运动核和特殊内脏运动核中的神经元，以及位于脊髓灰质前角中的运动神经元，它们构成运动传导通路的最后公路。

大脑皮质运动区（中央前回、中央旁小叶前部及额、顶叶部分区域）的巨型锥体细胞和其他类型锥体细胞的轴突共同组成锥体束。锥体束又分为皮质脊髓束和皮质核束（皮质脑干束）。

1. 皮质脊髓束（corticospinal tract） 中央前回上、中部和中央旁小叶前部等处的巨型锥体细胞和其他类型的锥体细胞（上运动神经元的胞体）→这些细胞的轴突→皮质脊髓束→内囊后肢→大脑脚底→脑桥基底部→延髓锥体，在此分为两部分（图17-5）：①大部分纤维（75%～90%）→锥体交叉→对侧的皮质脊髓侧束→脊髓灰质的前角外侧核（前角运动神经元外侧组——下运动神经元的胞体）→脊神经的躯体运动纤维→上、下四肢肌（图17-5）；②小部分纤维（10%～25%）→在同侧继续下行→同侧皮质脊髓前束→两侧脊髓灰质的前角内侧核（前角运动神经元的内侧组）→脊神经的躯体运动纤维→躯干肌（图17-5）。

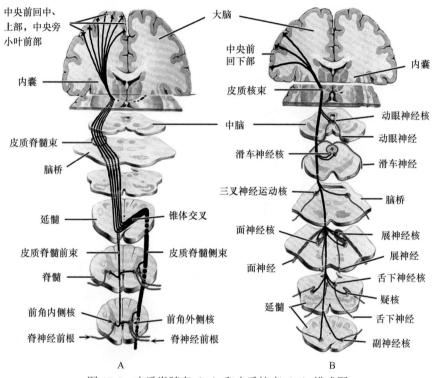

图 17-5　皮质脊髓束（A）和皮质核束（B）模式图

皮质脊髓侧束和皮质脊髓前束都含有一些不交叉的纤维，这些不交叉的纤维支配躯干肌。故躯干肌受双侧大脑运动皮质的控制。

2. 皮质核束（corticonuclear tract）（图17-5）　中央前回下部的巨型锥体细胞和其他类型的锥体细胞（上运动神经元的胞体）→这些细胞的轴突→皮质核束→内囊膝部→脑干→双侧的动眼神经核、滑车神经核、展神经核、三叉神经运动核、疑核、副神经核和面神经核上部，对侧的舌下神经核和面神经核下部（这些核中的神经元即是下运动神经元的胞体）→脑神经的一般躯体运动和特殊内脏运动纤维→头、面、咽和喉的骨骼肌（图17-5）。

面神经核下部（支配眼裂以下面肌）和舌下神经核只接收对侧皮质核束的纤维，而脑干的其他一般躯体运动和特殊内脏运动核均接收双侧皮质核束的纤维。故一侧皮质核束（上运动神经元）受损，可产生对侧眼裂以下的面肌和对侧舌肌瘫痪；一侧面神经（下运动神经元）受损可导致患侧所有面肌瘫痪；一侧舌下神经（下运动神经元）受损可引起患侧全部舌肌瘫痪（腭舌肌除外，它受迷走神经的咽支支配）。

锥体束在任何平面损伤都会引起肌肉瘫痪。由上运动神经元损伤引起的肌肉瘫痪称为核上瘫，又称为痉挛性瘫痪或硬瘫；由下运动神经元损伤引起的肌肉瘫痪称为核下瘫，又称为弛缓性瘫痪或软瘫。核上瘫和核下瘫有不同的临床表现，详见表17-1。

表 17-1　核上瘫与核下瘫的区别

类别	核上瘫	核下瘫
损伤部位	上运动神经元	下运动神经元
瘫痪的特点	痉挛性瘫痪（硬瘫）	弛缓性瘫痪（软瘫）
肌张力	增高	降低
深反射（腱反射）	亢进	消失或降低
浅反射	减弱或消失	消失
肌萎缩	早期不明显	明显
病理反射征（如巴宾斯基征等）	阳性（+）	阴性（−）

案例 17-2 就是因为情绪激动等导致脑血管破裂出血（脑出血），因其左侧内囊缺血坏死，通过内囊的传导束被破坏。

> **案例 17-2**
>
> 　　患者，男性，62 岁，在观看足球赛中突然晕倒，意识丧失 2 天。意识恢复时，右侧上、下肢瘫痪。6 周后检查发现右上、下肢痉挛性瘫痪，腱反射亢进，吐舌时偏向右侧，无萎缩。右侧眼裂以下面瘫。整个右半身的各种感觉缺损程度不一，但位置觉、振动觉和两点辨别性触觉全部丧失。温度觉有些丧失，痛觉未受影响。瞳孔对光反射正常，但患者两眼视野右侧半缺损。临床诊断：左侧内囊出血。
>
> 　　问题：用神经传导通路的知识解释该患者为何出现上述症状、体征。

二、锥体外系

锥体外系（extrapyramidal system）指锥体系以外，调节和控制躯体运动的一切传导路径，其主要功能是调节肌张力、协调肌肉活动、维持体态姿势、产生习惯性和节律性运动等。骨骼肌同时受锥体系和锥体外系的控制。这两个系统互相协调，相互依赖，形成一个不可分割的整体。锥体外系主要包括以下路径。

1. 皮质-纹状体-丘脑-皮质环路　大脑皮质躯体运动区→新纹状体（尾状核和壳）→旧纹状体（苍白球）→背侧丘脑腹前核和腹外侧核→内囊→大脑皮质躯体运动区。该环路对发出锥体束的大脑皮质躯体运动区有反馈抑制作用（负反馈）（图 17-6）。

2. 新纹状体-黑质回路（尾状核和壳 ⇌ 黑质）　见图 17-6。黑质的神经细胞能产生和释放多巴胺，当黑质变性后，则纹状体内的多巴胺含量亦降低，这与帕金森病的发生有关。

3. 皮质-脑桥-小脑-皮质环路　大脑皮质额、顶、枕、颞叶→皮质脑桥纤维→脑桥核→脑桥小脑束→对侧小脑中脚→新小脑皮质→小脑齿状核→小脑上脚，齿状核发出的纤维分为两部分：

（1）多数纤维形成齿状丘脑束→对侧背侧丘脑腹前核、腹外侧核→返回大脑皮质（主要是躯体运动区）。

（2）其余的纤维→对侧红核→红核脊髓束→脊髓灰质前角运动神经元。

皮质-脑桥-小脑-皮质环路是锥体外系中的一个重要反馈环路（图 17-6），该环路的任何部位损伤都会导致共济失调，患者可能会出现蹒跚步态，闭眼或戴眼罩时不能用手指触到自己的鼻尖等。

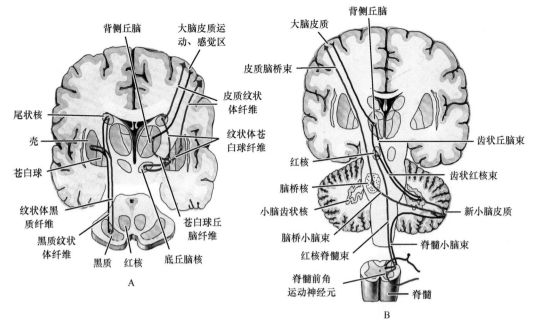

图 17-6　锥体外系

A.纹状体-苍白球系；B.皮质-脑桥-小脑系

（曾明辉　洪乐鹏）

作业练习

1. 一患者右侧视区损伤，患者可能会出现哪一侧视野偏盲？为什么？此时瞳孔对光反射会有什么变化？为什么？

2. 应用神经传导通路的知识分析案例 17-1，确定其确切的损伤部位，并解释原因（诊断依据）。

3. 应用神经传导通路的知识分析案例 17-2，确定其确切的损伤部位，并解释原因。

4. 名词解释：神经传导通路、瞳孔对光反射、核上瘫、核下瘫。

第十八章　内分泌系统

内分泌系统是神经系统以外的调节系统，参与调节机体的新陈代谢、生长发育和生殖等活动，对内环境的稳定和平衡发挥着重要影响。该系统由含有内分泌细胞的内分泌器官（内分泌腺）和内分泌组织构成。内分泌细胞分泌的物质称为激素（hormone）。激素由血流运送到其相应的靶器官发挥作用，或直接对邻近的靶器官发挥影响。人体的内分泌器官包括垂体、甲状腺、甲状旁腺、肾上腺、胸腺、松果体（图18-1）。

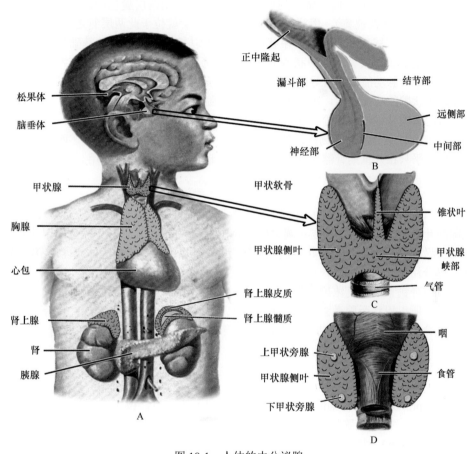

图 18-1　人体的内分泌腺

A. 儿童内分泌腺概观；B. 脑垂体的分部；C. 甲状腺前面观；D. 甲状腺后面观、甲状旁腺

一、垂　体

垂体（hypophysis，pituitary gland）位于颅底的垂体窝内（图18-1），呈卵圆形，大小约 12mm×8mm×6mm，重量约0.5g。垂体分为腺垂体和神经垂体两部分（图18-2）。腺垂体由远侧部、中间部和结节部组成。神经垂体由神经部、漏斗部和正中隆起组成。

腺垂体分泌的激素包括生长激素、促甲状腺激素、促肾上腺皮质激素、催乳素、促黑素激素、促性腺激素、促

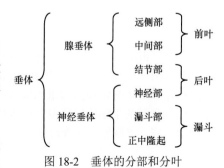

图 18-2　垂体的分部和分叶

181

卵泡激素及促黄体生成素等。垂体通过这些激素调节和控制其他内分泌腺的活动。神经垂体能储藏和释放下丘脑的视上核和室旁核分泌的抗利尿激素（血管升压素）和缩宫素（催产素）。

下丘脑的某些神经元（漏斗核和下丘脑基底内侧部的一些神经元等）能分泌多种激素释放因子或抑制因子，经垂体门脉系统运送到腺垂体，控制其内分泌活动。垂体的肿瘤可能导致眼盲，是因为肿瘤增大压迫视神经；随着肿瘤的进一步增大，还可能压迫下丘脑，引起情绪紊乱，如不可控制的愤怒等。

二、甲　状　腺

甲状腺（thyroid gland）（图 18-1）是人体最大的内分泌腺，重约 25g，位于喉下部与气管上部的两侧，呈 "H" 形，分为左、右两个侧叶和 1 个峡部。峡部横过气管的前方，连接两个侧叶。约 50% 的人有一锥状叶从峡部向上延伸到喉的前方。甲状腺由两层囊包绕，内层为纤维囊（真被囊），外层为甲状腺鞘（假被囊），甲状旁腺和甲状腺的血管就位于此两层囊之间。

甲状腺能产生甲状腺素和降钙素。甲状腺素的主要功能是调节机体的基础代谢率，以及促进骨骼和神经系统的生长、发育等。甲状腺的功能不足可导致甲状腺素缺乏，称为甲状腺功能减退（甲减）。极度的甲状腺功能低下可导致胎儿或儿童生长迟缓、智力低下（呆小病），成人则会发生黏液性水肿。甲状腺的功能过强，则产生过多的甲状腺素，称为甲状腺功能亢进（甲亢）。甲状腺功能亢进可引起突眼性甲状腺肿等。缺碘可导致单纯性甲状腺肿。

甲状腺滤泡旁细胞分泌的降钙素，通过减缓骨中破骨细胞释放钙的活动，而使血液中钙离子浓度降低，但似乎只在儿童期骨骼快速生长和破骨细胞活动度高时发挥作用。

三、甲　状　旁　腺

甲状旁腺（parathyroid gland）（图 18-1）为黄豆大小的扁椭圆形小体，通常为上、下两对，位于甲状腺侧叶后面，甲状腺的两层被囊之间，每个重约 50mg。上一对一般位于甲状腺侧叶后缘上、中 1/3 交界处；下一对多位于甲状腺侧叶后缘近下端，也可在甲状腺鞘外或埋入甲状腺实质中。

甲状旁腺分泌甲状旁腺激素，可调节钙磷代谢，维持血钙与骨钙的平衡。甲状旁腺激素使血钙浓度升高，而降钙素使血钙浓度降低，它们具有拮抗作用。由于体液的钙浓度影响神经和肌肉组织的兴奋性，所以甲状旁腺激素是神经系统和肌肉系统的一个控制因素。甲状旁腺功能减退或切除将导致致命性的神经、肌肉功能紊乱，患者表现出无法控制的肌痉挛和剧痛，并迅速恶化，直至死亡。

四、肾　上　腺

肾上腺（suprarenal gland，adrenal gland）（图 18-1）为 1 对，位于肾上端的上内方，每个重约 7g，左侧者稍大。左肾上腺呈新月形，右肾上腺呈三角形。肾上腺实质分为外周部的皮质和中央部的髓质（图 20-26）。肾上腺皮质分泌类固醇激素，包括糖皮质激素、盐皮质激素和性激素，可维持电解质平衡、控制碳水化合物的代谢等。肾上腺髓质分泌肾上腺素和去甲肾上腺素，可使心搏加快、血管收缩、血压升高。肾上腺素还促进肝释放糖类，以升高血糖水平。

五、胸　　腺

胸腺（thymus）既是一个淋巴器官，又是一个内分泌腺，位于上纵隔前部，分为不对称的两叶（图 18-1）。胸腺的大小与年龄密切相关。幼儿和儿童的胸腺相对较大，性成熟期达最大，此后逐渐退化，成年时常被结缔组织取代。胸腺能分泌胸腺素和促胸腺生成素。在胸腺内，胸腺素可使来源于骨髓的干细胞转化发育成为成熟的 T 淋巴细胞，再经血液循环迁移到周围淋巴器官，参与细胞免疫。促胸腺生成素可使包括胸腺细胞在内的淋巴细胞分化为能参与免疫反应的细胞成分。

六、松　果　体

松果体（pineal body）又称松果腺，为一松果形小体，位于缰连合的后上方（图 18-1），约 4mm×7mm，重约 0.2g，能分泌褪黑素（melatonin）、5-羟色胺等。褪黑素可抑制促性腺激素及其释放激素的合成与分泌，从而抑制生殖腺的活动，具有调节生殖系统的发育、动情周期、月经周期的节律、情绪等作用。体内褪黑素多时会心情压抑。松果体一般在 7 岁左右开始萎缩退化，13 岁左右完全退化，青春期后（16 岁左右）逐步钙化。松果体在儿童期病变、功能不全或退化太早，可导致儿童性早熟或生殖器官过度发育；反之，其功能过盛或退化太晚，可引起青春期延迟，导致性晚熟。

松果体还参与人体"生物钟"的调节，它能感受光的信号并作出反应。因褪黑素的分泌受光照和黑暗的影响，强光照射时其分泌减少，在黑暗时分泌增加，故其在血液中的浓度是白昼降低、夜晚升高。这种昼夜周期可能向中枢神经系统发放"时间信号"，转而引发某些与时间或年龄有关的"生物钟"现象，如人类的睡眠与觉醒、月经周期中的排卵以及青春期的到来时间等。

（汪华侨　曾明辉）

作业练习

1. 内分泌腺和外分泌腺有何区别？
2. 简述甲状腺的位置、形态、分泌的激素及其作用。

第二篇　人体组织学与胚胎学

组织学与胚胎学绪论

一、组织学与胚胎学研究内容和意义

组织学与胚胎学是独立而又相互关联的两门学科。组织学（histology）是研究人体的微细结构及其相关功能的科学。胚胎学（embryology）是研究从受精卵发育到新生个体的过程及其机制的科学。

组织学的研究内容包括细胞、组织、器官和系统。细胞是构成人体的最小的结构和功能单位。组织由细胞和细胞外基质构成。细胞外基质由细胞产生，参与构成细胞生存的微环境。人体组织可归纳为4种类型，即上皮组织、结缔组织、肌组织和神经组织。几种组织相互结合，构成器官；功能相关的器官构成系统。

组织学是随着显微镜的出现、在解剖学的基础上从宏观向微观发展形成的，故又称为显微解剖学。学习医学科学必须首先熟悉人体的结构、组成和发生、发育过程，因此组织学与胚胎学是一门重要的基础医学课程。组织学与胚胎学与基础医学的其他学科和临床各学科均有密切联系，如人体解剖是从宏观研究人体结构，而组织学是从微观研究人体结构，二者相辅相成、缺一不可；不了解人体组织、细胞的微细结构，就不可能深入理解其生理功能和生物化学机制；不熟悉人体胚胎发育的过程，对诸如男性不育、女性不育、先天畸形等疾病就不能进行正确的诊断和治疗。随着医学科学的发展，组织学与胚胎学已汇入生命科学各学科相互交叉的网络之中，与分子生物学、免疫学、遗传学、肿瘤学等学科相互渗透。因此，掌握好组织学与胚胎学知识，可为其他各学科奠定坚实的基础。

二、组织学与胚胎学常用研究技术

借助光学显微镜和电子显微镜可观察、研究人体的微细结构。一般光学显微镜下所观察到的结构称光镜结构。电子显微镜下所观察到的结构称超微结构。

1. 普通光学显微镜技术　最常用的方法是石蜡切片法，即把动物或人体的新鲜组织标本通过固定、脱水、石蜡包埋、切片和染色等步骤后，在光镜下观察。

常用的染色方法是苏木精（hematoxylin）和伊红（eosin）染色法，即苏木精-伊红染色法（HE染色法）。苏木精是碱性染料，使细胞核及细胞质内的核糖体等着紫蓝色。伊红是酸性染料，使细胞质和细胞外基质中的成分着红色。细胞和组织的物质或结构与碱性染料亲和力强者，称为嗜碱性；与酸性染料亲和力强者，称嗜酸性；与两种染料亲和力均不强称为中性。

此外，还可以把组织直接冰冻、切片、染色，称冰冻切片技术。该技术用于某些酶的组织化学研究及病理快速诊断。血液等体液可直接涂在载玻片上进行染色，称涂片法。坚硬组织（如骨、牙齿）可用磨片法。一些软组织（如结缔组织）可用铺片法。

特殊染色常用于特异性地显示某种细胞、细胞外基质成分或细胞内某种特殊结构。如银染法，是使硝酸银等重金属盐微粒附着在细胞或组织结构表面，使该结构显棕黑色或棕黄色。用甲苯胺蓝将肥大细胞的细胞质颗粒染为紫红色，称异染性。

2. 电子显微镜技术

（1）透射电子显微术：透射电子显微镜（transmission electron microscope，TEM），简称透射电镜，是以电子束穿透样品产生物像。电镜的分辨率与放大倍数比光镜大得多，分辨率可达0.2nm，

放大倍数可达几十万倍，主要观察细胞内的微细结构。

（2）扫描电子显微术：扫描电子显微镜（scanning electron microscope，SEM），简称扫描电镜，通过电镜发射极细的电子束在样品表面扫描，形成电信号传送到显像管，主要观察细胞、组织表面的立体结构。

此外，还有组织化学、放射自显影、图像分析、细胞培养、组织工程和生殖工程等技术。

（李艳萍　曾园山）

第十九章 基本组织

组织是由形态和功能相似的细胞和细胞外基质组成的。人体有 4 种基本组织，即上皮组织、结缔组织、肌组织和神经组织（图 19-1）。这 4 种基本组织以不同的种类、数量和方式组合形成了人体的各个器官。若干功能相关的器官则构成一个系统。

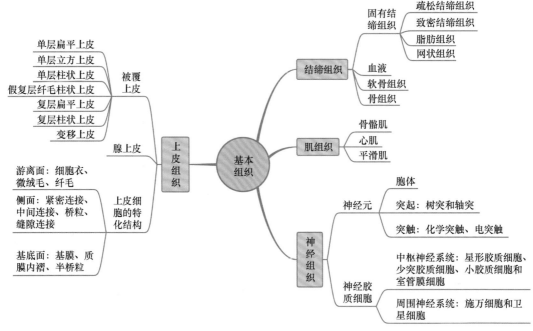

图 19-1 基本组织思维导图

第一节 上皮组织

上皮组织（epithelial tissue）简称上皮，由密集排列的上皮细胞组成，细胞外基质很少。上皮一般分为被覆上皮和腺上皮两大类。被覆上皮分布在体表及有腔器官的腔面；腺上皮具有分泌功能。上皮细胞有极性，朝向体表或有腔器官腔面的一面称游离面；与其对应的附着于基膜的另一面称基底面；而上皮细胞之间的连接面称侧面。上皮组织内常有丰富的神经末梢，一般无血管，其营养物质是由结缔组织内的血管提供，营养物质透过基膜渗入细胞间隙。上皮组织具有保护、吸收、分泌和排泄功能。

一、被覆上皮

（一）被覆上皮的分类

根据构成上皮的细胞层数和形状不同，被覆上皮可分为单层上皮和复层上皮 2 类。单层上皮包括单层扁平上皮、单层立方上皮、单层柱状上皮和假复层纤毛柱状上皮（图 19-2）。复层上皮包括复层扁平上皮、复层柱状上皮和变移上皮（图 19-3）。

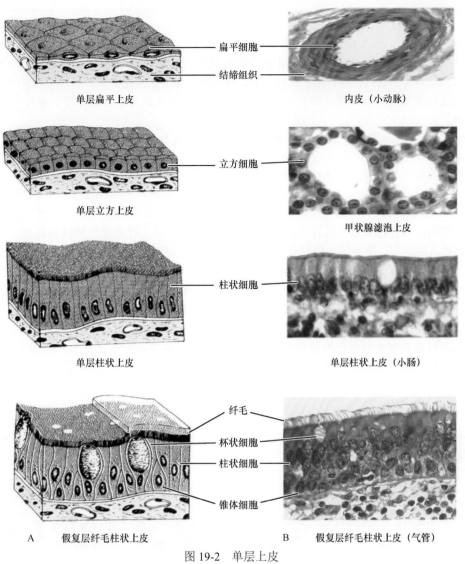

图 19-2　单层上皮

A 模式图；B 光镜图

1. 单层扁平上皮（simple squamous epithelium）　由一层扁平的上皮细胞组成。从纵切面看，细胞扁薄，胞质少，只有含核的部分略厚（图 19-2）。分布在心、血管和淋巴管腔面的单层扁平上皮称内皮，其游离面光滑，利于血液、淋巴流动。分布在心包膜、胸膜、腹膜表面的单层扁平上皮称间皮，游离面润滑，利于内脏运动。肺泡和肾小囊壁层也有单层扁平上皮，它们有利于气体扩散和物质交换。

2. 单层立方上皮（simple cuboidal epithelium）　由一层近似立方形的细胞组成。在纵切面上，细胞呈立方形，核呈圆形、居中（图 19-2）。主要分布在甲状腺和肾小管，以吸收和分泌功能为主。

3. 单层柱状上皮（simple columnar epithelium）　由一层柱状细胞组成。在纵切面上，细胞为柱状，核为椭圆形，其长轴与细胞长轴一致（图 19-2）。主要分布在胃肠黏膜，以吸收功能为主。胆囊、子宫和输卵管的黏膜也是单层柱状上皮。案例 19-1 出现的这些症状就是胃肠型病毒感染，是病毒侵入肠道后，使受累的肠黏膜上皮细胞脱落，导致小肠上皮吸收水和电解质的能力受损，从而引起腹泻及电解质紊乱。

案例 19-1

　　患者，女性，出生后 8 个月。于 2 天前突然腹泻，水样便，呈蛋花样，每日 8 次以上，伴有高热，体温 38.5～39℃，时有呕吐，食欲缺乏，排尿次数明显减少，精神差。检查：前囟未闭，凹陷，高热面容，呈中度脱水貌，呼吸快，肠鸣音亢进。余无特殊。临床诊断为：急性病毒性胃肠炎。经补液及纠正水、电解质紊乱，以及抗病毒等综合治疗，患儿 1 周后痊愈出院。

　　问题：①该患者消化管黏膜上皮中哪种细胞遭到了破坏？②该患者腹泻的原因是什么？

　　4. 假复层纤毛柱状上皮（pseudostratified ciliated columnar epithelium）　由锥体细胞、梭形细胞、柱状细胞和杯状细胞组成，每一种细胞基部均附着于基膜，由于细胞核不在同一水平面上，从纵切面观察似复层，而实为单层，故称假复层（图 19-2）。其柱状细胞游离面有纤毛，细胞间夹有杯状细胞，可分泌黏液。这种上皮主要分布于呼吸道腔面，纤毛能节律性地自动向咽部方向摆动，将吸入的尘粒、细菌等异物黏着并推向咽部，起到净化气体的作用。

　　5. 复层扁平上皮（stratified squamous epithelium）　由多层细胞组成，因表层细胞是呈扁平鳞片状，故又称复层鳞状上皮（图 19-3），是体内最厚的上皮。复层扁平上皮分为角化和非角化两种。角化的复层扁平上皮外层为几层扁平细胞，无细胞核，胞质内充满角质蛋白，称角质层；中间几层细胞呈多边形；基底层是一层矮柱状细胞，有较强的分裂增殖能力，分裂形成的子细胞逐渐向表面推移，以补充衰老或损伤而脱落的表层细胞。这种上皮主要分布在皮肤，构成皮肤的表皮，具有较强的抗摩擦、阻止异物侵入等保护作用。未角化的复层扁平上皮没有角质层，其表面为几层有核的扁平细胞，其余与角化的复层扁平上皮相似。这种上皮主要分布在口腔、食管、阴道和肛门等腔面。

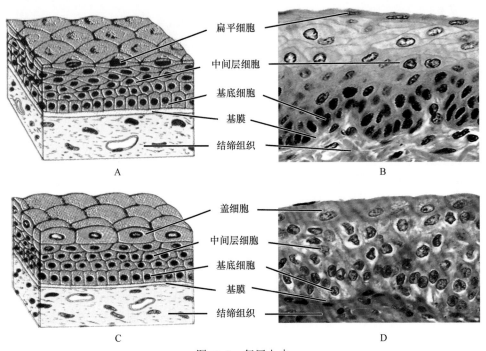

图 19-3　复层上皮

A. 未角化复层扁平上皮模式图；B. 未角化复层扁平上皮光镜图（食管，HE 染色）；C. 变移上皮模式图；
D. 变移上皮光镜图（膀胱，HE 染色）

　　6. 复层柱状上皮（stratified columnar epithelium）　由数层细胞组成，其深部为一层或几层多边形细胞，浅部为一层排列较整齐的矮柱状细胞。分布于睑结膜、男性尿道等处。

7. 变移上皮（transitional epithelium）　分布于肾盂、肾盏、膀胱和输尿管等腔面，可分为表层细胞、中间层细胞和基底细胞（图 19-3）。变移上皮细胞的形态与层数，可因所在器官处于扩张或收缩状态而变化。当器官充盈扩张时，细胞变扁，上皮细胞层数减少；器官排空收缩时，细胞变高，上皮细胞层数增多，表层细胞呈较大的立方形，质膜较厚，称为盖细胞，具有防止尿液侵蚀的保护作用。

（二）上皮细胞的特化结构

由于上皮组织分布的部位和功能不同，常在细胞游离面、侧面和基底面形成一些特化结构（图 19-4～图 19-5），以适应其功能。

1. 上皮细胞的游离面

（1）细胞衣（cell coat）：又称糖衣，由糖脂和糖蛋白构成，具有支持、保护、黏着和物质交换等功能。

（2）微绒毛（microvillus）：是上皮细胞游离面伸出的微细指状突起（图 19-4）。这种结构显著增大了细胞表面的面积。

（3）纤毛（cilium）：是上皮细胞游离面伸出的粗而长的突起（图 19-2），具有节律性定向摆动能力。具有纤毛的上皮多分布在呼吸道、输卵管等处。

2. 上皮细胞的侧面　即细胞的相邻面，相邻细胞膜接触区域局部特化形成一些细胞之间的连接结构，称为细胞连接（图 19-4），主要有：

（1）紧密连接（tight junction）：环绕在细胞顶部的周围，由相邻细胞的细胞膜形成点状融合而成（图 19-4），可使相邻细胞紧密连接起来，封闭细胞顶部的细胞间隙，阻止大分子物质通过细胞间隙进行双向渗漏。

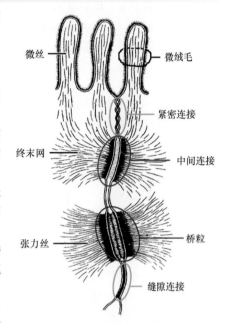

图 19-4　单层柱状上皮的微绒毛与细胞连接（模式图）

（2）中间连接（intermediate junction）：又称黏着小带，多位于紧密连接下方，相邻细胞的细胞膜之间有 15～20nm 的间隙，内有丝状物连接相邻细胞的细胞膜（图 19-4）。中间连接除有黏着作用外，还有保持细胞形状和传递细胞收缩力的作用。

（3）桥粒（desmosome）：位于中间连接的下方，是相邻细胞的细胞膜在局部形成纽扣状的斑块连接（图 19-4）。细胞间隙宽 20～30nm，间隙内充满丝状物，间隙中央有一条与细胞膜相平行且致密的中间线，有丝状物交织而成。桥粒是一种很牢固的连接，在易受摩擦的皮肤、食管等部位的复层扁平上皮中尤为发达。

（4）缝隙连接（gap junction）：位于上皮细胞相邻面的深层，细胞间隙仅约 3nm，此处细胞膜中有许多规律分布的柱状颗粒，称连接小体（图 19-4）。每个连接小体直径为 7～9nm，由 6 个杆状的连接蛋白分子围成，中央有直径约 2nm 的管腔。相邻两细胞膜中的连接小体对接，管腔也通连，成为细胞间直接交通的管道。因此，缝隙连接又称通信连接。

以上 4 种细胞连接，只要有两个或两个以上紧邻存在，则称连接复合体。

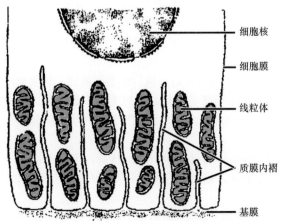

图 19-5　质膜内褶超微结构（模式图）

3. 上皮细胞的基底面

（1）基膜（basement membrane）：是上皮细胞基底面与深部结缔组织之间共同形成的薄膜（图19-2、图19-3、图19-5），主要化学成分是糖胺多糖和蛋白质。基膜除有支持、连接作用外，还是半透膜，有利于上皮细胞与深部结缔组织进行物质交换。

（2）质膜内褶（plasma membrane infolding）：是上皮细胞基底面的细胞膜折向细胞质所形成的许多皱褶，皱褶之间的胞质内有大量的线粒体（图19-5）。质膜内褶扩大了上皮细胞基底面的表面积，有利于水、电解质的转运。

（3）半桥粒（hemidesmosome）：位于上皮细胞基底面，半桥粒为桥粒结构的1/2，主要作用是将上皮细胞固着在基膜上。

二、腺上皮和腺

以分泌功能为主的细胞称为腺细胞。以腺细胞为主构成的上皮组织称为腺上皮。以腺上皮为主构成的器官称为腺或腺体。有的腺有导管，其分泌物经导管排至体表或器官内，称外分泌腺（有管腺），如汗腺、唾液腺等；有的腺没有导管，其分泌物（激素）释放入血液，称内分泌腺（无管腺），如甲状腺、肾上腺等。

（李艳萍　陈英华）

第二节　结缔组织

结缔组织（connective tissue）由细胞和大量细胞外基质构成，根据其结构特征不同可分为固有结缔组织、血液、软骨和骨等类型。固有结缔组织包括疏松结缔组织、致密结缔组织、脂肪组织和网状组织，但一般所说的结缔组织，主要指疏松结缔组织和致密结缔组织。结缔组织分布广泛，具有连接、支持、营养和保护等功能。

一、固有结缔组织

（一）疏松结缔组织

疏松结缔组织（loose connective tissue）又称蜂窝组织（areolar tissue），广泛分布于各器官、组织和细胞之间，由细胞、纤维和基质构成（图19-6）。特点是细胞种类多、纤维数量少、排列疏松、血管丰富；具有连接、支持、防御和修复等功能。

1. 细胞　疏松结缔组织的细胞主要有成纤维细胞、巨噬细胞、浆细胞、肥大细胞、脂肪细胞、白细胞及未分化的间充质细胞（图19-6）。

（1）成纤维细胞（fibroblast）：是疏松结缔组织中最常见的一种细胞，扁平，有突起。核大，呈扁卵圆形，染色浅，核仁明显；胞质呈弱嗜碱性（图19-6）。电镜下，胞质内有丰富的粗面内质网、游离核糖体和发达的高尔基复合体，能产生纤维和基质。功能不活跃时，细胞细长，核扁平，染色深，称纤维细胞，在组织损伤修复时可转变为成纤维细胞。

（2）巨噬细胞（macrophage）：由血液中的单核细胞穿出血管后形成，形态不规则，核呈卵圆形或圆形，胞质呈嗜酸性（图19-6）。电镜下，细胞表面有许多皱褶、微绒毛和少数隆起，细胞质内有大量溶酶体。巨噬细胞有很强的变形运动和吞噬功能，并有分泌生物活性物质和抗原呈递作用。

（3）浆细胞（plasma cell）：由B淋巴细胞转化形成，细胞呈卵圆形，核圆，常偏于细胞一侧，其异染色质呈车轮状分布（图19-6）。电镜下，胞质含大量粗面内质网和发达的高尔基复合体。能合成、分泌免疫球蛋白（抗体），参与体液免疫。

（4）肥大细胞（mast cell）：细胞较大，圆形或卵圆形，核小而圆，居中（图19-6）。胞质内充满嗜碱性分泌颗粒，颗粒内含肝素、组胺、嗜酸性粒细胞趋化因子等，胞质内含有白三烯。在某些物质刺激下，细胞释放颗粒物质和白三烯，参与过敏反应，如哮喘、荨麻疹等。

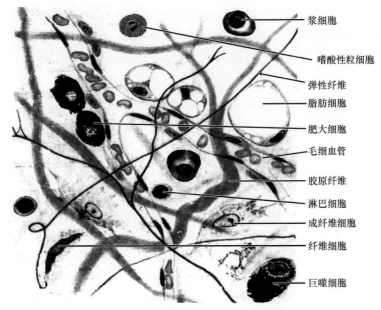

图 19-6　疏松结缔组织铺片（模式图）

（5）脂肪细胞（fat cell）：细胞大而圆，核呈扁圆形，位于细胞一侧，胞质内含有脂肪滴（图 19-6）。细胞能合成和储存脂肪。

（6）白细胞：见血液。

（7）未分化的间充质细胞：有多向分化潜能。

2. 纤维　疏松结缔组织的纤维主要有胶原纤维、弹性纤维和网状纤维（图 19-6）。

（1）胶原纤维（collagenous fiber）：由成纤维细胞分泌的胶原蛋白聚合形成，数量最多，粗细不等，常交织成网，HE 染色呈粉红色（图 19-6）。胶原纤维韧性大、抗拉力强。

（2）弹性纤维（elastic fiber）：较细，末端常卷曲，可有分支交织成网，HE 染色呈淡红色（图 19-6）。可被醛复红染液染成紫色。弹性纤维富有弹性。

（3）网状纤维（reticular fiber）：较细，可被硝酸银染液染成黑色，又称嗜银纤维。相互交织成网，起支持作用。

3. 基质　疏松结缔组织的基质是一种无定形胶状物，纤维和细胞埋于其中，其主要化学成分是**蛋白多糖**。蛋白多糖是一种大分子复合物，多糖又称**糖胺多糖**，含硫酸软骨素、透明质酸等。多糖分子与蛋白质分子相互连接形成具有许多微孔的筛状立体构型，称为**分子筛**。小于分子筛孔隙的物质，如水、氧气、二氧化碳、营养物质、代谢产物可以自由通过，而大于分子筛孔隙的细菌、异物等则不能透过，被限制于局部。这有利于防止炎症蔓延，但溶血性链球菌、癌细胞、蛇毒等能产生透明质酸酶，分解分子筛的主干透明质酸，破坏分子筛的屏障作用，致使感染和肿瘤浸润扩散。

组织液是指血液流经毛细血管动脉端时，血浆的一部分通过毛细血管壁渗入到基质中的液体，它含有电解质、单糖和气体分子等小分子物质。组织液在细胞之间进行物质交换后，经毛细血管静脉端或毛细淋巴管回流入血。组织液不断更新，利于血液和组织中的细胞之间进行物质交换。若组织液回流受阻，可致组织水肿。

（二）致密结缔组织

致密结缔组织是一种以纤维为主要成分而细胞较少的组织，主要分布于皮肤的真皮（图 20-25）、巩膜、器官表面的被膜和肌腱等，起支持、连接作用。

（三）脂肪组织

脂肪组织由大量聚集的脂肪细胞构成，被疏松结缔组织分隔成小叶。脂肪细胞大而圆，胞质内有大的脂肪滴。脂肪组织主要分布于皮下组织（图 20-25）、内脏周围、大网膜和黄骨髓等处，其主要功能是储存脂肪，提供能量。

（四）网状组织

网状组织由网状纤维与网状细胞组成，参与淋巴组织和造血组织的构成，为淋巴细胞发育和血细胞发生提供适宜的微环境。

二、血 液

血液（blood）是血管内流动的液态结缔组织，由血浆和血细胞组成。血浆为血液的无形部分，淡黄色，约占血液容积的 55%，pH 为 7.3～7.4，其中 90% 是水，其余为血浆蛋白（白蛋白、球蛋白、纤维蛋白原、脂蛋白）、无机盐、酶、激素、维生素和各种代谢产物。血液流出血管后，溶解状态的纤维蛋白原转变为不溶解的纤维蛋白，凝固成血块。血液凝固后析出的清亮淡黄色液体称血清。血清与血浆的主要区别是血清不含纤维蛋白原等凝血因子。血细胞约占血液容积的 45%，包括红细胞、白细胞和血小板（图 19-7）。血细胞的形态、数量、百分比和血红蛋白含量的测定结果称血象。患病时，血象常有显著变化，临床上将其作为疾病诊断的重要依据。

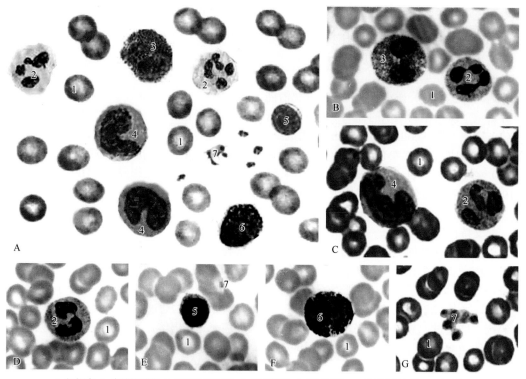

1. 红细胞；2. 中性粒细胞；3. 嗜酸性粒细胞；4. 单核细胞；5. 淋巴细胞；6. 嗜碱性粒细胞；7. 血小板

图 19-7 血细胞

A～G. 血液涂片的光镜图 [瑞特（Wright）染色]

1. 红细胞 成人红细胞（erythrocyte，red blood cell），男性为（4.0～5.5）×10^{12}/L，女性为（3.5～5.0）×10^{12}/L。红细胞直径约为 7.5μm，呈双凹圆盘状，在扫描电镜下直观、明显；在血涂片中，因其中央较薄，故染色较浅，周缘厚，染色较深。成熟红细胞无细胞核，无细胞器，胞质内充满血红蛋白。正常成人血液中血红蛋白含量，男性为 120～150g/L，女性为 110～140g/L。血红蛋白具有结合与运输 O_2 和 CO_2 的功能。红细胞膜上有血型抗原 A 或血型抗原 B，决定了个体的 ABO 血型。红细胞的平均寿命为 120 天。红细胞具有形态的可变性，当通过小于自身直径的毛细血管时，可改变形状。衰老的红细胞变形性降低，在通过脾和肝时被巨噬细胞吞噬清除。

2. **白细胞**（leukocyte，white blood cell）　为有核的圆球形细胞。成人白细胞的正常值为 $(4\sim10)\times10^9/L$。根据胞质有无特殊颗粒，分为有粒白细胞（中性粒细胞、嗜酸性粒细胞、嗜碱性粒细胞）和无粒白细胞（单核细胞、淋巴细胞）。

（1）中性粒细胞（neutrophilic granulocyte，neutrophil）：在白细胞中数量最多，占白细胞总数的 50%～70%，直径为 10～12μm，胞质内含有许多细小的浅粉红色颗粒，胞核常分为 2～5 叶，呈深紫蓝色（图 19-7）。它们对细菌产物及受感染组织释放的某些化学物质具有趋化性和吞噬功能。当机体受到细菌侵犯时，能以变形运动穿出毛细血管，聚集到细菌侵犯部位，吞噬大量细菌，其吞噬细菌死亡后成为脓细胞。中性粒细胞在血液里停留 6～8 小时，然后进入结缔组织，存活 2～3 天。

（2）嗜酸性粒细胞（eosinophilic granulocyte，eosinophil）：占白细胞总数的 0.5%～3%，直径为 10～15μm，胞质内充满粗大、均匀的鲜红色嗜酸性颗粒，胞核常分为两叶（图 19-7）。嗜酸性粒细胞也有趋化性和变形运动能力，能吞噬抗原抗体复合物，释放的多种溶酶体酶具有杀菌作用；释放组胺酶能分解组胺，从而抑制过敏反应；还能释放阳离子蛋白，杀灭寄生虫。因此，在患过敏性疾病和寄生虫感染时血液中嗜酸性粒细胞数量会增多。嗜酸性粒细胞在血液里停留 6～8 小时后进入结缔组织，存活 8～12 天。

（3）嗜碱性粒细胞（basophilic granulocyte，basophil）：数量最少，占白细胞总数的 0～1%，直径为 10～12μm，胞质内含大小不等、分布不均的蓝紫色嗜碱性颗粒，胞核呈"S"形或不规则形（图 19-7）。颗粒内含组胺、肝素、嗜酸性粒细胞趋化因子等。胞质内也含有白三烯。嗜碱性粒细胞的分泌物与肥大细胞相同，因此也参与过敏反应，其在结缔组织中能存活 10～15 天。

（4）单核细胞（monocyte）：占白细胞总数的 3%～8%，体积最大，直径为 14～20μm，胞质多，呈弱嗜碱性，呈淡蓝色。胞核呈肾形或马蹄形（图 19-7）。单核细胞在血液中停留数天后，穿出血管进入结缔组织或其他组织，分化为巨噬细胞或其他有吞噬功能的细胞。

（5）淋巴细胞（lymphocyte）：占白细胞总数的 20%～30%，可分为大、中、小淋巴细胞。以直径为 6～8μm 的小淋巴细胞数量最多，胞质少，嗜碱性，呈蔚蓝色。胞核呈圆形，一侧常有小凹陷，着色深（图 19-7）。中淋巴细胞直径为 9～12μm。淋巴细胞根据来源和功能不同，可分为 T 细胞、B 细胞和 NK 细胞，参与机体的免疫反应。

3. **血小板**（blood platelet）　是骨髓中巨核细胞脱落下来的胞质小块，无细胞核，呈双凸圆盘状，体积小，直径仅 2～4μm，属于非严格意义上的细胞（图 19-7），正常值为 $(100\sim400)\times10^9/L$。当受到机械或化学刺激时，伸出突起，呈不规则形。血小板中央为紫蓝色颗粒区，周围为浅蓝色透明区。在血涂片中血小板常聚集成群。血小板含有多种凝血因子，在止血和凝血过程中起重要作用。

三、软骨和骨

（一）软骨

软骨由软骨组织和周围的软骨膜构成，软骨组织由软骨细胞和软骨基质组成（图 19-8）。根据软骨基质中所含纤维的不同，可将软骨分为透明软骨（含胶原原纤维，如关节软骨、肋软骨等）、纤维软骨（含胶原纤维束，如椎间盘、耻骨联合等）、弹性软骨（含弹性纤维，如耳郭、会厌等）3 种。

1. **软骨组织的细胞**　包括骨祖细胞（osteoprogenitor cell）、成软骨细胞（chondroblast）和软骨细胞（chondrocyte）。骨祖细胞是软骨组织的干细胞，位于软骨组织和软骨膜交界面，胞体呈梭形，胞质少，细胞核呈细长形，着色深。在胚胎时期，骨祖细胞可分化为成软骨细胞和成骨细胞。**成软骨细胞**位置更贴近软骨组织，胞体呈扁圆形，较小，合成分泌软骨基质，并被包埋其中。**软骨细胞**包埋在软骨基质中，所在的腔隙称**软骨陷窝**（图 19-8）。软骨周边的软骨细胞较为幼稚，体积小，扁圆形，单个分布。越近软骨中央的细胞越成熟，体积增大，常成群分布。一个细胞群由同一细胞分裂而来，故称**同源细胞群**（图 19-8）。软骨细胞能产生纤维和基质。

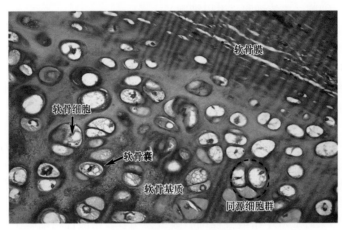

图 19-8 透明软骨（气管）

2. 软骨基质（cartilage matrix）即软骨细胞产生的细胞外基质，纤维埋于基质中（图 19-8）。基质的主要化学成分是蛋白多糖和水，其蛋白多糖与疏松结缔组织的相似，但在软骨细胞周围的基质含硫酸软骨素较多，呈强嗜碱性，形似囊状包围软骨细胞，称**软骨囊**。

3. 软骨膜（perichondrium）为软骨表面的薄层致密结缔组织膜（关节软骨除外），分内、外两层。外层的胶原纤维较多；内层的细胞较多，有骨祖细胞和**成软骨细胞**，后者进一步分化为软骨细胞，并埋于基质中（图 19-8）。

（二）骨

骨是由骨组织、骨膜和骨髓等构成的坚硬的器官，在机体中发挥支持、运动和保护作用，骨髓是血细胞发生的部位。

1. 骨组织 由钙化的细胞外基质（骨基质）和骨细胞组成（图 19-9）。

（1）骨基质：**骨基质**简称骨质，包括有机成分和无机成分。有机成分为大量胶原纤维和少量凝胶状无定形基质。基质中含有骨钙蛋白、骨黏连蛋白和钙结合蛋白等，这些蛋白质与骨的钙化、钙离子传递、骨质与细胞的黏附作用有关。无机成分又称**骨盐**，以细针状的羟基磷灰石结晶形式存在，沿胶原纤维长轴平行排列，并紧密结合。骨质呈板层状，称为**骨板**（图 19-9）。同一骨板内的纤维相互平行，相邻骨板内的纤维相互垂直，使骨组织具有坚硬的特性。骨板内和骨板之间分布有骨细胞。

（2）骨组织的细胞：骨组织的细胞包括埋于骨基质内的骨细胞（osteocyte）和位于骨组织边缘的骨祖细胞、成骨细胞（osteoblast）、破骨细胞（osteoclast）（图 19-9）。**骨祖细胞**是骨组织的干细胞，位于骨膜内，在骨发生时能分化为成骨细胞。**成骨细胞**分布在骨组织的表面，成行排列，呈立方状，核大、染色浅，胞质呈嗜碱性。电镜下，成骨细胞含有大量的粗面内质网和高尔基复合体，能形成骨质。新形成的未钙化的骨质称为**类骨质**，类骨质很快以钙盐沉积的方式钙化成为骨质。当成骨细胞埋于骨质内则变为骨细胞。**骨细胞**位于骨组织内部，比较均匀地分散于骨板之间或骨板内，呈扁椭圆形，有突起，胞质嗜碱性。胞体位于骨质的骨陷窝内，突起伸展在骨质的骨小管中，相邻细胞的突起以缝隙连接相连，与相邻的骨小管相通。骨陷窝和骨小管内有少量组织液，可营养骨细胞和输送代谢产物。**破骨细胞**分布于骨组织边缘，为多核巨细胞，形状不规则，由单核细胞融合而成。胞质嗜酸性，含大量溶酶体和线粒体。它贴近骨质处有皱褶缘（图 19-9），破骨细胞分泌多种水解酶和有机酸，可溶解骨质。破骨细胞和成骨细胞共同参与骨的生长和改建。

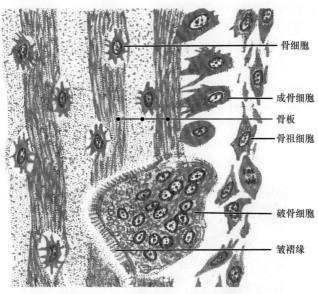

图 19-9　骨组织的骨板和各种骨细胞

2. 长骨的结构　长骨表面覆有骨膜和关节软骨，内部为骨髓腔，骨髓充填其中。

（1）骨干：主要由密质骨构成，内层有少量的松质骨形成的骨小梁。密质骨在骨干的内、外表层形成环骨板（circumferential lamella），在中层形成哈弗斯系统（Haversian system）和间骨板（interstitial lamella）（图 19-10）。环骨板为位于骨表层及骨髓腔面的环形骨板，分别称为外环骨板和内环骨板。环骨板含有横向穿行的穿通管，管内有来自骨膜的血管和神经。哈弗斯系统又称骨单位，是密质骨的基本结构单位，由同心圆排列的骨板（哈弗斯骨板）和其中心的中央管构成。中央管与穿通管相通，管内有结缔组织、血管、神经。间骨板为位于骨单位之间形状不规则的骨板，是陈旧的骨单位被吸收后的残留部分。

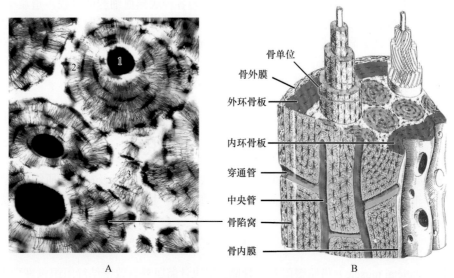

1. 中央管；2. 哈弗斯骨板；3. 间骨板

图 19-10　长骨骨干的结构

A. 骨磨片，示骨单位（哈弗斯系统）；B. 长骨骨干（立体模式图）

（2）骨骺：骨骺内部由松质骨构成，表面是薄层密质骨。松质骨由骨质形成针状或片状的骨小梁构成。骨小梁之间的小腔隙与骨干的骨髓腔相通，其内含有骨髓。松质骨内的骨髓终身都是红骨髓。骨骺的关节面有关节软骨，为透明软骨。

（3）骨膜：除关节面以外，骨的内、外表面分别覆有骨外膜和骨内膜（图19-10），通常所说的骨膜为骨外膜。骨外膜是覆盖在骨外表面的一层致密结缔组织，而骨内膜是衬在骨内表面的薄层结缔组织。骨膜中有骨祖细胞。骨膜的主要作用是营养骨组织，并为骨的生长和修复提供干细胞。

（4）骨髓（bone marrow）：位于骨髓腔内，分红骨髓和黄骨髓。红骨髓主要由造血组织和血窦构成（图19-11）。造血组织主要由网状组织和造血细胞组成，另有少量巨噬细胞、脂肪细胞和未分化的间充质细胞等。胎儿和婴幼儿时期的骨髓都是红骨髓。血窦是腔大而不规则的毛细血管，管壁由内皮和基膜构成，内皮细胞间隙大，基膜不完整，有利于成熟血细胞进入血液。约5岁开始，长骨骨髓腔中出现脂肪，且随年龄增长而增多，逐渐成为黄骨髓。黄骨髓是脂肪组织。

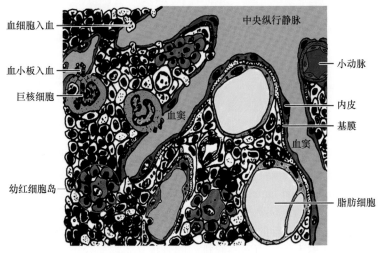

图 19-11　红骨髓的组织结构（模式图）

血细胞发生是造血干细胞（hemopoietic stem cell）在一定微环境和某些因素的调节下，先增殖分化为各类血细胞的祖细胞，祖细胞再定向分化成为各种成熟血细胞的过程。造血干细胞又称多能干细胞，是生成各种血细胞的原始细胞，有很强的分化潜能，能多向分化和自我复制，但在一般生理状态下，多处于静止状态。造血祖细胞（hemopoietic progenitor cell）由造血干细胞分化而来，能定向分化为一种血细胞，如红细胞就是造血祖细胞在红细胞生成素的作用下，定向分化而成。

（李艳萍　伍思琪）

第三节　肌　组　织

肌组织由肌细胞组成，肌细胞间有少量结缔组织、血管、淋巴管及神经。肌细胞呈细长纤维状，又称肌纤维。肌纤维的细胞膜称肌膜，细胞质称肌质。根据肌细胞的形态结构和功能不同，肌组织分为骨骼肌、心肌和平滑肌3种。

一、骨　骼　肌

骨骼肌（skeletal muscle）借肌腱附着于骨骼。每块骨骼肌外有致密结缔组织包裹形成肌外膜。肌外膜的结缔组织伸入肌束之间，并包裹每一肌束形成肌束膜。分布在每条肌纤维周围的结缔组织称肌内膜。结缔组织对骨骼肌有支持、连接和营养等作用。在肌纤维表面还有一种扁平有突起的细胞，称肌卫星细胞。当肌纤维受损伤时，肌卫星细胞可分裂增殖，参与肌纤维的修复。

（一）骨骼肌纤维的光镜结构

骨骼肌纤维（骨骼肌细胞）呈长圆柱形，直径为 10～100μm，长 1～40mm，其表面有薄层肌膜（图 19-12）。细胞核有几十到几百个，呈扁椭圆形位于肌膜下方。在肌质内含有许多与细胞长轴平行排列的肌原纤维，直径为 1～2μm。每条肌原纤维上有明带和暗带相间排列。由于各条肌原纤维的明带和暗带都准确地排列在同一平面上，使整个肌纤维上呈现明暗相间的横纹。明带着色较浅，又称 I 带；暗带着色较深，又称 A 带。A 带中间有一浅带称 H 带，在 H 带中间还有一条色深的线称 M 线。在 I 带中央有一色深的线称 Z 线。相邻两条 Z 线之间的一段肌原纤维称为肌节，它包括 1/2 I 带+1 A 带+1/2 I 带。肌节是骨骼肌纤维结构和功能的基本单位（图 19-12）。

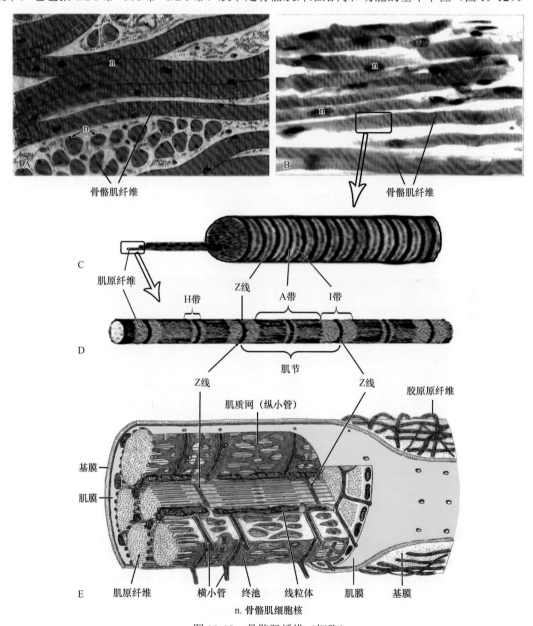

图 19-12 骨骼肌纤维（细胞）

A. 模式图；B. 光镜图（HE 染色）；C. 骨骼肌纤维（立体模式图）；D. 肌原纤维（立体模式图）；E. 骨骼肌纤维（立体超微结构图）

（二）骨骼肌纤维的超微结构

1. 肌原纤维（myofibril）（图 19-12）　由粗肌丝和细肌丝组成。粗肌丝位于肌节 A 带内，由肌球蛋白分子组成。细肌丝的一端附着于 Z 线上，另一端伸入粗肌丝之间，止于 H 带外侧，由肌动蛋白、原肌球蛋白和肌钙蛋白组成。骨骼肌纤维的收缩机制是肌丝的滑动原理，粗肌丝牵引细肌丝向 M 线滑动，使 H 带变窄消失，I 带变短，结果肌节缩短，肌纤维收缩。

2. 横小管（transverse tubule）　由肌膜向肌质内凹陷形成，位于明、暗带交界处（图 19-12）。同一水平的横小管互相连通环绕肌原纤维，可将肌膜的兴奋迅速传入肌纤维内部。

3. 肌质网（sarcoplasmic reticulum）　也称肌浆网，是肌纤维中特化的滑面内质网，分布在横小管之间（图 19-12）。其中部形成纵小管，包绕每一条肌原纤维。纵小管两端在紧靠横小管处形成扁平的囊状结构，称终池。每条横小管及其两侧的终池组成三联体。肌质网膜上有丰富的钙泵和钙通道，可储存钙离子，当兴奋经横小管传到肌质网时，钙通道开放，大量钙离子释放入肌质中，参与肌原纤维的收缩。

在骨骼肌纤维中，还有大量的线粒体、糖原、脂滴和肌红蛋白。

二、心　　肌

心肌（cardiac muscle，myocardium）仅存在于心壁及与心相连的大血管近段。光镜下，心肌纤维（心肌细胞）呈短圆柱状，有分支并互相连接（图 19-13）。细胞核为卵圆形，多为 1 个，位于细胞中央，核两端肌质丰富。心肌纤维也有横纹，但不如骨骼肌纤维明显。相邻心肌纤维连接处称闰盘。在 HE 染色标本中，闰盘染色深。电镜下，心肌纤维也有粗、细肌丝组成的肌节，亦有肌质网和横小管，但肌原纤维粗细不等，分界不明显。横小管较粗，位于 Z 线水平。肌质网较稀疏，仅一侧膨大与横小管形成二联体。闰盘由两相邻心肌纤维连接处凹凸嵌合而成，其连接处有黏着小带、桥粒和缝隙连接。黏着小带和桥粒使心肌纤维牢固连接，缝隙连接能使兴奋迅速从一个细胞传到另一个细胞，有利于心肌纤维的同步收缩。

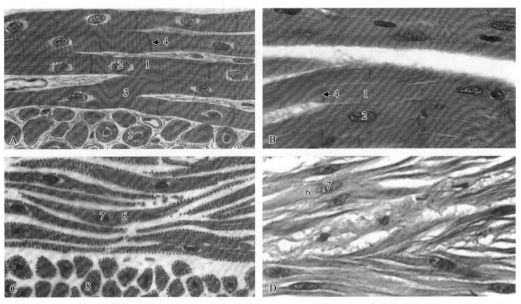

1. 心肌细胞纵切面；2. 心肌细胞核；3. 心肌细胞分叉处；4. 闰盘；5. 心肌细胞横切面；6. 平滑肌细胞纵切面；7. 平滑肌细胞核；8. 平滑肌细胞横切面

图 19-13　心肌和平滑肌

A. 心肌纤维（细胞）模式图；B. 心肌纤维（细胞）光镜图（HE 染色）；C. 平滑肌纤维（细胞）模式图；
D. 平滑肌纤维（细胞）光镜图（HE 染色）

三、平 滑 肌

平滑肌（smooth muscle）广泛分布于消化管、呼吸道、血管等中空性器官的管壁内。平滑肌纤维（平滑肌细胞）呈长梭形，细胞核1个，呈椭圆形，位于中央，无横纹（图19-13D）。肌质内也有大量粗、细肌丝。平滑肌纤维的收缩也是以粗、细肌丝间滑动为基础，肌丝滑动时，肌纤维收缩，呈螺旋形扭曲而变短变粗。平滑肌纤维之间也有缝隙连接，可传递信息和电冲动，使相邻肌纤维产生同步功能活动。

（陈英华　李艳萍）

第四节　神经组织

神经组织由神经细胞和神经胶质细胞组成，是构成神经系统的主要成分。

一、神 经 元

神经细胞又称神经元（neuron），是神经系统结构和功能的基本单位，有接收刺激、整合信息和传导冲动的功能。

（一）神经元的结构

神经元大小差异较大，形态多样，由胞体、树突和轴突3部分组成（图19-14）。

1.胞体 有球形、梭形和锥形等（图19-14），其直径为4～150μm，是神经元的营养和代谢中心，主要分布在大脑和小脑的皮质、脑干和脊髓的灰质、神经节或神经丛内。细胞核位于中央，大而圆，染色浅，核仁明显。在HE染色切片中，光镜下可见细胞质有大量嗜碱性颗粒或块状结构，称尼氏体。电镜下尼氏体由粗面内质网和游离核糖体构成，表明神经元合成蛋白质功能活跃，能合成和释放神经递质、神经调质。神经递质是神经元向其他神经元或效应细胞传递的化学信息载体，神经调质一般为肽类物质，能增强或减弱神经元对神经递质的反应。在银染切片中，光镜下可见棕黑色细丝状结构，称神经原纤维，电镜下可见由神经丝和微管构成，神经原纤维也伸入树突和轴突中，对神经元起支架和物质运输等作用。神经元的细胞质中除尼氏体和神经原纤维外，还含有线粒体、高尔基复合体、溶酶体等细胞器。成熟的神经细胞内不含中心体，所以不能进行细胞分裂。

2.树突（dendrite） 每个神经元都有1个或多个树突，主要功能是接收刺激，较短，自胞体发出后反复分支，呈树枝状，基部较粗，随着分支的发出而逐渐变细（图19-14）。分支上有大量棘状小突，称为树突棘，可增大树突表面积，以接收更多刺激。树突内胞质的结构与胞体相似。

3.轴突（axon） 每个神经元只有1个轴突，细而长，粗细较均匀，表面光滑，在其行程中可发出少数几条侧支（图19-14）。轴突的终末端分成一些细支，这些细支以终扣或轴突终末的形式终止。轴突从胞体发出处呈圆锥形，称轴丘（19-14）。轴丘和轴突内无尼氏体。轴突的细胞质称轴质，含大量由胞体合成后输送到轴突及其终末的蛋白质，另有微丝、微管和神经丝构成轴质的网架。轴质可以顺向或逆向运输。轴突表面的胞膜称轴膜，神经冲动的传导是在轴膜上进行的，因此轴突的主要功能是传导神经冲动。

神经元的胞体和树突一般为接收神经冲动的部位，轴突为传出神经冲动的结构，但实际上神经元的任何部位都可以接收和传递神经冲动。

（二）神经元的分类

1.根据突起的数目不同，神经元可分为假单极神经元、双极神经元和多极神经元（图19-14）。假单极神经元是自胞体只发出一个短突起，然后呈"T"形分成1支中枢突和1支周围突。双极

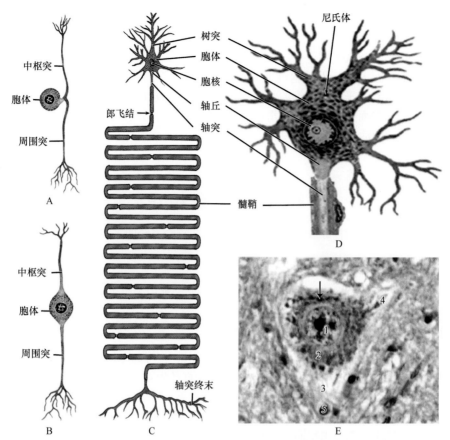

1. 神经元细胞核；2. 神经元细胞质；3. 轴丘；4. 树突；5. 神经胶质细胞核； ↓尼氏体

图 19-14 神经元

A. 假单极神经元（模式图）；B. 双极神经元（模式图）；C. 多级神经元和有髓神经纤维（模式图）；D. 多极神经元胞体、轴突和髓鞘
（放大模式图）；E. 多极神经元胞体光镜图（HE 染色）

神经元是自胞体两端各发出 1 个突起，1 个为中枢突，另 1 个为周围突。多极神经元是自胞体发出多个（3 个及以上）突起，1 个为轴突，其余为树突。

2. 依据其功能，神经元分为感觉神经元（传入神经元）、运动神经元（传出神经元）和联络神经元（中间神经元）。感觉神经元能将体内、外环境的各种刺激传向中枢部，假单极和双极神经元即属此类。运动神经元能将神经冲动自中枢部传向身体各部，支配骨骼肌、心肌、平滑肌的活动和腺体的分泌，多极神经元属于此类。联络神经元（中间神经元）是位于中枢部内感觉神经元与运动神经元之间的多极神经元，占神经元总数的 99%，它们在中枢内构成复杂的网络，对传入的信息进行整合、分析和储存等。

3. 根据其轴突的长短，神经元可分为高尔基 Ⅰ 型和 Ⅱ 型神经元。高尔基 Ⅰ 型神经元的轴突较长，能将神经冲动从中枢某一部位传向其他较远的部位，故又称投射性中间神经元。高尔基 Ⅱ 型神经元的轴突较短，常在特定局限的小范围内传递信息，故又称局部中间神经元。

4. 根据其所含的神经递质不同，神经元可分胆碱能神经元、胺能神经元、氨基酸能神经元和肽能神经元。胆碱能神经元以乙酰胆碱为神经递质。胺能神经元以胺类物质（如多巴胺等）为神经递质。氨基酸能神经元以氨基酸（如 γ-氨基丁酸等）为神经递质。肽能神经元以肽类物质（如 P 物质等）为神经递质。

二、突　　触

突触（synapse）是神经元与神经元之间，或神经元与效应器之间，或感受器细胞与神经细胞之间在结构和功能上的特化接触区（图 19-15），是传递信息的重要结构。神经冲动（信息）通过突触从一个神经元传到另一个神经元，或从神经元传到效应器，或从感受器传到神经元。依据突触的部位不同，突触可分为轴-体、轴-树、树-体、轴-棘突触等类型。根据传导信息的方式，突触主要分为化学突触和电突触两种。

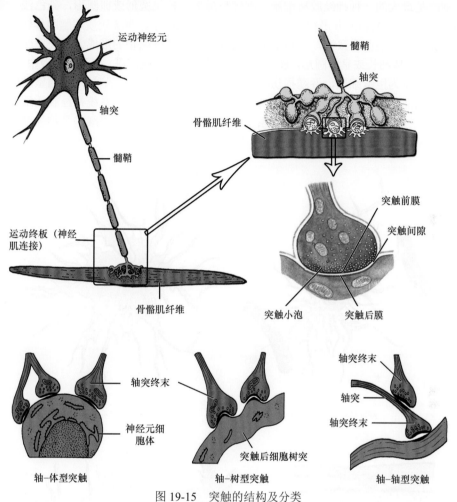

图 19-15　突触的结构及分类

化学突触是通过释放神经递质（化学物质）来完成神经冲动传递，由突触前成分、突触间隙和突触后成分组成（图 19-15）。突触前成分通常为神经元的轴突终末，内有较多突触小泡（突触囊泡），其内含神经递质。突触前成分的细胞膜增厚，称突触前膜。突触前膜有由膜蛋白构成的钙通道。突触后成分的细胞膜增厚，称突触后膜，膜上有突触小泡中所含神经递质的相应受体。当神经冲动沿轴膜到达突触前成分时，突触前膜的钙通道开放，细胞外钙离子进入突触前成分，在 ATP 参与下，促使突触小泡移附在突触前膜上，以胞吐作用释放神经递质进入突触间隙，并通过此间隙扩散，与突触后膜的受体结合，引起突触后膜的兴奋或抑制，结果是神经冲动就从一个神经元传到另一个神经元或效应细胞。化学突触在哺乳类动物的神经系统中是最普遍的类型。

电突触即为缝隙连接，是以低电阻传导冲动，不涉及神经递质的释放。电突触的突触间隙很小，一个神经元的电活动能够直接传到其他神经元。在哺乳类动物的神经系统中仅有少量电突触。

三、神经胶质细胞

神经胶质细胞是神经系统的支持细胞，广泛分布于神经元胞体或突起之间，其数量比神经元多 10～50 倍。神经胶质细胞有突起，但没有轴突和树突之分（图 19-16），没有传递神经冲动的功能，它们对神经元起支持、保护、营养、绝缘等作用，还具有形成髓鞘、修复损伤、调节神经系统的活动等功能。神经胶质细胞始终保持分裂能力，在病理情况下，星形胶质细胞增殖可形成瘢痕。中枢神经系统神经胶质细胞包括星形胶质细胞、少突胶质细胞、小胶质细胞和室管膜细胞。星形胶质细胞是最大的一种神经胶质细胞，胞体呈星形，核呈圆形或卵圆形，染色浅，参与构成血-脑屏障。星形胶质细胞能分泌神经营养因子和多种生长因子。少突胶质细胞胞体较星形胶质细胞小，核呈卵圆形，染色质致密，参与中枢神经有髓神经纤维髓鞘的形成。小胶质细胞是最小的神经胶质细胞，胞体细长或呈卵圆形，核小、呈扁平或三角形，染色深，来源于血液中的单核细胞，当神经损伤时转变为巨噬细胞，吞噬损伤死亡的细胞碎屑。室管膜细胞衬附于脑室腔面和脊髓中央管内面，其功能是帮助神经元与脑脊液之间的物质交换。周围神经系统神经胶质细胞包括施万细胞和卫星细胞。施万细胞参与周围神经系统中神经纤维的形成。卫星细胞是神经节内包裹神经元胞体的一层扁平或立方形细胞。

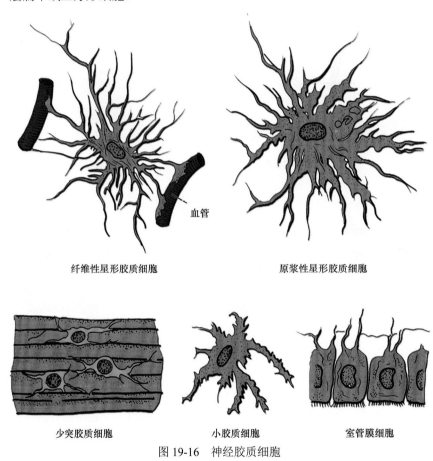

纤维性星形胶质细胞　　　　　　　　　原浆性星形胶质细胞

少突胶质细胞　　　　　小胶质细胞　　　　　室管膜细胞

图 19-16　神经胶质细胞

四、神经纤维和神经

（一）神经纤维

　　神经纤维（nerve fiber）由神经元较长的突起（轴突或树突）及包绕它的神经膜和髓鞘构成，仅有神经膜包裹的称无髓神经纤维（unmyelinated nerve fiber），同时有神经膜和髓鞘包裹的称有髓神经纤维（myelinated nerve fiber）（图 19-17）。神经纤维还可根据其分布分为中枢神经纤维和周围神经纤维，根据其功能分为感觉神经纤维和运动神经纤维。髓鞘分成许多节段，各节段间的缩窄部分称郎飞结，此处没有髓鞘，其轴膜是裸露的。相邻两个郎飞结之间的一段神经纤维称为结间体。在中枢神经系统，髓鞘由少突胶质细胞包卷神经元的突起形成（图 19-17）；在周围神经系统，髓鞘则由施万细胞（Schwann cell，又称神经膜细胞）包卷神经元的突起形成，施万细胞环绕神经元的突起形成同心圆板层结构（图 19-17）。生理实验证明，神经纤维的传导速度与髓鞘的厚度和神经纤维的直径成正比。有髓神经纤维相对较粗，且神经冲动的传导是呈跳跃式的，即从一个郎飞结跳到下一个郎飞结，故传导速度较快；无髓神经纤维相对较细，神经冲动传导的速度则较慢。

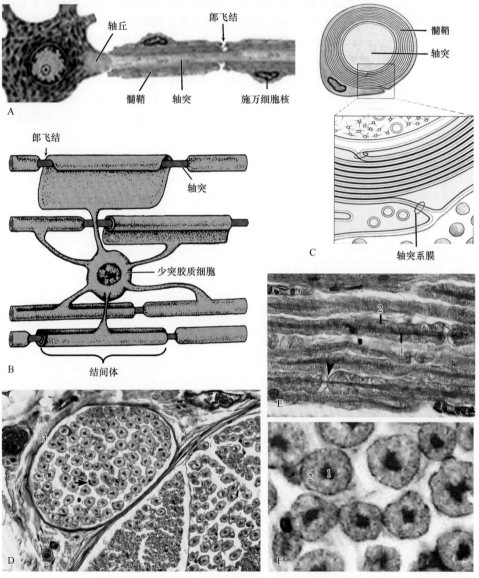

1. 轴突；2. 髓鞘；3. 神经束膜；➤ 郎飞结；→ 施万细胞核

图 19-17　神经纤维和神经

A. 周围有髓神经纤维（模式图）；B. 中枢有髓神经纤维（模式图）；C. 周围有髓神经纤维超微结构（模式图）；D. 神经纤维束横切面（光镜图）；E. 有髓神经纤维纵切面（光镜图）；F. 有髓神经纤维横切面（光镜图）

（二）神经

神经（nerve）是周围神经系统中神经纤维集合在一起形成的结构，一条神经通常含有若干条神经纤维束（图 19-17）。较粗大的神经可含数十条神经纤维束（如坐骨神经），但分布在组织内的细小神经常仅由一条神经纤维束构成。有些神经只含感觉神经纤维或躯体运动神经纤维，但多数神经兼含二者及自主神经纤维。由于有髓神经纤维的髓鞘含有髓磷脂，故肉眼观察神经呈白色。

五、神经末梢

神经末梢是周围神经纤维的终末部分，分布于全身。按功能分为感觉神经末梢和运动神经末梢两大类。感觉神经末梢（sensory nerve ending）是感觉神经元周围突的末端，通常和周围的其他组织构成感受器，把接收的刺激转化为神经冲动，经感觉神经纤维传入相应的感觉中枢，产生感觉。常见的感觉神经末梢有游离神经末梢（参与产生冷、热、轻触和痛的感觉）、触觉小体（参与产生触觉）、环层小体（参与产生压觉和振动觉）（图 20-25～图 20-26）和肌梭（感知躯体屈伸时骨骼肌的伸缩状态，是一种深感觉）。

运动神经末梢（motor nerve ending）是运动神经元的轴突分布在肌组织和腺体的末端结构，可支配肌纤维的收缩和腺体的分泌活动。运动神经末梢又分为躯体运动神经末梢和内脏运动神经末梢。躯体运动神经末梢分布于骨骼肌，称运动终板或神经肌连接（图 19-15）。内脏运动神经末梢分布于心肌、内脏和血管的平滑肌及腺体等处。

（陈英华　李艳萍）

作业练习

1. 简述上皮组织的结构特点。
2. 与上皮组织比较，固有结缔组织有何特点？
3. 比较骨骼肌和心肌纤维组织结构的异同。
4. 简述化学突触的结构。

第二十章 人体各系统重要器官的组织结构

第一节 消化系统

消化系统由消化管和消化腺组成，其功能主要是对食物进行消化和吸收，为机体的生长发育和新陈代谢提供营养物质。

一、消 化 管

（一）消化管的一般结构

除口腔和咽外，消化管壁均有黏膜、黏膜下层、肌层和外膜（图20-1）。消化管各段的区别主要在黏膜层。

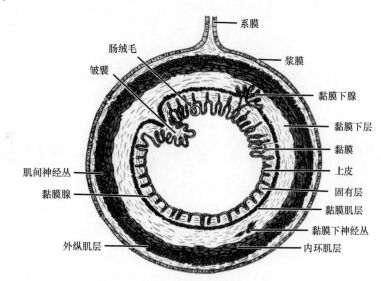

图 20-1 消化管壁的组织结构（模式图）

1. 黏膜 黏膜由上皮、固有层和黏膜肌层组成（图20-1）。

（1）上皮：口腔、咽、食管和肛门的上皮是复层扁平上皮，耐摩擦，主要起保护作用；胃、小肠和大肠的上皮是单层柱状上皮，有消化、吸收功能。

（2）固有层：由富含毛细血管、毛细淋巴管和淋巴组织的结缔组织组成。在胃、肠黏膜的固有层中还有大量小消化腺。

（3）黏膜肌层：为薄层平滑肌，其收缩可促进腺体分泌和血液运行，有利于营养物质的消化和吸收。

2. 黏膜下层 为疏松结缔组织，含小动、静脉，淋巴管和神经丛（图20-1）。食管和十二指肠的黏膜下层分别含有食管腺和十二指肠腺，它们的分泌物经导管排入消化管内。食管、胃、小肠和大肠等部位的黏膜和黏膜下层共同向腔内突起，形成皱襞，可扩大消化、吸收的面积。

3. 肌层 口腔、咽、食管上段及肛门的肌层是骨骼肌，其余各段的均为平滑肌，一般分内环、外纵两层，其间有肌间神经丛。肌层的收缩有助于食物消化。

4. 外膜 分为纤维膜和浆膜两种。咽、食管和大肠末段等处的外膜为纤维膜，仅由薄层结缔组织构成。胃、肠等处的外膜为浆膜，由薄层结缔组织和间皮构成，表面光滑，利于胃肠蠕动。

（二）食管

食管的特征是上皮为未角化的复层扁平上皮（图19-3），黏膜肌层为一层纵行平滑肌。黏膜下层有黏液性的食管腺。肌层上1/3为骨骼肌，中1/3既有骨骼肌又有平滑肌，下1/3为平滑肌。外膜为纤维膜。

（三）胃

胃是暂时储存食物并能初步消化食物的器官，可产生胃液。胃壁的组织结构具有与其功能相适应的特征。

1. **黏膜** 胃黏膜表面有很多浅沟，将黏膜分成很多胃小区。胃小区表面有许多小的凹陷，称胃小凹。每个胃小凹底部有3～5条胃腺的开口。胃的黏膜分上皮、固有层和黏膜肌层（图20-2）。

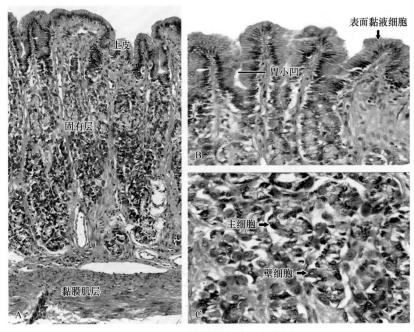

图 20-2　胃黏膜和胃底腺（光镜图）
A. 低倍镜；B、C. 高倍镜

（1）上皮：为单层柱状上皮，上皮细胞呈柱状，染色较浅（图20-2），含大量黏原颗粒，其分泌物在上皮表面形成不溶性黏液，与上皮细胞侧面的紧密连接构成胃黏液屏障，具有防止胃酸侵蚀、保护胃黏膜的作用。幽门螺杆菌可破坏胃黏膜功能，引起胃酸分泌增加，导致胃黏膜溃疡。澳大利亚科学家巴里·马歇尔为了证实幽门螺杆菌是消化性溃疡的元凶，曾经喝下含有细菌的培养基，并用自创的抗生素疗法改善了症状。

（2）固有层：含有大量胃腺。分布在胃底与胃体部固有层的胃腺称胃底腺，数量最多，是胃液的主要分泌腺。胃底腺由主细胞、壁细胞、颈黏液细胞、内分泌细胞和干细胞组成（图20-2）。主细胞（chief cell）也称胃酶细胞，腺底部较多，呈柱状，核圆，胞质呈嗜碱性，含酶原颗粒，能分泌胃蛋白酶原。胃蛋白酶原经盐酸激活能成为有活性的胃蛋白酶，可将食入胃中的蛋白质进行初步消化。壁细胞（parietal cell）又称泌酸细胞，在腺颈部和体部较多，体积较大，呈锥体形，核圆，胞质嗜酸性，能合成和分泌盐酸。盐酸除激活胃蛋白酶原外，还有杀菌作用。壁细胞还分泌内因子，可促进回肠上皮细胞吸收维生素 B_{12}。维生素 B_{12} 是红细胞生成所需。患萎缩性胃炎时，因壁细胞减少，内因子缺乏，导致维生素 B_{12} 吸收障碍而引起恶性贫血。颈黏液细胞（mucous neck cell）数量少，呈楔形，核扁平，位于细胞基底部，能分泌黏液。

（3）黏膜肌层：由薄层平滑肌组成（图 20-2）。

2.黏膜下层　为较致密的结缔组织，内含较粗的血管、神经和淋巴管等。

3.肌层和外膜　胃的肌层较厚，分内斜、中环、外纵 3 层平滑肌。平滑肌收缩可使胃内食物消化形成食糜，并将食糜推入小肠。胃的外膜为浆膜。

（四）小肠

小肠包括十二指肠、空肠和回肠，是食物消化和吸收的主要器官。食物中的大分子物质经小肠消化酶、胰酶、肝分泌的胆汁等消化后，变为小分子物质，被肠黏膜上皮细胞吸收。小肠的腔面有皱襞、肠绒毛和微绒毛，这些结构增加了小肠内腔的表面积约 600 倍，有利于消化和吸收（图 20-3）。

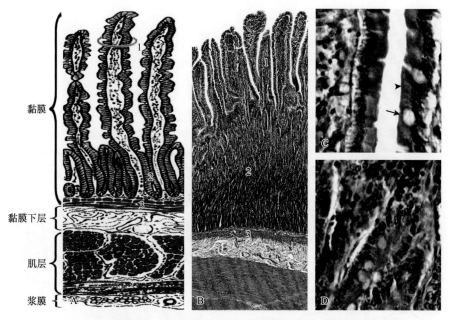

黏膜
黏膜下层
肌层
浆膜

1. 肠绒毛；2. 小肠腺；3. 黏膜肌层；➞ 杯状细胞；► 纹状缘

图 20-3　小肠组织结构

A. 空肠（模式图）；B. 空肠（光镜图）；C. 小肠绒毛（光镜图）；D. 小肠腺（光镜图）

1.黏膜　小肠黏膜的上皮和固有层向肠腔突起，称肠绒毛（图 20-3），其扩大了小肠的表面积，有利于食物的消化和吸收。小肠上皮为单层柱状上皮，其柱状细胞称吸收细胞，游离面有明显的纹状缘（图 20-3），电镜下为密集排列的微绒毛。微绒毛是吸收细胞游离面的部分细胞膜和细胞质向表面伸出的微细突起，扩大了细胞表面积。柱状细胞之间有杯状细胞，从小肠至大肠杯状细胞逐渐增多，可分泌黏液，有润滑和保护作用。小肠上皮中还有内分泌细胞。

绒毛中轴为固有层，由细密的结缔组织构成，含有丰富的免疫细胞，以及 1～2 条纵行的毛细淋巴管，称中央乳糜管（central lacteal），可收集与运送上皮细胞吸收的脂肪。中央乳糜管周围有丰富的有孔毛细血管，有利于氨基酸和葡萄糖的吸收。绒毛中轴散在分布着纵行的平滑肌纤维，其收缩有利于吸收以及淋巴、血液的运行。黏膜固有层还含有大量的小肠腺，是肠绒毛根部的上皮向固有层下陷形成，由吸收细胞、杯状细胞、内分泌细胞、帕内特细胞和干细胞构成。帕内特细胞是小肠腺特有的细胞，位于腺底部，胞质充满嗜酸性分泌颗粒，含防御素、溶菌酶，对肠道微生物有杀灭作用。固有层中含有大量分散的淋巴细胞及淋巴小结，在十二指肠和空肠多为孤立淋巴小结，在回肠多为集合淋巴小结，可穿越黏膜肌层抵达黏膜下层。黏膜肌层由内环形和外纵行的两薄层平滑肌组成。

2. 黏膜下层 由结缔组织构成，含有丰富的血管、淋巴管（图20-3）。十二指肠的黏膜下层含有黏液性的十二指肠腺，是十二指肠的特征性结构，可分泌碱性黏液，保护十二指肠黏膜免受酸性胃液的侵蚀。小肠腔面有许多由黏膜和黏膜下层向肠腔突起形成的环行皱襞。

3. 肌层和外膜 小肠的肌层由内环形和外纵行的两层平滑肌组成（图20-3）。部分十二指肠的外膜为纤维膜，其余的均为浆膜。

（五）大肠

大肠包括盲肠、阑尾、结肠和直肠，主要功能是吸收水分与电解质。大肠的结构特点：①表面光滑，无肠绒毛；②上皮为单层柱状上皮，有吸收细胞和大量杯状细胞；③固有层有大量单管状大肠腺，并可见淋巴小结，且常突入到黏膜下层；④外纵肌局部增厚形成 3 条结肠带。阑尾的管腔小、不规则，大肠腺短而少，管壁内有较多淋巴小结。

二、消 化 腺

消化腺包括大消化腺，即三大唾液腺、胰腺和肝，以及分布于消化管壁的小消化腺。这些消化腺的导管都开口于消化管腔，其分泌物经导管排入消化管，行使其消化功能。

（一）大唾液腺

大唾液腺包括腮腺、下颌下腺和舌下腺，它们是典型的外分泌腺（图20-4），表面有结缔组织被膜，实质主要由导管部和分泌部组成，另有结缔组织、血管、淋巴管和神经分布。

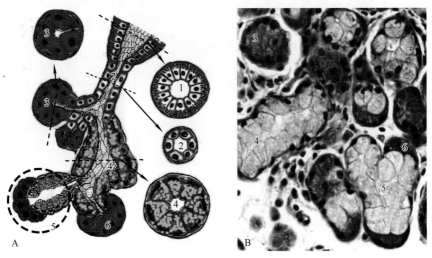

1. 分泌管；2. 闰管；3. 浆液性腺泡；4. 黏液性腺泡；5. 混合性腺泡；6. 浆半月

图 20-4　外分泌腺的一般结构

A. 模式图；B. 光镜图（下颌下腺）

1. 导管 包括闰管、纹状管、小叶间导管和总导管。自闰管开始，导管的上皮由单层扁平上皮或单层立方上皮逐渐移行为单层柱状上皮或假复层柱状上皮，在开口处变为复层扁平上皮。

2. 分泌部 有许多腺泡，腺泡之间有结缔组织、血管、淋巴管、神经和少量脂肪细胞。腺泡由单层腺细胞围成。腺细胞呈立方形或锥体形，腺细胞与基膜之间有肌上皮细胞，其收缩有助于分泌物排出。腺泡分为浆液性腺泡、黏液性腺泡和混合性腺泡 3 种（图20-4）。浆液性腺泡由浆液性腺细胞组成，细胞呈锥体形，核圆形，近基部，基部胞质嗜碱性。黏液性腺泡由黏液性腺细胞组成，细胞呈锥体形，核呈扁圆形，紧贴基部，胞质浅淡。混合性腺泡由黏液性腺细胞和浆液性腺细胞组成，以黏液性腺泡为主，少量浆液性腺细胞在黏液性腺泡一侧形成浆半月。腺细胞的分泌物形成唾液，含大量水、淀粉酶、溶菌酶、分泌性免疫球蛋白和干扰素等，有杀菌、初步消化食物中淀粉，以及润滑口腔的作用。

（二）胰腺

胰腺表面有薄层结缔组织被膜，其实质分为外分泌部和内分泌部（图 20-5）。

1. 外分泌部　由纯浆液性腺泡和导管组成（图 20-5）。导管从胰尾至胰头行经胰腺全长，与胆总管汇合后通入十二指肠，其上皮由单层扁平上皮移行为单层柱状上皮。腺泡由一层锥体形的浆液性腺细胞围成。腺泡腔内常见扁平而染色浅的**泡心细胞**，是延伸进入腺泡腔内的闰管起始部上皮细胞（图 20-5）。腺泡细胞分泌胰液，含有胰淀粉酶、胰蛋白酶、胰脂肪酶等消化酶，对食物起化学消化的作用。

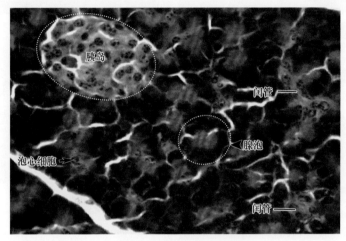

图 20-5　胰腺光镜结构图

2. 内分泌部　又称胰岛（pancreatic islet），为分散于外分泌部之间的内分泌细胞团（图 20-5），多见于胰尾部。胰岛的细胞较小，染色浅，可分为 A、B、D 和 PP 4 种细胞。细胞之间有丰富的毛细血管，细胞分泌物直接进入毛细血管。A 细胞占 20%，可分泌胰高血糖素，能促进糖原分解，使血糖升高。B 细胞占 70%，可分泌胰岛素，能帮助葡萄糖进入细胞，促进糖原合成和葡萄糖的利用，使血糖降低。胰高血糖素与胰岛素的协调作用维持了血糖的稳定。胰岛素缺乏时，血糖升高，并从尿中排出，称糖尿病。D 细胞占 5%，散在于 A、B 细胞之间，分泌生长抑素，可抑制 A、B、PP 细胞的分泌功能。PP 细胞可分泌胰多肽，有抑制胃肠运动、减弱胆囊收缩等的功能。1965 年，我国的科学家在极其艰苦的条件下，成功合成世界上第一个人工结晶——牛胰岛素。

（三）肝

肝是人体最大的消化腺，除分泌胆汁和合成多种蛋白质外，还在三大物质代谢、解毒等方面有重要作用，被称为人体的化工厂。肝表面有致密结缔组织被膜，其大部分为浆膜，少部分为纤维膜。被膜的结缔组织从肝门进入肝内，将肝实质分隔成许多**肝小叶**（图 20-6）。成人肝有 50 万～100 万个肝小叶，肝小叶之间有各种管道集聚的部位称门管区。

1. 肝小叶（hepatic lobule）　是肝结构和功能的基本单位，呈多角棱柱体（图 20-6）。每个肝小叶中央都有一条中央静脉，肝板（肝索）及肝血窦以中央静脉为中心呈放射状排列，小叶内还有胆小管和窦周隙。**中央静脉**位于肝小叶中央，与肝血窦相通。**肝板**是肝细胞以中央静脉为中心单行排列形成的板状结构，其切面呈索状，故又称**肝索**。肝板上有孔，是相邻肝血窦之间的通路。**肝细胞（hepatocyte）**呈多面体形，有 1～2 个圆形细胞核，居细胞中央，胞质呈嗜酸性，含丰富的粗面内质网、滑面内质网、高尔基复合体、线粒体、溶酶体和过氧化物酶体等细胞器。肝细胞有 3 个面：肝血窦面、胆小管面和肝细胞连接面。肝细胞的功能复杂多样，包括合成和分泌胆汁、合成多种血浆蛋白，以及参与脂肪代谢、激素代谢、解毒和糖代谢等。

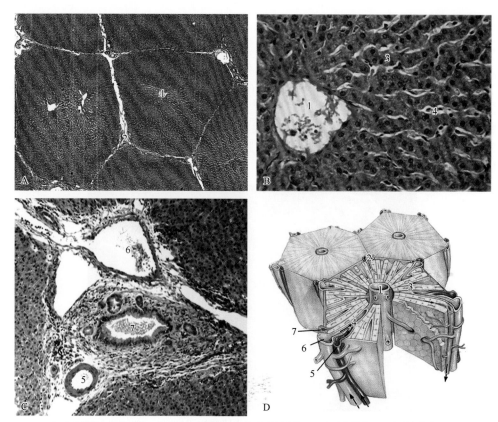

1. 中央静脉；2. 门管区；3. 肝索；4. 肝血窦；5. 小叶间动脉；6. 小叶间静脉；7. 小叶间胆管

图 20-6　肝的组织结构

A. 肝小叶（光镜图）；B. 肝小叶局部（光镜图）；C. 肝门管区（光镜图）；D. 肝小叶（立体模式图）

案例 20-1 患者出现的症状是由于乙型肝炎病毒破坏了肝细胞，使肝实质长期反复受损、肝实质纤维化、部分肝内胆道结构破坏、血管受压迫等导致的肝功能异常、血液胆色素增高、肝门静脉压力增高。

> **案例 20-1**
>
> 　　患者，男性，32 岁，因 1 小时前突然呕血而入院。近 1 年常感乏力、食欲缺乏、右上腹不适。检查：肝病面容，巩膜轻度黄染，颈侧面见 2 处蜘蛛痣，右肋弓下扣及肝 2 横指，质地较硬，表面尚光滑，轻度压痛。血 HbsAg（＋），抗 HBc（＋）。临床诊断：乙型肝炎、肝硬化、门静脉高压、上消化道出血。
>
> 　　问题：根据肝的组织结构及功能，解释该患者出现上述症状的主要原因。

　　肝血窦为位于肝板之间的窦状毛细血管，窦壁由内皮细胞围成（图 20-6），无基膜。窦内有肝巨噬细胞（库普弗细胞），还有大颗粒淋巴细胞。肝巨噬细胞能吞噬和清除衰老和损伤的血细胞，并参与机体的免疫应答。大颗粒淋巴细胞能抵御病毒感染和抗肿瘤。肝动脉和肝门静脉进入肝内反复分支，最后通过小叶间动脉和小叶间静脉的分支在肝小叶周缘注入肝血窦。

　　窦周隙为肝细胞和肝血窦内皮细胞之间的狭窄腔隙，其内有血浆、散在的网状纤维和贮脂细胞。贮脂细胞具有储存维生素 A 的作用。肝细胞的微绒毛浸入窦周隙，与血液进行物质交换。**胆小管**为相邻肝细胞质膜局部凹陷形成的管道，其周围的肝细胞膜形成连接复合体。肝细胞分泌的胆汁直接进入胆小管。

　　2. 门管区　为几个相邻肝小叶之间的结缔组织区域，其内有小叶间动脉、小叶间静脉和小叶间胆管（图 20-6）。**小叶间动脉**是肝动脉的分支，管腔小，管壁厚。**小叶间静脉**是肝门静脉的分支，管腔大而不规则，管壁薄。**小叶间胆管**由单层立方上皮围成。肝细胞分泌的胆汁进入胆小管后，经黑林管汇入小叶间胆管，最后形成左、右肝管出肝。

（程 欣 王 欣）

第二节　呼吸系统

呼吸系统包括呼吸道（鼻、咽、喉、气管与主支气管）和肺。肺的主要功能是进行气体交换，并有内分泌功能。

一、气管和主支气管

气管和主支气管的管壁均由黏膜、黏膜下层和外膜组成。

（一）黏膜

气管和主支气管的黏膜由上皮和固有层构成（图 20-7）。上皮为假复层纤毛柱状上皮，其柱状细胞游离面有密集的纤毛（见图 19-2）。纤毛能自动、规律地向咽部的方向快速摆动，将黏液及其黏附的尘粒、细菌等异物推向咽部咳出，净化吸入的空气。上皮中杯状细胞较多，可分泌黏液。分泌的黏蛋白与混合性腺的分泌物在上皮表面构成黏液性屏障，可黏附空气中的异物颗粒，溶解吸入的 SO_2 等有毒气体。上皮中还有刷细胞，较少，呈柱状，游离面排列整齐的微绒毛形如刷状，

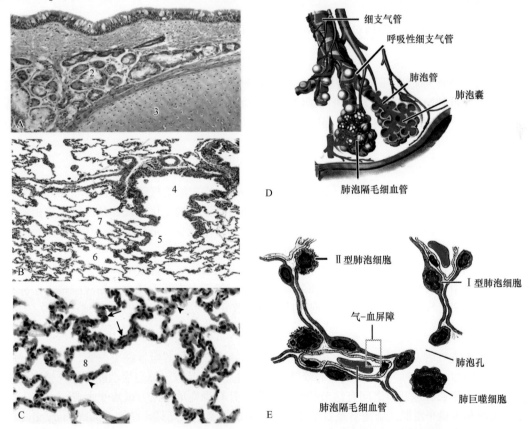

1. 假复层纤毛柱状上皮；2. 气管腺；3. 透明软骨；4. 终末细支气管；5. 呼吸性细支气管；6. 肺泡管；7. 肺泡囊；8. 肺泡；→Ⅰ型肺泡细胞；▷Ⅱ型肺泡细胞

图 20-7　气管与肺的组织结构

A. 气管壁（光镜图）；B. 肺（光镜图）；C. 肺泡（光镜图）；D. 肺小叶（立体模式图）；E. 肺泡与肺泡隔（模式图）

该细胞可能有感受刺激的作用。小颗粒细胞，较少，呈锥形，细胞内含5-羟色胺等物质的分泌颗粒，5-羟色胺可调节呼吸道平滑肌的收缩和腺体的分泌。基细胞，呈锥形，为干细胞，可增殖分化为上皮中其他各类细胞。吸烟、空气污染和感染可导致纤毛-黏液净化系统受损。

案例20-2 患者出现这些症状，是下呼吸道的长期慢性炎症，使纤毛柱状上皮变性、坏死脱落，杯状细胞增多、黏膜下层腺体增生，黏液分泌物增多阻塞气道所致。

> **案例 20-2**
>
> 　　患者，男性，52岁，反复咳嗽、咳痰11年，伴气促、心悸3年，1个月前加重，昼夜频繁咳嗽，痰多色白。有30年吸烟史。检查：慢性病容，端坐呼吸，桶状胸，双肺干、湿啰音，脉搏无力。临床诊断：慢性气管支气管炎、阻塞性肺气肿。
>
> 　　问题：联系气管的组织结构，结合病史，解释说明该患者出现的这些症状。

光镜下，上皮与固有层之间可见明显基膜。固有层结缔组织中有较多的弹性纤维，也常见淋巴组织，具有免疫防御功能。其中的浆细胞与上皮细胞联合分泌型免疫球蛋白A（sIgA），释放入管腔，对细菌、病毒有杀灭作用。

（二）黏膜下层

黏膜下层由疏松结缔组织组成，含有较多混合腺，称气管腺（图20-7）。腺细胞的分泌物参与构成黏液屏障，可黏附吸入气体中的尘粒和细菌。

（三）外膜

由"C"形透明软骨和结缔组织构成，使管腔保持通畅。缺口处有平滑肌和弹性组织。

二、肺

肺表面的被膜为浆膜，即胸膜脏层。肺的组织分为实质和间质（图20-7）。肺实质包括肺内各级支气管和大量肺泡。肺间质为肺内的结缔组织、血管、淋巴管和神经等。肺实质依其结构特点分为导气部和呼吸部。每个细支气管连同它的分支，以及所属的肺泡组成一个肺小叶（图20-7D）。肺小叶是肺的结构单位。

（一）导气部

从叶支气管至小支气管、细支气管（管径约1mm）、终末细支气管（管径约0.5mm）为肺的导气部。导气部反复分支，管径逐渐变小，管壁变薄。管壁结构变化的规律是：①上皮由假复层纤毛柱状上皮渐变为单层柱状上皮；②杯状细胞和腺体逐渐减少，最后消失；③软骨为不规则片段，渐减少至消失；④平滑肌相对增多，逐渐形成完整环形平滑肌层。

在某些病理情况下，细支气管和终末细支气管平滑肌发生痉挛性收缩，可导致呼吸困难，发生哮喘。香烟中含有致癌物质和多种有毒物质，可引起气管上皮纤毛减少，黏液腺增生，杯状细胞数量增多，细支气管周围纤维化，肺泡破坏等病理改变。吸烟与肺癌的发生关系密切。

（二）呼吸部

呼吸性细支气管及其以下的分支和肺泡为肺的呼吸部，包括呼吸性细支气管、肺泡管、肺泡囊和肺泡（图20-7）。呼吸性细支气管的管壁上有肺泡开口，具有气体交换功能。肺泡管有较多的肺泡开口，在相邻肺泡开口之间有结节状膨大，膨大处有少许单层立方或扁平上皮，上皮下为薄层结缔组织和少量平滑肌。肺泡囊是数个肺泡共同围成的囊泡状结构。肺泡（pulmonary alveolus）为半球形小囊泡，是肺进行气体交换的场所。

肺泡的壁很薄，由肺泡上皮及基膜组成。

1.肺泡上皮　由Ⅰ型肺泡细胞和Ⅱ型肺泡细胞组成（图20-7）。Ⅰ型肺泡细胞属单层扁平上皮，表面光滑，占肺泡表面积的95%，是气体交换的部位，参与构成气-血屏障。Ⅱ型肺泡细胞呈立方形或圆形，胞质着色浅，散在于Ⅰ型细胞之间，可分泌表面活性物质，覆盖于肺泡上皮表面，形成肺泡表面液体层。表面活性物质有降低肺泡表面张力的作用，防止肺泡塌陷和肺泡过度扩张。Ⅱ型肺泡细胞有分裂增殖能力，可补充受损的Ⅰ型肺泡细胞。

2. 肺泡孔　为相邻肺泡之间气体流通的小孔（图20-7）。当某个终末细支气管或呼吸性细支气管阻塞时，可通过其建立侧支通气。肺部感染时，细菌也可通过肺泡孔扩散，使炎症蔓延。

3. 肺泡隔　为相邻肺泡之间的少量结缔组织，含丰富毛细血管网、弹性纤维及肺巨噬细胞。肺巨噬细胞进入肺泡腔吞噬尘粒后称尘细胞。

4. 气-血屏障（blood-air barrier）　也称呼吸膜，是肺泡腔与肺泡隔毛细血管内血液之间气体交换所经过的结构，包括：①肺泡表面液体层；②Ⅰ型肺泡细胞；③Ⅰ型肺泡细胞的基膜；④薄层结缔组织；⑤连续毛细血管基膜；⑥毛细血管内皮（图20-7）。

（王　欣　程　欣）

第三节　泌尿系统

泌尿系统由肾、输尿管、膀胱和尿道组成。肾有产生尿液和内分泌功能。

一、肾

肾的组织结构包括被膜、实质和间质。被膜为致密结缔组织构成的纤维膜。实质位于被膜的深面，分为皮质和髓质，包括肾单位和集合管。间质包括肾内的结缔组织、血管和神经等。

（一）肾单位

肾单位（nephron）是肾的结构和功能单位，由肾小体和肾小管组成（表20-1，图20-8）。每个肾约有150万个肾单位，它们与集合管共同行使泌尿功能。

1. 肾小体（renal corpuscle）　是肾单位中滤过血液形成原尿的部位，呈圆球形，由肾小球和肾小囊组成。肾小体的一端有与肾小球相连的微动脉出入，称血管极；另一端有近端小管与肾小囊相通，称尿极（图20-8～图20-9）。

（1）肾小球（glomerulus）：是由入球微动脉与出球微动脉之间的毛细血管弯曲盘绕而成（图20-8～图20-9）。毛细血管为有孔型，内皮外有完整的基膜；入球微动脉比出球微动脉短粗，使毛细血管内保持较高的压力。这些特点有利于血液中的物质经肾小球滤过形成原尿。毛细血管间有球内系膜，主要由球内系膜细胞和系膜基质组成，球内系膜细胞能吞噬和降解沉积在血管基膜上的免疫复合物，以维持基膜的通透性，并参与基膜的修复与更新。

（2）肾小囊（renal capsule）：是肾小管的起始部膨大凹陷形成的双层杯状囊（图20-8～图20-9），其外层称壁层，由单层扁平上皮构成，在尿极处与近端小管上皮相连。囊的内层称脏层，紧包在毛细血管外，由有突起的足细胞构成。足细胞体积大，伸出几个大的初级突起，每个初级突起又伸出许多指状的次级突起紧贴在毛细血管基膜外面。相邻足细胞的次级突起互相穿插形成栅栏状，突起间的裂孔由裂孔膜封闭（图20-10）。

（3）滤过膜（滤过屏障）：血液流经肾小球时，除血细胞和大分子蛋白质以外，大部分血浆经肾小球的有孔毛细血管内皮、内皮细胞基膜和足细胞裂孔膜3层结构滤过，进入肾小囊腔形成原尿，故这3层结构称为滤过膜或滤过屏障（图20-10）。滤过膜对大分子物质有选择性通透作用，如果受到破坏，可导致蛋白质和红细胞漏出，形成蛋白尿或血尿。

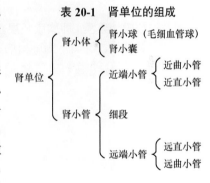

表20-1　肾单位的组成

肾小体	肾小球（毛细血管球）	
	肾小囊	
	近端小管	近曲小管
		近直小管
肾小管	细段	
	远端小管	远直小管
		远曲小管

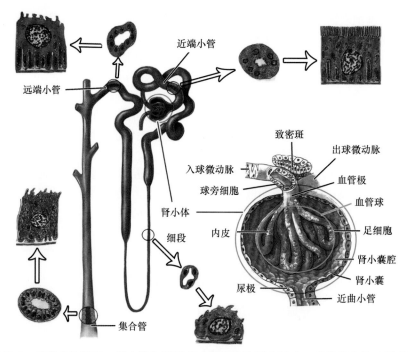

图 20-8　肾单位的形态、肾小管各段和集合管的细胞形态特点、球旁复合体（模式图）

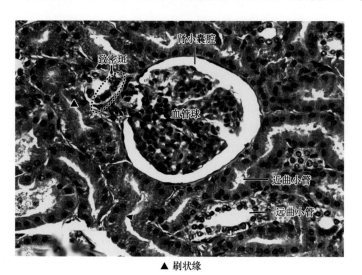

▲ 刷状缘

图 20-9　肾皮质（光镜图）

　　案例 20-3 患者出现的症状是由于炎症破坏了肾小球、肾小球毛细血管滤过膜。一方面由于大量肾小球被破坏，使滤过减少，出现少尿，导致水潴留；另一方面使仍然具有功能的肾小球毛细血管滤过膜受损，通透性增高，大量大分子的血浆蛋白、血细胞漏出，随尿排出而丢失，引起低蛋白血症、血尿、血浆胶体渗透压降低，导致水肿。

　　2. 肾小管（renal tubule）　分为近端小管、细段和远端小管（表 20-1，图 20-8）。

　　（1）近端小管：与肾小囊相连，是肾小管中最粗、最长的一段，分为曲部（近曲小管）和直部（近直小管）（表 20-1，图 20-8）。近曲小管，管腔小而不规则，细胞为锥体形，细胞界线不清，游离面有刷状缘（图 20-9），基底部有纵纹。电镜下见，刷状缘为细长而密集的微绒毛，纵纹是基底部的质膜内褶和线粒体。细胞侧面有相互交错的侧突。这些结构扩大了细胞的表面积，有利于近曲小管的重吸收，原尿中绝大部分葡萄糖、氨基酸、水和无机盐等在此被重吸收。近直小管

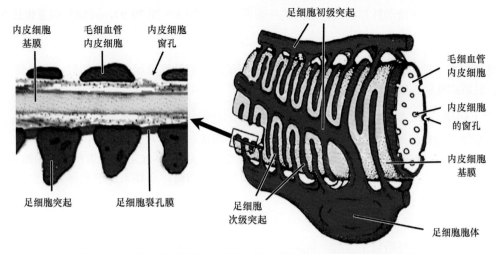

图 20-10　肾小体足细胞、毛细血管、滤过膜的超微结构（模式图）

案例 20-3

　　患者，男性，10 岁，水肿、尿少、血尿 4 天。15 天前曾患化脓性扁桃体炎。4 天前发现眼睑水肿，3 天前又出现颜面和双下肢水肿，尿少，尿色深，呈浓茶色。2 天前尿发红，呈洗肉水样，尿量进一步减少。检查：扁桃体肥大，肾区叩击痛（+）。尿常规：色黄，隐血（+），尿蛋白（++），红细胞布满视野（++++）。临床诊断：急性肾小球肾炎。

　　问题：结合肾小体的组织结构和功能，解释该患者出现上述临床症状的原因。

结构与近曲小管基本相似，但微绒毛、侧突和质膜内褶不如近曲小管发达。近端小管是原尿重吸收的主要场所，原尿中绝大部分葡萄糖、氨基酸、水和无机盐等在此被重吸收。

　　（2）细段：与近端小管直部和远端小管直部相连，它们共同构成 "U" 形的髓袢（图 20-8）。细段管壁由单层扁平上皮组成，有利于水和电解质透过，使尿液浓缩。

　　（3）远端小管：也分为直部（远直小管）和曲部（远曲小管）。直部与细段相延续，曲部与集合管相连续（表 20-1，图 20-8）。远端小管的管腔大而规则，细胞呈立方形，细胞表面无刷状缘，基底部纵纹明显（图 20-9）。电镜下细胞游离面有少而短的微绒毛，基底部质膜内褶发达，线粒体数量多，质膜上有丰富的钠泵。远端小管曲部是离子交换的重要部位，可吸收钠和排出钾，此过程受醛固酮和抗利尿激素的调节，对维持体液的酸碱平衡有重要意义。

（二）集合管

　　集合管分为弓形集合管、直集合管和乳头管。集合管的管壁上皮一般呈单层立方形，近乳头管处的上皮呈单层柱状，胞质着色浅，细胞分界清晰（图 20-8）。集合管也有重吸收钠、水和排钾的功能，此功能活动也受醛固酮和抗利尿激素的调节。

　　肾小体产生的原尿，每天约有 180L，经肾小管和集合管重吸收和离子交换后，最后浓缩形成终尿。终尿每天为 1～2L，经乳头管排入肾小盏。肾在泌尿过程中排出了机体的代谢废物，同时维持了机体水、电解质平衡和内环境的稳定。

（三）球旁复合体

　　球旁复合体（juxtaglomerular complex）位于肾小体血管极处，由球旁细胞、致密斑和球外系膜细胞构成（图 20-8～图 20-9）。球旁细胞是入球微动脉中膜平滑肌细胞特化形成的上皮样细胞，能分泌肾素，参与调节机体血压。致密斑是远端小管靠近肾小体血管极侧的上皮细胞变成高柱状，细胞密集排列形成斑状，能感受远曲小管内的钠浓度，调节球旁细胞分泌肾素。球外系膜细胞位于入球微动脉、出球微动脉和致密斑之间的三角区内（图20-8～图20-9），可能起信息传递作用。

二、排尿器官

排尿器官（排尿管道）包括输尿管、膀胱和尿道，它们的管壁组织结构相似，由内到外分为黏膜、肌层和外膜3层。

（一）黏膜

排尿管道的黏膜形成许多皱襞，由上皮和固有层组成。上皮为变移上皮，管道空虚时，上皮较厚，细胞有5～10层，表层细胞呈大立方形，称盖细胞（见图19-3C、D）。盖细胞表面胞质浓密，细胞之间有紧密连接，可防止尿液的侵蚀。管道有尿液充盈时，变移上皮细胞层数减少，细胞变扁平。

（二）肌层

一般为内纵、外环两层平滑肌。膀胱的肌层较厚，其平滑肌分为内纵、中环、外纵3层。

（三）外膜

膀胱上面的外膜为浆膜，其余部位为纤维膜。

（张玉英　李晓明）

第四节　生殖系统

生殖系统包括男性生殖系统和女性生殖系统两部分。

一、男性生殖系统

男性生殖系统分为内生殖器和外生殖器两部分，内生殖器包括睾丸（生殖腺）、生殖管道、附属腺，外生殖器包括阴茎和阴囊。睾丸是产生精子和分泌雄性激素的器官；生殖管道包括附睾、输精管、射精管及男性尿道，有促进精子成熟、储存和运输精子的作用。附属腺包括精囊（腺）、尿道球腺和前列腺。附属腺和生殖管道的分泌物参与精液的组成。

（一）睾丸

睾丸（testis）表面被覆浆膜（睾丸鞘膜脏层），其深面为一层较厚的致密结缔组织构成的白膜。白膜在睾丸后缘增厚形成睾丸纵隔。白膜及纵隔的结缔组织伸入睾丸实质，将睾丸实质分隔成约250个锥形睾丸小叶（图8-4）。每个小叶内有1～4条细长弯曲的生精小管。生精小管在接近睾丸纵隔处变为短而直的直精小管（又称直细精管、精直小管），然后进入睾丸纵隔，互相吻合形成睾丸网。生精小管之间的疏松结缔组织称睾丸间质（图20-11）。

1. 生精小管（seminiferous tubule，又称曲细精管、精曲小管）　是一种特殊的复层上皮性管道，其管壁由生精上皮构成（图20-11）。生精上皮由生精细胞和支持细胞组成。上皮基部有明显的基膜，基膜外有梭形肌样细胞，收缩时有助于精子的排出。

（1）生精细胞：自青春期开始，生精小管的管壁中可见不同发育时期的生精细胞，包括精原细胞、初级精母细胞、次级精母细胞、精子细胞和精子（图20-11）。它们从幼稚到成熟，依次从生精上皮基底面向管腔有序地嵌附在支持细胞侧面和顶部。精原细胞形成精子的过程称精子发生，此过程经历了精原细胞增殖、精母细胞减数分裂和精子形成3个阶段。精原细胞（spermatogonium）紧贴基膜，呈圆形或卵圆形，分A、B两型。A型精原细胞的胞核呈卵圆形，染色深，是干细胞，一部分分化为B型精原细胞。B型精原细胞的胞核呈圆形，经多次分裂后，分化为初级精母细胞。

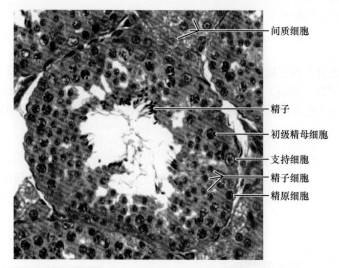

图 20-11　生精小管和睾丸间质

在生精小管的横切面可见处于不同分裂时期的初级精母细胞（primary spermatocyte），其体积较大，核大而圆，核染色质呈丝状（图 20-11），核型为 46，XY，经过 DNA 复制后（$4n$ DNA）进行第 1 次减数分裂，形成两个次级精母细胞。次级精母细胞（secondary spermatocyte）体积稍小，靠近腔面，核呈圆形，核型为 23，X 或 23，Y（$2n$ DNA）。次级精母细胞迅速进入到第 2 次减数分裂，产生两个精子细胞，由于存在时间短暂，故在切片上不易看到。

1 个初级精母细胞经过两次减数分裂产生 4 个精子细胞（spermatid），其体积小，成群位于近腔面，核呈圆形或卵圆形，核型为 23，X 或 23，Y（$1n$ DNA）。精子细胞不再分裂，由圆形逐渐转变为蝌蚪状的精子，此过程称精子形成。

精子（spermatozoon）形似蝌蚪，长约 60μm，分头、尾两部（图 20-11、图 21-3）。头部为浓缩的细胞核，核前端有顶体覆盖。顶体内含有多种酶，受精时，顶体酶释放，溶解卵细胞外围的放射冠和透明带形成通道，精子进入卵细胞内。尾部是精子的运动装置，分颈段、中段、主段和末段，主要由轴丝构成，其中主段外包线粒体鞘，为精子提供运动所需的能量。

（2）支持细胞：呈不规则锥体形，从生精小管上皮基底面一直伸达腔面，核呈卵圆形或三角形，着色浅，核仁明显（图 20-11）。相邻支持细胞基部紧密连接，并与生精上皮基膜、结缔组织和毛细血管内皮及其基膜共同组成血-睾屏障。血-睾屏障可阻止某些物质进出生精小管，维持小管内微环境的稳定状态，有利于精子发生和形成，还能防止精子抗原物质逸出到生精小管外而引发自身免疫反应。支持细胞还有分泌雄激素结合蛋白、吞噬精子形成时的残余体及支持、营养和保护生精细胞等功能。

2. 睾丸间质　为生精小管之间的结缔组织，内有间质细胞。间质细胞单个或成群分布，呈圆形或多边形，胞质嗜酸性，核居中（图 20-11），主要分泌雄性激素。雄性激素可促进精子发生、男性生殖器官发育，以及维持男性第二性征和性功能。

（二）附睾

附睾位于睾丸上端及后缘，并稍偏外侧，分头、体、尾 3 部分，头部由输出小管组成，体、尾部由附睾管组成（图 8-3、图 8-4）。输出小管上皮细胞的游离面有纤毛，纤毛的摆动有助于精子运行。生精小管产生的精子在附睾内停留 8～17 天，附睾分泌物等形成的内环境可使精子进一步成熟，功能完善，获得运动能力。

（三）输精管

输精管的壁厚而腔小。管壁分黏膜、肌层和外膜 3 层。上皮为假复层纤毛柱状上皮。肌层很厚，分内纵、中环、外纵 3 层平滑肌。射精时，肌层的强烈收缩将精子快速排出。

二、女性生殖系统

女性生殖系统也分为内生殖器和外生殖器（女阴）两部分，内生殖器包括生殖腺（卵巢）、生殖管道（输卵管、子宫、阴道）和附属腺（前庭大腺）。卵巢是产生卵子、分泌女性激素的器官。输卵管除有运送生殖细胞作用外，也是受精的部位。子宫是产生月经和孕育胎儿的器官。

（一）卵巢

卵巢（ovary）表面覆盖一层扁平或立方上皮，上皮下方有薄层结缔组织，称白膜。卵巢实质分为皮质和髓质两部分（图 20-12）。皮质位于外周，主要含有不同发育阶段的卵泡和黄体；髓质位于中央，由疏松结缔组织构成。血管、神经等进出卵巢的部位为卵巢门，有门细胞，可分泌雄激素。

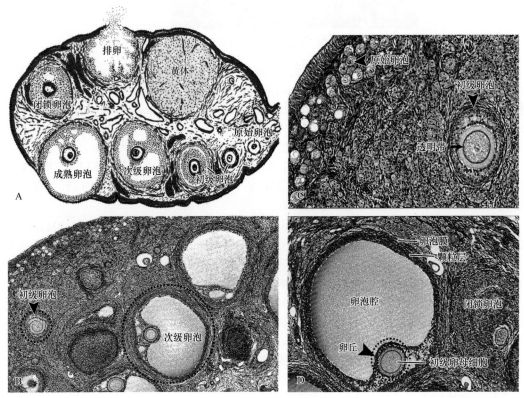

图 20-12　卵巢的组织结构

A. 卵巢（模式图）；B、C、D. 卵巢（光镜图）

1. 卵泡的发育和成熟　新生儿两侧卵巢有 70 万～200 万个原始卵泡，到青春期约有 4 万个。从青春期至绝经期的 30～40 年生育时期内，卵巢在垂体分泌的黄体生成素（LH）和卵泡刺激素（FSH）的作用下，每 28 天有 15～20 个卵泡生长发育，但一般只有一个卵泡发育成熟并排卵。左、右卵巢交替排卵。女性一生排卵约 400 余个，其余的卵泡在发育不同阶段，先后退化为闭锁卵泡。

卵泡（follicle）由中央较大的 1 个卵母细胞和周围的多个卵泡细胞组成，在卵巢内历经原始卵泡、初级卵泡、次级卵泡和成熟卵泡 4 个发育阶段（图 20-12）。

（1）原始卵泡（primordial follicle）：位于卵巢皮质浅部，数量多，体积小，由中央的 1 个初级卵母细胞和周围单层扁平的卵泡细胞组成（图 20-12）。初级卵母细胞由胚胎时期的卵原细胞分化而来。

（2）初级卵泡（primary follicle）：从青春期开始，在卵泡刺激素的作用下，卵泡细胞由单层增殖为多层，细胞由扁平变为立方形或柱状，初级卵母细胞体积增大，与卵泡细胞之间出现透明带（图 20-12）。透明带是卵泡细胞和初级卵母细胞共同分泌形成的。卵泡周围结缔组织内的基质细胞增殖分化，逐渐形成卵泡膜。初级卵泡体积进一步增大，卵泡细胞层数继续增多，逐渐发育为次级卵泡。

（3）次级卵泡（secondary follicle）：在卵泡细胞之间逐渐形成大小不等的液腔，继而汇合成一个大的卵泡腔，腔内充满卵泡液（图 20-12）。卵泡液由卵泡细胞的分泌液和卵泡膜血管的渗出液组成。随着卵泡液增多和卵泡腔扩大，初级卵母细胞和透明带被推向卵泡腔的一侧。紧贴透明带的一层柱状卵泡细胞呈放射状排列，称放射冠。初级卵母细胞、透明带和放射冠一起突向卵泡腔，形成卵丘。分布在卵泡腔周围的卵泡细胞构成卵泡壁，称颗粒层，此层的卵泡细胞称为颗粒细胞。卵泡膜分两层，内层毛细血管丰富，细胞较多，称膜细胞；外层胶原纤维较多。膜细胞和颗粒细胞协同合成、分泌雌激素。

（4）成熟卵泡（mature follicle）：卵泡体积较大，向卵巢表面突出（图 20-12）。在排卵前 36～48 小时，初级卵母细胞（核型为 46，XX；DNA 复制为 4n DNA）完成第 1 次减数分裂，形成 1 个次级卵母细胞（核型为 23，X；DNA 为 2n DNA）和 1 个小的第一极体。次级卵母细胞立即进入第 2 次减数分裂，但停留在分裂中期，直到受精时才完成第 2 次减数分裂，形成 1 个卵细胞（核型为 23，X；DNA 为 1n DNA）和 1 个第二极体。

（5）闭锁卵泡与间质腺：在卵泡发育的各个阶段都会发生卵泡退化，退化的卵泡称闭锁卵泡（图 20-12），其初级卵母细胞自溶，透明带扭曲并逐渐消失，退化的卵泡细胞被巨噬细胞吞噬。晚期的次级卵泡退化时，其膜细胞增大形成间质腺，间质腺能够分泌雌激素。

2. 排卵（ovulation）　成熟卵泡破裂，次级卵母细胞及其周围的透明带和放射冠随同卵泡液一起从卵巢表面排出的过程，称排卵（图 20-12）。排卵时间约在月经周期的第 14 天。

3. 黄体（corpus luteum）　排卵后残留于卵巢中的卵泡膜和颗粒层在黄体生成素（LH）的作用下，发育为一个体积较大并富含毛细血管的内分泌细胞团，新鲜时呈黄色，称黄体（图 20-12）。黄体细胞包括颗粒黄体细胞和膜黄体细胞。颗粒黄体细胞由颗粒细胞分化而来，数量较多，位于黄体中央；膜黄体细胞由卵泡膜细胞分化形成，数量较少，位于黄体周边。黄体细胞可分泌孕激素和雌激素。若排出的卵未受精，黄体维持 2 周左右，称月经黄体，以后退化变性和纤维化，变成白体（瘢痕组织）。若排出的卵受精，黄体继续发育为妊娠黄体，体积增大，可达 4～5cm，可维持到妊娠约 6 个月。两种黄体最终都将退化，变成白体。妊娠黄体退化后，胎盘分泌大量的雌、孕激素继续维持妊娠直至分娩。

（二）输卵管

管壁由内向外分为黏膜、肌层和浆膜。黏膜向管腔突出形成许多纵行的皱襞，于壶腹部最发达。黏膜由单层柱状上皮和固有层构成。肌层为内环、外纵两层平滑肌。

（三）子宫

子宫是壁厚腔小的肌性器官，为胚胎生长发育的场所。

1. 子宫壁的组织结构　子宫壁很厚，分为内膜、肌层和外膜（图 20-13）。子宫内膜由单层柱状上皮和固有层构成。固有层含有丰富的血管和子宫腺。内膜可分为两层，靠近子宫腔面的一层较厚，称功能层，其血管呈螺旋状，称螺旋动脉；靠近肌层的一层较薄，为基底层。功能层脱落后由基底层组织增生修复。子宫肌层是很厚的平滑肌，可分为 3 层，即黏膜下层、中间层和浆膜下层。肌层内含有结缔组织和丰富的血管。妊娠时平滑肌纤维在卵巢激素的作用下，增长、增大，可长达 500μm，并可分裂增殖增多，以适应妊娠需要。分娩时，子宫平滑肌有规律地收缩，成为胎儿娩出的动力，还可压迫血管，制止产后出血。分娩后，平滑肌纤维迅速恢复至正常大小，部分肌纤维凋亡。子宫外膜在子宫体和子宫底部的为浆膜，其余部分为纤维膜。

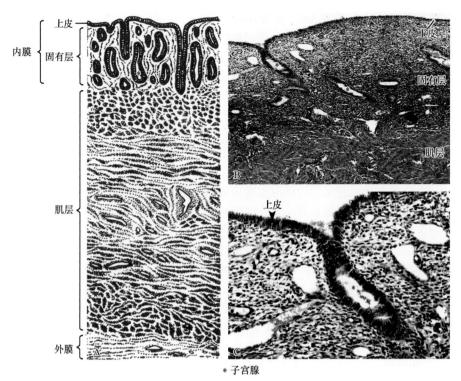

* 子宫腺

图 20-13 子宫壁的组织结构

A.子宫壁（模式图）；B.子宫壁（光镜图）；C.子宫内膜（光镜图）

2. 子宫内膜的周期性变化 自青春期开始，在卵巢激素的作用下，子宫内膜呈现周期性变化，即每 28 天出现 1 次剥脱、出血、增生修复的过程，称**月经周期**。此周期可分为 3 期，即月经期、增生期和分泌期（图 20-14）。

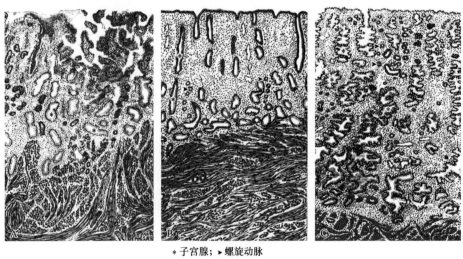

* 子宫腺；▶ 螺旋动脉

图 20-14 子宫内膜的周期性变化

A.月经期；B 增生期；C 分泌期

（1）月经期：又称黄体退化期，为月经周期的第 1～4 天。由于排出的卵未受精，黄体退化，雌激素和孕激素迅速减少，致使螺旋动脉持续收缩，子宫内膜功能层缺血、坏死（图 20-14），然后螺旋动脉又短暂扩张，功能层血管破裂出血，形成月经，从阴道排出。约第 5 天后进入增生期。

（2）增生期：为月经周期的第 5～14 天，卵巢中卵泡逐渐发育成熟，并分泌雌激素，故又称卵泡期。在雌激素的作用下，子宫内膜基底层增生修复，基质细胞分裂增殖，子宫腺和螺旋动脉逐渐增长、增多、弯曲，功能层增厚（图20-14）。在此期末，卵巢内有卵泡发育为成熟卵泡，并排卵，促使子宫内膜进入分泌期。

（3）**分泌期**：为月经周期的第15～28天，此时卵巢内黄体形成，故也称**黄体期**。在黄体分泌的雌激素和孕激素作用下，子宫内膜继续增厚至约5mm，子宫腺进一步增长，极度弯曲，腺腔大，充满含大量糖原的分泌物（图20-14）；基质细胞肥大，胞质充满糖原、脂滴；螺旋动脉更加弯曲。这些特点为受精卵的着床提供了良好条件。如排出的卵未受精，黄体将退化，又进入下一次月经期。

（李晓明　张玉英）

第五节　循环系统

循环系统（脉管系统）包括心血管系统和淋巴管系统（图20-15）。心血管系统由心、动脉、毛细血管和静脉组成。淋巴管系统由毛细淋巴管、淋巴管和淋巴导管组成。

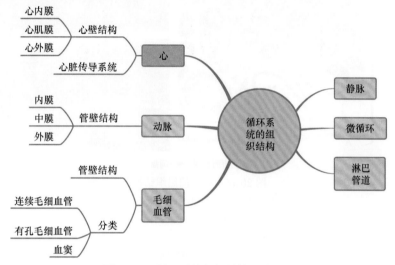

图20-15　循环系统组织结构思维导图

一、心（心脏）

（一）心壁的结构

心壁从内向外分为心内膜、心肌膜（心肌层）和心外膜3层（图20-15、图20-16）。**心内膜**由内皮、内皮下层组成。内皮为单层扁平上皮，与出入心脏的大血管内皮相延续。内皮下层由结缔组织构成，分内、外两层。内层薄，为致密结缔组织；外层靠近心肌膜，也称**心内膜下层**，为疏松结缔组织。心室的心内膜下层内有心传导系统的分支浦肯野纤维（Purkinje fiber）。心内膜向腔内凸起形成的薄片状结构，称为心瓣膜。**心肌膜**主要由心肌纤维构成，心肌纤维集合成束。肌束和肌纤维之间有结缔组织和丰富的毛细血管。**心外膜**即浆膜心包的脏层，为浆膜，其表面被覆一层间皮，间皮下为少量结缔组织，有小血管和少量脂肪细胞。

案例20-4患者出现的这些症状，是感染病毒侵犯心肌纤维，导致心肌纤维变性、坏死及间质水肿，影响心肌收缩功能所引起的。

（二）心脏的传导系统

心脏传导系统由特殊心肌纤维组成，位于心壁内（图10-8），其功能是产生冲动并传导到心脏各部位，使心房肌和心室肌按一定的节律收缩。心脏传导系统含有 3 种细胞：起搏细胞、移行细胞和浦肯野纤维（图 20-16）。

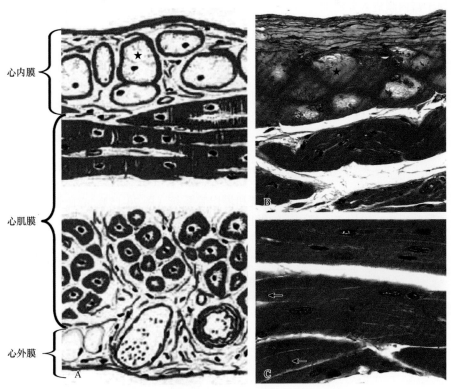

★ 浦肯野纤维；←──闰盘

图 20-16　心壁的组织结构

A. 心壁结构（模式图）；B、C. 心壁（光镜图）

案例 20-4

　　患儿，男性，10 岁，心悸、乏力及多汗，活动后加重 2 天。2 周前患"感冒"，在家口服药物治愈。2 天前无故心前区不适，并感胸痛，伴心悸、头晕、恶心，呕吐 2 次。检查：面色稍苍白，体温 36.9℃，脉搏 88 次/分，血压 100/80mmHg。心律失常，可闻及期前收缩（8～10 次/分），心音稍钝，各瓣膜区未闻及病理性杂音。心电图：窦性心律，频发室性期前收缩。超声心电图提示心肌病变。实验室检查：心肌酶谱异常。临床诊断：病毒性心肌炎。

　　问题：用所学的心脏组织结构知识解释上述症状。

二、动　　脉

　　动脉（artery）管壁分为内膜、中膜和外膜 3 层（图 20-17）。内膜由内皮、内皮下层组成。内皮是薄而光滑的单层扁平上皮；内皮下层为疏松结缔组织。内膜与中膜交界处有由弹性蛋白构成的内弹性膜，在中动脉特别明显。大动脉的中膜很厚，含 40～70 层弹性膜，故称弹性动脉，其能使心脏收缩排出的血流连续不断地向前流动。中动脉的中膜由 10～40 层环形平滑肌组成，又称肌性动脉，其收缩可调节器官的血流量。小动脉也属肌性动脉，管壁平滑肌收缩时，管径变小，增加血流阻力，对血流量及血压的调节起重要的作用，故又称外周阻力血管。外膜由疏松结缔组织构成，含有营养血管。

三、毛细血管

毛细血管（capillary）（图 20-18）管径最细，仅 7～9μm，分布最广，是血液与周围组织细胞进行物质交换的主要部位，管壁由内皮和基膜组成，基膜只有基板，在内皮与基板之间散在分布着一种扁而有突起的周细胞。周细胞具有收缩功能，可调节毛细血管血流。毛细血管受损时，周细胞还可增殖分化为内皮细胞和成纤维细胞。毛细血管分为连续毛细血管、有孔毛细血管和窦状毛细血管 3 种类型。连续毛细血管的内皮细胞之间有紧密连接，有完整的基膜，主要分布在肌组织、肺及中枢神经系统等器官；有孔毛细血管内皮细胞不含核的部分很薄，有许多贯穿胞质的窗孔，孔上有隔膜封闭，主要分布在胃肠黏膜、肾小体等处；窦状毛细血管的腔大不规则，内皮细胞之间的间隙较大，主要分布在肝、脾、骨髓及某些内分泌器官。

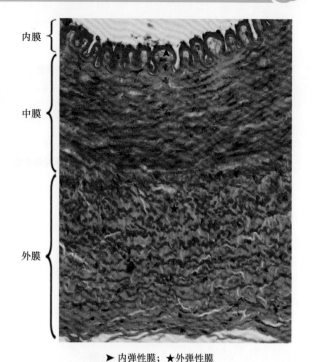

► 内弹性膜；★ 外弹性膜

图 20-17　中动脉管壁的组织结构（光镜图）

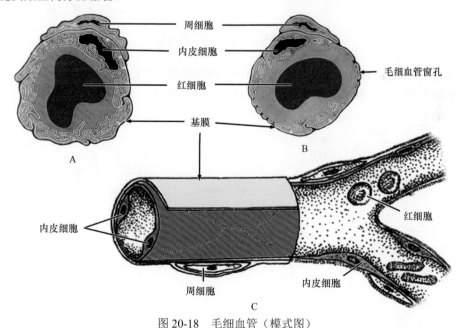

图 20-18　毛细血管（模式图）

A. 连续毛细血管（横断面）；B. 有孔毛细血管（横断面）；C. 连续毛细血管（立体模式图）

四、静　脉

静脉（vein）管壁薄，管腔大而不规则，3 层结构分界不明显。在管径 2mm 以上的静脉，常有由内膜向管腔内突出而成的**静脉瓣**，可防止血液逆流。

五、微　循　环

微循环（microcirculation）是指从微动脉到微静脉之间的血液循环，是血液循环的基本功能

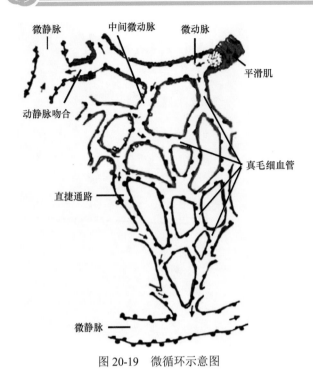

图 20-19 微循环示意图

单位。微循环由微动脉、中间微动脉（后微动脉）、毛细血管前括约肌、真毛细血管、通血毛细血管（直捷通路）、动静脉吻合和微静脉组成（图 20-19）。微动脉是控制微循环的总闸门。真毛细血管的起点有毛细血管前括约肌，是调节微循环的分闸门。动静脉吻合是调节局部血流量的重要结构。

六、淋巴管道

毛细淋巴管以盲端起始于组织间隙内，互相吻合成网（图 11-3）。毛细淋巴管汇合形成淋巴管，淋巴管汇合形成 9 条淋巴干，淋巴干最后汇合形成 2 条淋巴导管（胸导管和右淋巴导管），汇入静脉。除毛细淋巴管外，淋巴管道的结构与静脉相似。淋巴管道内的液体称淋巴，在淋巴回路途经上有大量淋巴结，有滤过淋巴的作用。

（唐 佩 贾 琴）

第六节　免疫系统

免疫系统（immune system）主要由免疫细胞、淋巴组织和淋巴器官组成（图 20-20）。淋巴器官可分为中枢淋巴器官（胸腺、骨髓）和周围淋巴器官（淋巴结、脾、扁桃体）。

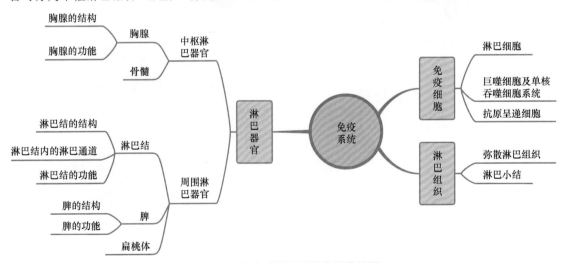

图 20-20　免疫系统组织结构思维导图

免疫系统的功能主要是免疫防御、免疫监视和免疫稳定。免疫防御指识别、清除侵入机体的微生物、异体细胞、大分子抗原物质。免疫监视指识别和清除体内表面抗原发生变异的细胞，包括肿瘤细胞和病毒感染细胞。免疫稳定指清除体内衰老、死亡及受损的细胞，维持体内环境的稳定。机体识别并清除抗原性异物（机体自身表面抗原发生变化的和外来侵入的成分）以维持自身稳定的过程称为免疫应答。

一、免 疫 细 胞

凡参与免疫应答或与免疫应答有关的细胞都称为免疫细胞（immunocyte），包括淋巴细胞、浆细胞、抗原呈递细胞、单核细胞、粒细胞和肥大细胞等。淋巴细胞（lymphocyte）是免疫系统的核心部分，是参与特异性免疫应答的主要细胞。

（一）淋巴细胞

淋巴细胞起源于骨髓干细胞。根据发育过程、功能及细胞膜表面标记等不同，将淋巴细胞分为 T 淋巴细胞（T 细胞）、B 淋巴细胞（B 细胞）和自然杀伤细胞（NK 细胞）3 类。

1. T 细胞　由淋巴造血干细胞经血流进入胸腺皮质，增殖分化而形成，在胸腺发育成熟，并迁移到外周淋巴器官和淋巴组织，它们在没有接触抗原前，保持相对静息状态，称初始 T 细胞，一旦受到特异抗原的刺激，大部分分化为效应 T 细胞，小部分形成记忆 T 细胞。效应 T 细胞可以直接杀死靶细胞，清除抗原，其寿命约为 1 周。记忆 T 细胞的寿命长达数年，甚至终身，当再次遇到抗原时能迅速分化增殖，形成大量效应 T 细胞，启动更强大的免疫应答，并使机体长期保持对抗原的免疫力。由 T 细胞参与的免疫应答称细胞免疫。T 细胞分为 3 个亚群：辅助性 T 细胞（Th 细胞）、细胞毒性 T 细胞（Tc 细胞）和调节性 T 细胞（Tr 细胞）。在外周血中，T 细胞约占淋巴细胞总数的 75%。

2. B 细胞　由骨髓的淋巴干细胞增殖分化而成，在骨髓发育成熟。初始 B 细胞迁移到外周淋巴器官和淋巴组织，在相应抗原刺激、抗原呈递细胞和辅助性细胞（Th 细胞）的协助下，可转化成大淋巴细胞，并增殖分化，其中大部分分化为效应 B 细胞，即浆细胞；小部分分化形成记忆 B 细胞，其作用与记忆 T 细胞相同。浆细胞可以分泌抗体进入体液，执行免疫应答，故 B 细胞介导的免疫应答称体液免疫。B 细胞在外周血中占淋巴细胞总数的 10%～15%。

3. NK 细胞　来源于骨髓，不表达 T 细胞和 B 细胞的膜受体，无须抗原呈递细胞的介导即可活化，可以直接杀死病毒感染的细胞或肿瘤细胞。NK 细胞在周围血中占淋巴细胞总数的 10%～15%。

（二）巨噬细胞及单核吞噬细胞系统

巨噬细胞来源于骨髓的幼单核细胞，是机体内具有强大吞噬能力的细胞。将单核细胞及由其分化而来的具有吞噬功能的细胞统称为单核吞噬细胞系统，包括单核细胞、结缔组织及淋巴组织中的巨噬细胞、肝巨噬细胞（库普弗细胞）、肺巨噬细胞（尘细胞）、神经组织的小胶质细胞、骨组织的破骨细胞、皮肤的朗格汉斯细胞等。单核吞噬细胞系统是机体防御结构的重要组成部分。

（三）抗原呈递细胞

抗原呈递细胞起源于骨髓，存在于淋巴组织和其他许多组织中，能够捕获和处理抗原，形成抗原肽-主要组织相容性复合体分子（MHC 分子）复合物，将抗原肽呈递给 T 细胞，并激发其活化、增殖。抗原呈递细胞主要包含巨噬细胞和树突状细胞（dendritic cell，DC）。树突状细胞包括血液 DC、皮肤朗格汉斯细胞、消化管等处的间质 DC、淋巴内的面纱细胞、淋巴组织和器官中的交错突细胞等。

二、淋 巴 组 织

淋巴组织是以网状组织为支架，内含大量淋巴细胞及其他免疫细胞，可分为弥散淋巴组织和淋巴小结两种。

1. 弥散淋巴组织（diffuse lymphoid tissue）　无明显边界，其内常含有内皮为立方或柱状的毛细血管后微静脉（高内皮微静脉）。这是淋巴细胞从血液进入淋巴组织的通道。弥散淋巴组织受到抗原的刺激后可形成淋巴小结。

2. 淋巴小结（lymphoid nodule）　为直径 1～2mm 的球形小体，有较明确的界线，含大量 B 细胞和一定量的 Th 细胞（辅助性 T 细胞）、巨噬细胞等。淋巴小结受抗原刺激后增大，并产生生发中心。生发中心可分为深部的暗区和浅部的明区。暗区较小，主要由 B 细胞和 Th 细胞组成；明区较大，除 B 细胞和 Th 细胞外，还多见滤泡树突状细胞和巨噬细胞。生发中心的周边有一层密集的小淋巴细胞，着色较深，形似新月，称为小结帽。

三、淋巴器官

人体的淋巴器官分为中枢淋巴器官和周围淋巴器官。中枢淋巴器官包括胸腺和骨髓，发生早，在出生前就已发育完善。在出生前数周，胸腺产生初始 T 细胞，骨髓产生初始 B 细胞。周围淋巴器官包括淋巴结、脾和扁桃体等，是机体进行免疫应答的场所，其发育较中枢淋巴器官晚，出生数月后才逐渐发育完善。人在出生前数周，初始 T 细胞和初始 B 细胞就源源不断地输送到周围淋巴器官和淋巴组织。在抗原刺激下，有相应抗原受体的淋巴细胞增殖、分化，产生效应细胞和记忆细胞，参与免疫应答。

（一）胸腺

胸腺（thymus）表面被覆薄层结缔组织被膜，被膜的结缔组织深入内部形成许多小叶间隔，将胸腺实质分成许多不完全分离的胸腺小叶（图 20-21）。每个胸腺小叶都有染色较深的皮质区和染色较浅的髓质区。所有小叶的髓质都是相互连续的。

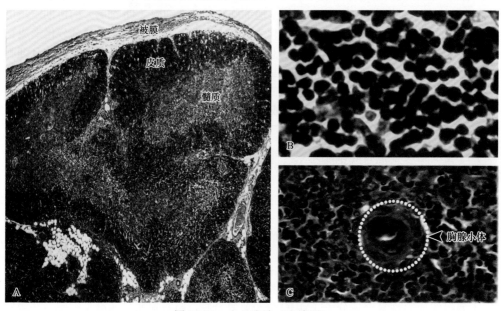

图 20-21　小儿胸腺（光镜图）
A. 胸腺小叶（光镜图）；B. 皮质（光镜图）；C. 髓质（光镜图）

1. 皮质　以胸腺上皮细胞为支架，其间隙内含有大量胸腺细胞和少量其他细胞（图 20-21）。胸腺上皮细胞又称上皮性网状细胞，呈扁平状，有突起，能够分泌胸腺素和胸腺生成素。胸腺细胞是处于不同发育阶段的 T 细胞，占皮质细胞总数的 85%～90%，在发育中大部分被淘汰，仅 5% 能分化为初始 T 细胞。

2. 髓质　含有较多的胸腺上皮细胞，以及少量初始 T 细胞和巨噬细胞。髓质的胸腺上皮细胞呈多边形，胞体较大，也能分泌胸腺素，部分胸腺上皮细胞形成胸腺小体。胸腺小体是胸腺的特征性结构，呈圆形或卵圆形，直径为 30～150μm，由胸腺上皮细胞呈同心圆排列而成（图 20-21）。胸腺小体外周的细胞可分裂，细胞核明显；近小体中心的细胞，核渐退化，胞质中含较多角蛋白；

小体中心的上皮细胞已经完全角质化，呈强嗜酸性染色，且呈透明状；小体中还常见巨噬细胞、嗜酸性粒细胞和淋巴细胞。胸腺小体的功能尚不清楚，但没有胸腺小体的胸腺不能培育出 T 细胞。

3. 血-胸腺屏障　胸腺皮质的毛细血管及其周围结构具有屏障作用，称血-胸腺屏障，主要由连续毛细血管的内皮细胞、完整的内皮基膜、内含巨噬细胞的血管周隙、上皮细胞基膜和连续的胸腺上皮细胞组成，它的主要功能是为胸腺细胞的正常发育提供一个稳定的内环境。

4. 胸腺的功能　胸腺是形成初始 T 细胞的场所，能为周围淋巴器官和淋巴组织输送 T 细胞。在胸腺中形成的初始 T 细胞进入血液，再通过血液的流动到达其他淋巴组织和淋巴器官。

（二）淋巴结

淋巴结的大小和结构与机体的免疫功能的状态密切相关。淋巴结的被膜由致密结缔组织构成，其伸入实质形成小梁，构成实质的支架。输入淋巴管穿过被膜与被膜下淋巴窦连通。淋巴窦穿过皮质和髓质到达淋巴结的门部，汇合形成输出淋巴管。淋巴结的实质分皮质和髓质两部分（图 20-22）。

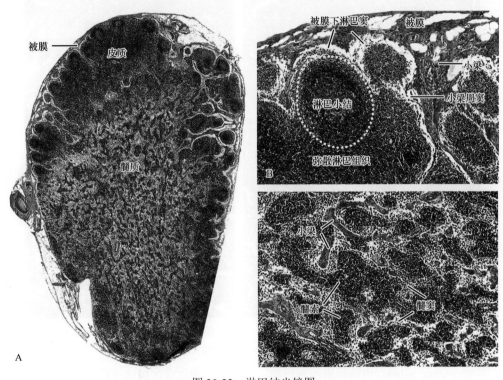

图 20-22　淋巴结光镜图

A. 淋巴结光镜图；B. 皮质光镜图；C. 髓质光镜图

1. 皮质　位于被膜深面，分为浅层皮质、副皮质区和皮质淋巴窦（图 20-22）。浅层皮质含有淋巴小结和淋巴小结间的弥散淋巴组织，为 B 细胞区。副皮质区位于皮质深层，为弥散淋巴组织，以 T 细胞为主，又称胸腺依赖区。此外，还有交错突细胞、巨噬细胞和少量 B 细胞。副皮质区内有许多高内皮毛细血管后微静脉，血液中的淋巴细胞可以穿越内皮胞质或细胞间隙进入淋巴结内，是淋巴细胞再循环途径的重要部位。

皮质淋巴窦分为被膜下窦和小梁周窦（图 20-22）。被膜下窦有输入淋巴管进入。淋巴窦的内壁为内皮细胞，其外有少量的网状纤维和网状细胞。淋巴窦内有星状的内皮细胞，主要起支撑窦腔的作用，还有许多巨噬细胞，主要有过滤淋巴的作用。

2. 髓质　由髓索和髓质淋巴窦（髓窦）构成（图 20-22）。髓索是相互连接的索条状淋巴组织，主要含有 B 细胞、浆细胞和巨噬细胞。髓窦与皮质淋巴窦连通，结构相似，含有较多的巨噬细胞，对滤过淋巴起主要作用。

3. 淋巴结内的淋巴通道 淋巴从输入淋巴管进入淋巴结的被膜下窦和小梁周窦，然后渗入髓窦，继而汇入输出淋巴管（图 11-3）。输出淋巴管中的淋巴含有较多抗体。

4. 淋巴结的功能 淋巴结的功能主要：①滤过淋巴，淋巴在淋巴窦内缓慢流动的过程中，窦内的巨噬细胞便将其中的抗原性异物吞噬清除掉，从而起滤过淋巴的作用；②参与免疫应答，侵入淋巴结的抗原性异物可引起淋巴结内 T、B 细胞发生免疫应答。

（三）脾

脾（spleen）为人体最大的淋巴器官，位于血液循环通道上。脾表面有较厚的被膜，由丰富的弹性纤维、平滑肌纤维和间皮组成。被膜的结缔组织向脾内深入，形成小梁。脾实质分为白髓和红髓两部分（图 20-23）。

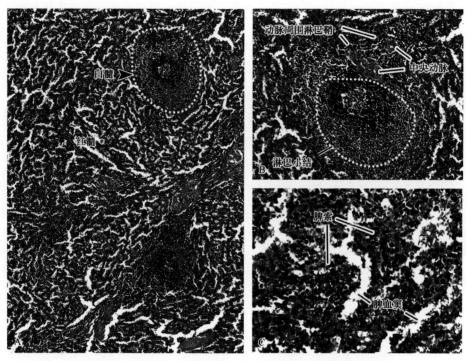

图 20-23 脾光镜图
A. 低倍镜；B、C. 高倍镜

1. 白髓（white pulp） 由动脉周围淋巴鞘、淋巴小结和边缘区组成（图 20-23）。动脉周围淋巴鞘为脾中央动脉周围的厚层弥散淋巴组织，由大量的 T 细胞、少量巨噬细胞和交错突细胞等构成，相当于淋巴结的副皮质区。淋巴小结常见于动脉周围淋巴鞘的一侧，由大量 B 细胞组成，并有中央动脉的分支穿过。边缘区位于白髓与红髓交界处，宽约 100μm，含有 T 细胞、B 细胞、大量巨噬细胞和较少的红细胞。中央动脉分支的末端在此处膨大形成边缘窦，窦壁细胞间隙较大，是血液内抗原和淋巴细胞进入白髓的通道。

2. 红髓（red pulp） 由脾索和脾血窦构成（图 20-23）。脾索为富含血细胞的淋巴组织，包括 B 细胞、巨噬细胞和浆细胞等。部分中央动脉分支末端开口于脾索，故脾索内有大量血液。脾索的主要作用是过滤血液。脾血窦宽为 12～40μm，其内皮细胞呈杆状，细胞之间的间隙较宽，基膜不完整，窦壁有较多的巨噬细胞。

3. 脾的功能 脾的功能主要包括：①过滤血液，当血液流经脾时，脾内的大量巨噬细胞可吞噬、清除血液中的病原体和衰老的红细胞等，故当脾功能亢进时，可使红细胞破坏增加而致贫血；

②参与免疫应答，侵入血液的抗原性异物可引起脾内 T、B 细胞发生免疫应答，在机体免疫功能中起着重要作用；③造血，脾在胚胎早期有造血功能，成年后，其内仍有少量造血干细胞，当机体严重缺血或某些病理状态下，脾可恢复造血功能。

（贾 琴 唐 佩）

第七节 皮 肤

皮肤（skin）是人体最大的器官，约占体重的 16%，几乎覆盖了整个机体。

一、皮肤的一般特点

皮肤分为表皮与真皮两部分，它们紧密相连（图 20-24）。皮肤借皮下组织（疏松结缔组织和脂肪组织组成）与深部组织相连。皮肤的附属器包括毛发、腺体（图 20-25）和指（趾）甲，均来源于真皮。皮肤的功能主要包括：①屏障和保护作用，阻挡异物和病原体侵入，防止体内组织液外渗丢失；②皮肤内有丰富的感觉神经末梢，能感受外界冷、热、痛、压等刺激；③调节体温、排泄代谢废物；④参与免疫应答、维生素 D 活化、吸收紫外线等。

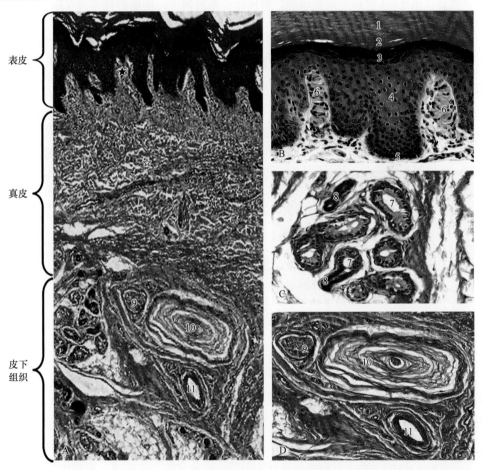

1. 角质层；2. 透明层；3. 颗粒层；4. 棘层；5. 基底层；6. 触觉小体；7. 汗腺分泌部；8. 汗腺导管；9. 神经；10. 环层小体；11. 小动脉；★乳头层；☆网织层

图 20-24 手掌皮肤（光镜图）

A. 低倍镜；B、C、D. 高倍镜

二、表　皮

表皮为皮肤的最表层，由角化的复层扁平上皮构成（图 20-24），内有丰富的游离神经末梢。表皮细胞分为两类：角质形成细胞和非角质形成细胞。厚的表皮，其结构从基底面到表面分为 5 层。角质形成细胞从基底层到角质层的变化反映了表皮的角化过程。

（一）角质形成细胞

角质形成细胞形成了表皮的 5 层结构。

1. 基底层　由一层矮柱状细胞组成，胞质呈嗜碱性，能不断分裂增殖，进入棘层，形成棘层细胞（图 20-24）。在皮肤创伤修复中，基底细胞具有再生修复的作用。

2. 棘层　由 4～10 层多边形的棘细胞组成，细胞表面有许多棘状突起，相邻细胞的突起以大量桥粒相连（图 20-24）。胞质中含有成束的角蛋白丝，并含有脂质分泌颗粒，细胞将脂质分泌到细胞间隙形成膜状物。

3. 颗粒层　由 3～5 层梭形细胞组成，细胞的核与细胞器已退化，胞质内含有许多不规则的强嗜碱性透明角质颗粒（图 20-24）。

4. 透明层　由 2～3 层扁平细胞组成，胞核和细胞器消失，细胞界线不清（图 20-24）。于 HE 染色切片上，此层呈强嗜酸性，遮光度高。

5. 角质层　由最表面的数层扁平角质细胞组成，细胞无核，呈嗜酸性均质状，胞质内充满角蛋白，已完全角化（图 20-24）。表层细胞常脱落形成皮屑。

（二）非角质形成细胞

1. 黑素细胞（melanocyte）　散在于基底层细胞之间，呈圆形，具有长的突起，可合成黑色素。黑色素以黑素颗粒的形式从黑色素细胞的突起迁移至角质形成细胞中。

2. 朗格汉斯细胞（Langerhans cell）　散在于棘层细胞间，具有树状分支的突起，胞质内含伯贝克颗粒。朗格汉斯细胞是一种抗原呈递细胞，能加工处理抗原，并呈递给 T 细胞。

3. 梅克尔细胞（Merkel cell）　散在于基底细胞之间，扁平，具有短的指状突起，胞质内有致密核心小泡。细胞基部与神经末梢形成类似突触的结构，可以感受机械刺激。

三、真　皮

真皮（dermis）位于表皮的深面，分为乳头层和网织层（图 20-24）。

1. 乳头层　为紧靠表皮的薄层疏松结缔组织，主要形成真皮乳头，加强表皮和真皮的联系。内有丰富的毛细血管、游离神经末梢，在手指掌侧的真皮乳头内含较多触觉小体（图 20-24）。

2. 网织层　为乳头层深面较厚不规则的致密结缔组织，内含粗大的胶原纤维网、弹性纤维、血管、淋巴管、神经和环层小体（图 20-24）。

四、皮肤的附属器

皮肤的附属器有毛发、汗腺和皮脂腺等（图 20-25）。

（一）毛发

毛发（hair）分布于除手掌、足底等处以外的皮肤，分为毛干、毛根和毛球 3 部分（图 20-25）。

1. 毛干（hair shaft）　为毛发露出皮肤外的部分，由角化的上皮组成，充满角蛋白和黑色素。

2. 毛根（hair root）　为毛发埋于皮肤内的部分，外包有毛囊。毛囊由表皮和真皮延续而来。

3. 毛球（hair bulb）　为毛根末端的膨大部分，是毛发的生长点。毛球基底部的凹陷部分称毛乳头，由富含神经和血管的结缔组织组成，有营养毛球的作用。毛乳头周边的细胞称毛母质细胞，是干细胞，细胞分裂增殖并向毛根推移，使其生长。

4. 竖毛肌（arrector pilli muscle）　为毛根一侧的一束平滑肌，连接真皮和毛囊，收缩时可使毛发更直立（图 20-25）。

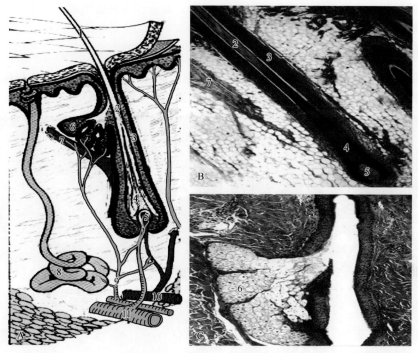

1. 毛干；2. 毛根；3. 毛囊；4. 毛球；5. 毛乳头；6. 皮脂腺；7. 竖毛肌；8. 汗腺；9. 神经；
10. 小动脉；11. 小静脉

图 20-25　人头皮组织结构

A. 模式图；B、C. 光镜图

（二）皮脂腺

皮脂腺（sebaceous gland）常位于毛囊与竖毛肌之间，为泡状腺（图 20-25）。腺泡周围的细胞较小，可分裂增殖，并移向腺泡中心。腺泡中心的细胞较大，胞质内充满脂滴。腺细胞逐渐解体，成为皮脂，经导管排入毛囊或直接排到皮肤表面，有润滑皮肤的作用。

（三）汗腺

汗腺（sweat gland）遍布全身皮肤内，为单曲管状腺，分泌部盘曲成团，位于真皮深层和皮下组织中（图 20-24，图 20-25）。腺细胞为锥体形，其外方有肌上皮细胞，收缩有助于腺细胞分泌汗液的排出。导管经真皮进入表皮后，呈螺旋走行，开口于皮肤表面的汗孔。

（张雪梅　李艳萍）

第八节　内分泌系统

内分泌系统由内分泌腺（无管腺）和散在分布的内分泌细胞组成，与神经系统协同维持内环境稳定，调节机体生长发育和物质代谢，控制生殖，影响免疫和行为。人体的内分泌器官包括垂体、甲状腺、甲状旁腺、肾上腺和松果体（图 18-1）。它们的共同特点是：①无导管；②细胞排列成索状、团状、泡状或网状；③有丰富的毛细血管；④分泌物为激素。激素通过血流到达有相应受体的靶细胞或靶器官，或直接作用于周围细胞（旁分泌）。根据分泌激素的化学性质，可将内分泌细胞分为含氮激素分泌细胞和类固醇激素分泌细胞两类。

一、垂 体

垂体由腺垂体和神经垂体两部分组成（图 18-1）。腺垂体分为远侧部、中间部和结节部。神经垂体由神经部和漏斗构成。

（一）腺垂体

1. 远侧部　腺细胞排列呈团索状，少数围成滤泡状。在 HE 染色切片中，依据腺细胞着色的差异，可将其可分嗜酸性细胞、嗜碱性细胞和嫌色细胞 3 种（图 20-26）。

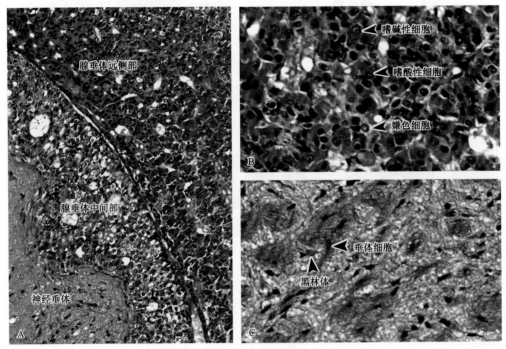

图 20-26　垂体的组织结构（光镜图）
A. 垂体；B. 远侧部；C. 神经部

（1）**嗜酸性细胞**：呈圆形或椭圆形，胞质呈嗜酸性，根据其分泌激素的不同，可分为生长激素细胞和催乳素细胞。生长激素细胞数量多，分泌生长激素，可促进骺软骨生长，使骨增长。未成年人生长激素分泌不足可致侏儒症，分泌过多可致巨人症。成人生长激素分泌过多会引起肢端肥大症。催乳素细胞数量少，分泌催乳素，可促进乳腺发育和乳汁分泌，在女性分娩前期和哺乳期功能旺盛。

（2）**嗜碱性细胞**：呈椭圆形或多边形，胞质呈嗜碱性，数量少，分为促甲状腺激素细胞、促肾上腺皮质激素细胞和促性腺激素细胞。促甲状腺激素细胞分泌促甲状腺素，可促进甲状腺素的合成和分泌。促肾上腺皮质激素细胞分泌促肾上腺皮质激素，主要促进肾上腺皮质束状带分泌糖皮质激素。促性腺激素细胞分泌卵泡刺激素和黄体生成素。卵泡刺激素在女性促进卵泡的发育，在男性则刺激生精小管支持细胞合成雄激素结合蛋白，以促进精子的发生。黄体生成素在女性促进排卵和黄体形成，在男性则刺激睾丸间质细胞分泌雄激素，故又称间质细胞刺激素。

（3）**嫌色细胞**：细胞小，胞质色浅，数量多，细胞界线不清。

2. 中间部　为一纵行狭窄区域，由滤泡及其周围的嗜碱性细胞和嫌色细胞构成（图 20-26）。滤泡由单层立方或柱状细胞围成，含胶质，其功能不明。

3. 结节部　包围着神经垂体的漏斗，此部含丰富的纵行毛细血管，腺细胞呈索状纵向排列于血管之间，细胞较少，主要是嫌色细胞，其间有少量嗜酸性细胞和嗜碱性细胞。

4. 垂体门脉系统　腺垂体主要由大脑基底动脉环发出的垂体上动脉供血。垂体上动脉在神经垂体漏斗处分支吻合形成有孔毛细血管网，称第一级毛细血管网。这些毛细血管网在结节部下端汇集形成数条垂体门微静脉，后者下行进入远侧部，分支吻合，形成第二级毛细血管网。垂体门微静脉及其两端的毛细血管网共同构成垂体门脉系统。

5. 下丘脑与腺垂体的关系　下丘脑的弓状核等神经核的神经元，具有内分泌功能，称为神经内分泌细胞。细胞合成的多种激素在轴突末端释放，进入垂体门脉系统，分别调节远侧部各种腺细胞的分泌活动。

（二）神经垂体

神经垂体主要由无髓神经纤维和神经胶质细胞组成（图20-26），含有丰富的毛细血管。下丘脑前区的两个核团，视上核和室旁核内有神经内分泌细胞，其轴突经漏斗终止于神经垂体的神经部。这些神经内分泌细胞分泌的颗粒沿轴突被运输到神经部，分泌颗粒常聚集成团，使轴突呈串珠状膨大，于光镜下呈弱嗜酸性团块，称**黑林体**（图20-26C）。下丘脑神经核团内的神经内分泌细胞分泌的血管升压素和缩宫素通过神经垂体释放入毛细血管，通过血液循环到达其作用的靶器官，发挥其调节功能。

二、甲　状　腺

1. 甲状腺的一般结构　甲状腺（thyroid gland）表面包有薄层结缔组织被膜，被膜伸入实质，将甲状腺实质分隔成大小不等的小叶。每个小叶中由大量大小不一的甲状腺滤泡组成。滤泡之间是富含毛细血管的少量结缔组织，其中还有一些滤泡旁细胞。

2. 甲状腺滤泡（thyroid follicle）　是由单层上皮组成的圆形囊状结构，滤泡腔内有胶质（图20-27）。滤泡上皮细胞形态与甲状腺的功能有关，为立方形或扁平状，胞质呈嗜酸性。滤泡腔内的胶质呈凝胶状，嗜酸性。胶质是滤泡上皮细胞合成分泌的碘化甲状腺球蛋白，在切片上呈均质状，嗜酸性。滤泡上皮细胞再重新吸收滤泡腔内的碘化甲状腺球蛋白，被细胞内水解酶分解，形成**甲状腺素**（T_3、T_4）入血液中。甲状腺素促进机体的新陈代谢，促进生长发育，提高神经系统兴奋性，尤其对婴幼儿的骨骼和中枢神经系统发育影响较大。小儿甲状腺功能减退，可导致呆小病。

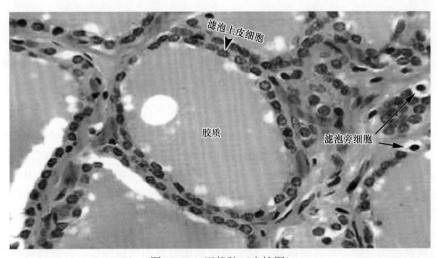

滤泡上皮细胞

胶质

滤泡旁细胞

图 20-27　甲状腺（光镜图）

3. 滤泡旁细胞　分布于滤泡上皮细胞之间和滤泡之间，胞体稍大，HE染色胞质色浅淡（图20-27），镀银染色可见细胞质内有嗜银颗粒。滤泡旁细胞能分泌**降钙素**，促进成骨细胞成骨，抑制钙离子的吸收，使血钙降低。

三、甲状旁腺

甲状旁腺由主细胞和嗜酸性细胞组成。主细胞体积小，HE 染色胞质着色浅，内含分泌颗粒，该细胞能分泌甲状旁腺激素，促进破骨细胞的活动，释放骨钙入血，促进肠道和骨小管吸收钙，使血钙升高。嗜酸性细胞较大，胞质嗜酸性，功能不明。

四、肾 上 腺

肾上腺表面包以结缔组织被膜，少量结缔组织及伴随的血管、神经伸入实质内。肾上腺实质分为周围部的皮质和中央部的髓质两部分（图 20-28）。

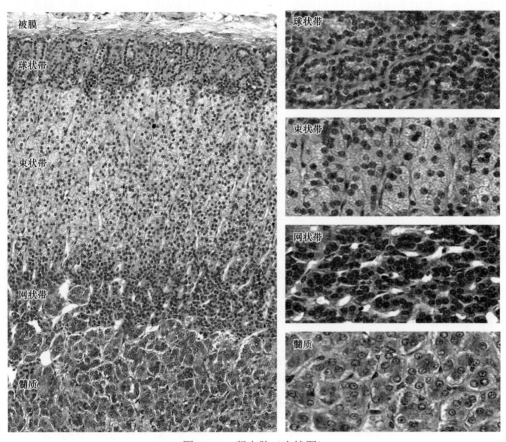

图 20-28　肾上腺（光镜图）

1. 皮质　肾上腺皮质约占肾上腺体积的 80%，由皮质细胞、血窦和少量结缔组织组成。根据皮质细胞的形态和排列特征，可将肾上腺皮质分为 3 个带，即球状带、束状带和网状带（图 20-28）。球状带（zona glomerulosa）位于被膜深面，较薄，细胞较小，呈锥形，排列成球团状，周围有少量富含血窦的结缔组织。球状带细胞分泌盐皮质激素，主要是醛固酮，能促进肾远曲小管和集合管重吸收 Na^+ 及排 K^+。束状带（zona fasciculata）较厚，细胞呈多边形，较大，排列呈条索状，胞质浅淡，胞质呈泡沫状，核圆形，位于细胞中央。束状带细胞分泌糖皮质激素，主要是皮质醇，可促使蛋白质及脂肪分解，并转变成糖，糖皮质激素还可抑制免疫应答，并有抗炎作用。网状带（zona reticularis）位于皮质最深层，细胞小，胞质嗜酸性，排列成条索状，交织成网。网状带细胞主要分泌雄激素，也分泌少量雌激素和糖皮质激素。

2. 髓质　位于肾上腺的中央，主要由髓质细胞组成，细胞之间有丰富的血窦和结缔组织（图 20-28）。髓质中央有中央静脉。髓质细胞可被铬盐着色，故也称嗜铬细胞。髓质细胞分两种，一种为肾上腺素细胞，能分泌肾上腺素，使心率加快、心脏和骨骼肌的血管扩张；另一种为去甲肾上腺素细胞，能分泌去甲肾上腺素，使血压升高，加速血液的流动。

五、松　果　体

松果体呈扁圆锥形，以细柄连于第三脑室（图 15-4、图 15-8、图 15-9、图 18-1），松果体表面包以软膜。软膜结缔组织伴随血管和无髓神经纤维深入腺实质，将实质分为许多小叶。小叶主要由松果体细胞、神经胶质细胞和无髓神经纤维组成。无髓神经纤维可与松果体细胞形成突触。在 HE 染色切片中，松果体细胞呈圆形或不规则形，核大，细胞质少，弱嗜碱性。松果体细胞能分泌褪黑素，调节机体的昼夜生物节律、睡眠、情绪、性成熟等生理活动。

（李艳萍　张雪梅）

作业练习

1. 简述胃底腺的主要细胞及其功能。
2. 简述小肠壁能扩大其吸收面积的结构。
3. 简述胰岛的结构和功能。
4. 简述肝小叶的结构和肝门管区。
5. 简述气-血屏障的组成。
6. 试述精子发生的过程。
7. 简述月经周期子宫内膜的结构变化及其与卵巢的关系。
8. 比较 3 种毛细血管的结构特点及分布。
9. 简述角质形成细胞从表皮深层至浅层的结构变化。

第二十一章　人体胚胎学概论

人体胚胎学（human embryology）是研究个体发生、发育及其机制的学科，研究内容主要包括生殖细胞发生、受精、胚胎发育、胚胎与母体关系、先天畸形等。人体胚胎在母体子宫中的发育生长过程历经 38 周（约 266 天），可分 2 个时期，即胚期和胎期。**胚期**为从受精到第 8 周末，在此期末人胚各器官系统与外形发育初具雏形，只有约 3cm 长，2.27g。胚期的内容主要包括生殖细胞的形成、受精、卵裂和胚泡形成、胚泡植入和胚层形成、胚层分化和胚体形成、胎膜和胎盘等（图 21-1）。**胎期**为从第 9 周至出生，此期胎儿逐渐长大，各系统器官继续发育成形，并逐渐出现生理功能活动。

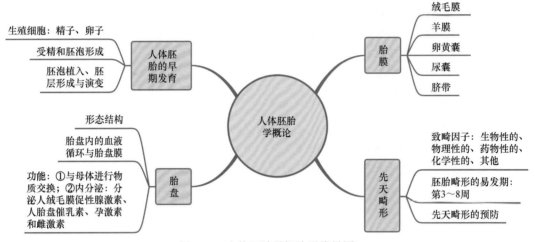

图 21-1　人体胚胎学概论思维导图

个体出生后，许多器官的结构和功能以及个体的外形、体积等还要历经长时期的继续发育和生长。个体出生后至衰老死亡这一过程可分为婴儿期、儿童期、少年期、青春期、成年期和老年期。研究出生前和出生后生命全过程的科学称为**人体发育学**。

第一节　人体胚胎的早期发育

一、生殖细胞

自青春期开始，精子在睾丸生精小管内大量发生。精原细胞通过有丝分裂分化为初级精母细胞。1 个初级精母细胞经两次成熟分裂形成 4 个精子细胞。精子细胞呈圆球形，经过一系列形态改变成为蝌蚪形精子。生精小管产生的精子还要在附睾停留约 2 周时间（8～17 天）才能具有充分的运动能力。射出的精子没有受精能力，还需在女性生殖管道中去除精子头部外表面的糖蛋白后才能获得受精能力，即**获能**（capacitation）。卵子从卵巢排出时处于第 2 次减数分裂中期，在受精时，精子进入卵细胞后才完成第 2 次成熟分裂成为成熟的卵子。如不受精，卵子不能成熟，于排卵后 12～24 小时退化。1 个初级卵母细胞经两次减数分裂只形成 1 个卵子。

二、受精和胚泡形成

1. 受精（fertilization）　精子与卵子结合形成受精卵的过程称受精，一般发生在输卵管的壶腹部（图 21-2，图 21-3）。

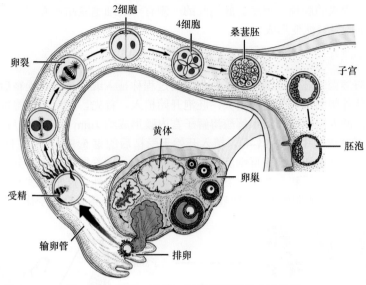

图 21-2　排卵、受精、卵裂和胚泡形成示意图

正常成年男性每次射出精液为 2～5ml，内含精子 3 亿～5 亿个。发育正常的精子和卵子需在限定时间内相遇，并发生顶体反应，才能达到受精目的，一般是卵子排卵后 24 小时内，精子进入女性生殖管道 20 小时内。从卵巢排出的卵子表面有透明带和放射冠。受精时，精子必须穿过放射冠和透明带才能进入卵细胞内（图 21-3）。精子释放顶体酶，溶蚀放射冠和透明带的过程称顶体反应（acrosome reaction）。当第 1 个精子进入卵子后，透明带结构发生改变，使其余精子不能再进入卵子内，这一过程称透明带反应（zona reaction）。这一反应保证了单精受精，形成二倍体的受精卵。因此，受精有着重要的意义，包括：①激发了卵裂；②恢复细胞二倍体细胞；③决定胎儿的性别。

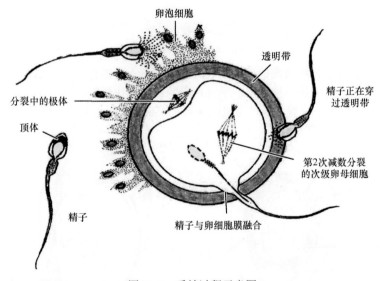

图 21-3　受精过程示意图

2. 受精卵的发育演变和胚泡形成　受精卵形成后，从输卵管逐渐向子宫腔运行，同时不断进行细胞分裂。受精后第 3 天，受精卵分裂形成 12～16 个卵裂球，外观如桑葚，故称桑葚胚（图 21-2）。当桑葚胚继续分裂形成 100 多个卵裂球时，细胞之间逐渐出现腔隙，并相互融合成一个大腔，此时透明带溶解，胚呈现为囊泡状，故称为胚泡。胚泡壁由单层细胞构成，与吸收营养

有关，称滋养层，中央的腔称胚泡腔。胚泡腔的一侧有一群细胞紧贴滋养层，称内细胞群。人胚将由内细胞群的细胞发育演变形成。

三、胚泡植入、胚层形成与演变

1. 胚泡植入与演变　胚泡逐渐埋入子宫内膜的过程称植入或着床。在受精后第 4 天，胚泡到达子宫腔，此时其外围的透明带溶解消失，胚泡开始植入。首先，胚泡内细胞群侧的滋养层逐渐与子宫内膜接触，滋养层细胞分泌水解酶溶解子宫内膜形成约 1mm 缺口，然后胚泡从缺口陷入，并被逐渐包埋于子宫内膜中（图 21-4）。植入开始于受精后的第 5～6 天，第 11～12 天完成。在植入过程中，滋养层细胞和内细胞群细胞都在增殖和演变。滋养层细胞迅速分裂增殖，分化形成了胚外中胚层、细胞滋养层和合体滋养层 3 层结构，并逐渐向外突起形成绒毛，这时滋养层改称为绒毛膜（图 21-4）。如绒毛膜滋养层细胞过度增生，可导致一系列病理变化。

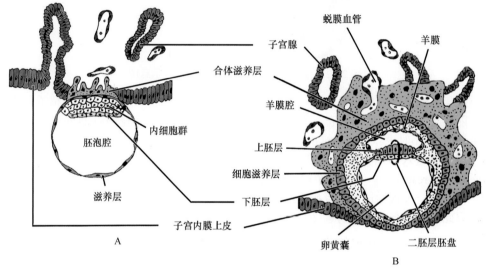

图 21-4　植入过程

A. 受精后第 7 天；B. 受精后第 9 天

植入时子宫内膜处于月经周期的分泌期，其在胚泡植入后的血液供应更充足，子宫腺分泌更旺盛，基质细胞肥大，内膜进一步增厚。子宫内膜的这些变化称为蜕膜反应，此时的子宫内膜改称为蜕膜。根据其与胚胎的位置关系，将蜕膜分为基蜕膜、包蜕膜和壁蜕膜 3 部分（图 21-5）。此

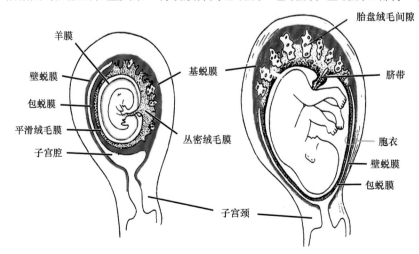

图 21-5　胎膜、蜕膜与胎盘

后，基蜕膜参与构成胎盘，包蜕膜、壁蜕膜参与构成胞衣（衣胞）。植入时，若母体内分泌功能失调或受药物干扰，或胚泡未能准时到达子宫腔，或透明带未准时消失，子宫腔内有异物干扰（如节育器），均可阻碍胚泡的正常植入。

通常胚泡植入在子宫体或底部。若植入在子宫下段或子宫颈管内口处将会形成前置胎盘，分娩时可出现胎盘早期剥离，引起子宫大出血或难产。若植入在子宫以外部位，称异位妊娠（宫外孕）。异位妊娠以输卵管妊娠最常见，偶见于子宫阔韧带、子宫颈、肠系膜，甚至卵巢表面等处。异位妊娠时胚胎多因营养供应不足而早期死亡，导致流产。案例 21-1 患者出现的这些症状，是宫颈妊娠，胚胎营养供应不足，早期死亡，引起胚胎破裂和出血，发生流产。下腹撕裂样痛和阴道出血是先兆流产的临床表现。

> **案例 21-1**
>
> 　　患者，女性，28 岁，1 个月前有阴道不规则流血，伴腹痛。近几天下腹隐痛，阴道持续不规则出血，血量不定。2 天前出现左下腹撕裂样疼痛，肛门坠胀有排便感、尿频、发热。月经已有 1 个多月未来潮。妇科检查：阴道内粉红色米汤样分泌物，腥臭味；宫颈肥大，糜烂二度，压痛明显；血 hCG（＋）；B 超显示子宫颈内口处有一 4.4cm×1.4cm 强回声团块。临床诊断：宫颈妊娠、不全流产。
>
> 　　问题：用所学知识解释上述症状。

2. 胚层形成与分化　在胚泡植入过程中（即受精后第 2 周），内细胞群细胞逐渐增殖、分化，形成一层立方形细胞构成的下胚层和一层柱状细胞构成的上胚层。此时，上、下胚层紧贴，形似圆盘状，称为胚盘。继而上胚层上方出现羊膜腔，下胚层下方出现卵黄囊（图 21-4）。至第 3 周初，上胚层细胞增殖、迁移形成原条，原条细胞下陷到上、下胚层之间，并扩展形成胚内中胚层，即中胚层（图 21-6）。随后，上胚层细胞继续迁移形成内胚层并替换下胚层，上胚层改称外胚层。至第 3 周末，形成内、中、外 3 胚层胚盘（图 21-6）。3 个胚层均来自上胚层。胚盘是发育演变形成人体的原基。

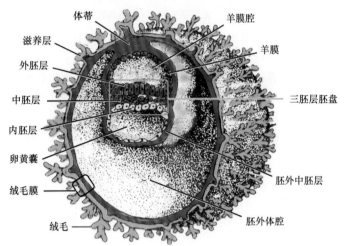

图 21-6　第 3 周初胚的剖面（模式图）

外胚层最初形成了神经管。神经管以后发育演变形成脑和脊髓、视网膜、松果体等。其余的外胚层形成各种神经节、体壁、皮肤的表皮、口鼻腔和肛门的上皮、牙釉质、角膜上皮、晶体状、内耳膜迷路等。中胚层最初在中央出现脊索，随后脊索两侧从内到外各分化形成轴旁中胚层、间介中胚层和侧中胚层 3 部分（图 21-7），主要分化形成皮肤的真皮、躯干的骨骼和肌肉、泌尿生殖系统主要器官的原基，以及心、胸、腹膜腔的原基。一些分散的中胚层组织称间充质，将分化为心、血管、淋巴管、结缔组织、骨骼、肌组织等。内胚层随着胚盘向腹侧包卷，形成圆筒状的原始消化管，以后分化形成消化、呼吸系统器官的上皮组织，以及中耳、甲状腺、甲状旁腺、胸腺和膀胱的上皮组织。

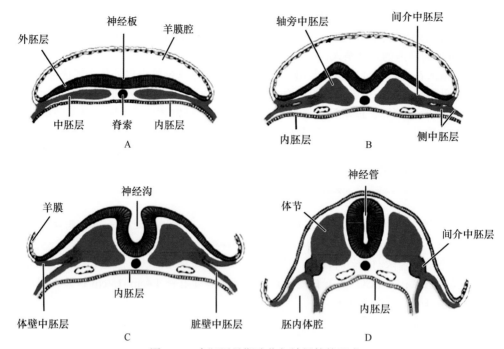

图 21-7　中胚层早期分化与神经管的形成

A. 受精第 17 天；B. 受精第 19 天；C. 受精第 20 天；D. 受精第 21 天

在各器官原基形成时，由于各部分生长速度的差异，引起胚盘边缘向腹侧卷折形成头褶、尾褶和左、右侧褶，形成弓形圆筒状胚体，胚体突向羊膜腔，浸泡于羊水中。羊膜向胚体腹侧包卷退化的卵黄囊和体蒂，逐渐形成脐带。口咽膜和泄殖腔膜分别转到胚体头和尾的腹侧。

从第 3～8 周末，内、中、外 3 个胚层细胞经历增殖、分化、迁移、汇聚整合、部分细胞退化死亡等程序，逐渐形成各系统器官雏形，并初具人体外形。此时期的胚胎发育对外界环境因素非常敏感，某些有害因素（如病毒、药物、射线等）易通过母体干扰胚胎发育，导致先天畸形的发生。

（吴　爽　吴燕明）

第二节　胎膜与胎盘

胎膜和胎盘是对胚胎起保护、营养、呼吸、排泄等作用的附属结构，不参与胚胎本身的形成，有的结构还有内分泌功能。胎儿娩出后，胎膜、胎盘即与子宫壁分离，并排出体外，总称胞衣（afterbirth）。

一、胎　膜

胎膜（fetal membrane）包括绒毛膜、羊膜、卵黄囊、尿囊和脐带（图 21-5、图 21-8）。

1. 绒毛膜（chorion）　由绒毛膜板、各级绒毛干及绒毛组成。植入完成后，滋养层已分化为细胞滋养层和合体滋养层（图 21-4）。外表的合体滋养层和内部的细胞滋养层构成了初级绒毛干。第 3 周时，胚外中胚层伸入绒毛干内，称次级绒毛干。绒毛干胚外中胚层的间充质分化为结缔组织和血管，并与胚体内血管相通，此时改称三级绒毛干。胚胎早期，绒毛膜表面的绒毛均匀分布，之后，由于包蜕膜侧的血供匮乏，绒毛逐渐退化，形成表面无绒毛的平滑绒毛膜（图 21-5）。基蜕膜侧的血供充足，该处绒毛反复分支，生长茂密，称丛密绒毛膜，它与基蜕膜一起组成胎盘（图 21-5）。

2. 羊膜（amnion）　为半透明薄膜，由一层羊膜上皮和胚外中胚层构成，内无血管（图 21-4，

图21-7）。羊膜腔内充满羊水，胚胎浸泡在羊水中。羊膜和羊水在胚胎发育中对胚胎起着重要作用，如胚胎在羊水中可自由活动，有利于骨骼和肌肉发育，并防止胚胎局部粘连或受外力压迫与振荡。临产时，羊水还具有扩张子宫颈与冲洗产道的作用。足月分娩时羊水有1000～1500ml，羊水过多或过少均影响胎儿正常发育，羊水含量不正常还与某些先天畸形有关。

3. 卵黄囊（yolk sac） 位于原始消化管腹侧（图21-4、图21-6）。鸟类等卵生动物胚胎的卵黄囊储存有大量卵黄，为胚胎发育提供营养。胎生动物胚胎的卵黄囊内没有卵黄。人胚胎卵黄囊被包入脐带，最后逐渐退化。

4. 尿囊（allantois） 是从卵黄囊尾侧向体蒂内伸出的一个盲管。尿囊壁的胚外中胚层中形成的尿囊动脉和尿囊静脉，以后演变为脐带内的脐动脉和脐静脉。

5. 脐带（umbilical cord） 是连于胚胎脐部与胎盘间的索状结构（图21-5、图21-8）。脐带外覆羊膜，内含黏液性结缔组织。结缔组织内有脐动脉和脐静脉，脐血管连接胚胎血管和胎盘绒毛血管。脐动脉有两条，其将胚胎血液运送至胎盘绒毛血管，经绒毛间隙内的母体血液与母体进行物质交换。脐静脉有一条，将吸纳了丰富营养物质和氧的血液送回胚胎。胎儿出生时，脐带长40～60cm，粗1.5～2.0cm，脐带过短易引起胎盘过早剥离；脐带过长，易缠绕胎儿四肢或颈部，可致局部发育不良或胎儿窒息死亡。

二、胎 盘

1. 胎盘的结构 胎盘由胎儿的丛密绒毛膜和母体的基蜕膜组成（图21-5、图21-8）。足月胎儿的胎盘呈圆盘状，直径为15～20cm，平均厚度为2.5cm，重约500g。胎盘的胎儿面光滑，表面覆盖有羊膜，中央或近中央处附着脐带。透过羊膜可见胎儿脐动、静脉的分支分布于绒毛膜内。胎盘的母体面粗糙，有15～30个微凸的胎盘小叶，每个小叶含1～4根绒毛干及其分支。绒毛干之间为绒毛间隙，有基蜕膜构成的短隔伸入其内，称胎盘隔；子宫螺旋动脉与子宫静脉的分支开口于绒毛间隙，故绒毛间隙内充满母体血液，绒毛浸泡其中。

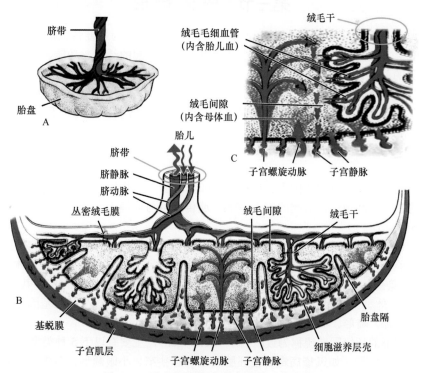

图21-8 胎盘的结构和血液循环（模式图）

A.胎盘整体观；B.胎盘的内部结构和血液流向；C.胎儿血与母体血在绒毛间隙进行物质交换

2. 胎盘的血液循环与胎盘膜　胎盘内有母体和胎儿两套血液循环。母体的动脉血由子宫基蜕膜处的螺旋动脉流入绒毛间隙，经物质交换后，经子宫基蜕膜处的静脉回流入母体（图21-8）。胎儿血经脐动脉（含胎儿静脉血）及其分支流入绒毛毛细血管内，在此与绒毛间隙中的母体血进行物质交换后汇入脐静脉（含胎儿动脉血），返回胎儿体内（图21-8）。胎儿血与母体血不相混，不直接相通，两者间隔以胎盘膜（胎盘屏障），它们可以通过胎盘膜进行物质交换。胎盘膜由合体滋养层、细胞滋养层及其基膜、薄层绒毛结缔组织、毛细血管内皮及其基膜组成。在胚胎发育后期，由于细胞滋养层在许多部位逐渐退化消失，以及合体滋养层在一些部位仅为一薄层胞质，故胎盘膜变薄，胎儿血与母体血之间仅隔以绒毛毛细血管内皮和薄层合体滋养层及两者的基膜，更有利于两者间进行物质交换。

3. 胎盘的功能

（1）物质交换：胎儿通过胎盘从母血中获得氧气和营养物质，同时排出二氧化碳和代谢产物，因此胎盘起到相当于出生后小肠、肺和肾的功能。母血中的免疫球蛋白G可通过胎盘膜进入胎儿，使胎儿及新生儿具备一定的免疫力。某些药物、病毒和激素分子很小，可以透过胎盘膜进入胎儿体内，影响胎儿的发育，因此，孕妇用药需慎重，尤其是妊娠早期，即受精后的第3~8周，此时期为致畸易感期，用药需特别谨慎，并要注重预防病毒感染，加强妊娠早期的卫生保健。

（2）内分泌功能：胎盘的合体滋养层能分泌数种激素，如人绒毛膜促性腺激素、人胎盘催乳素（人绒毛膜促乳腺生长激素）、孕激素和雌激素。人绒毛膜促性腺激素在妊娠第2周开始分泌，第8周达高峰，以后逐渐下降，临床上检测孕妇血和尿中这种激素水平，可作为早期妊娠的诊断依据。胎盘于第4个月开始分泌雌、孕激素，此时卵巢黄体逐渐退化，胎盘产生的激素对维持妊娠起重要作用。

（吴　爽　吴燕明）

第三节　先天畸形

先天畸形是一类由胚胎发育异常引起的，以形态结构异常为主要特征的先天性疾病，其外形的异常在出生时可见到。出生缺陷是指由胚胎发育紊乱引起的结构、功能、代谢、精神、行为和遗传等方面的异常。研究出生缺陷和先天畸形发生的原因、机制和防治方法的科学称畸形学（teratology）。先天畸形的发生率一般在1%~2%，其原因除与遗传因素、环境因素，以及两者相互作用因素有关外，还与父母年龄有关。据统计，母龄大于35岁，父龄大于40岁时，胎儿先天畸形发生为正常生育年龄的3~4倍。

一、先天畸形的发生原因

先天畸形的发生原因有遗传因素、环境因素和两者的共同作用。遗传因素引起的先天畸形约占全部畸形的25%，环境因素引起的约占10%，遗传因素与环境因素共同作用引起的和不明原因引起的约占65%。

遗传因素包括染色体畸变和基因突变。染色体畸变又包括染色体数目和结构的改变。一对同源染色体丢失了一条称单体型，如先天性卵巢发育不全（特纳综合征），其性染色体少了一条，核型为45，XO；染色体数目增多一条称三体型，如唐氏综合征（Down综合征），其21号染色体多了一条，为21三体型。基因突变是指DNA密码碱基序列或组成的改变。由基因突变引起的先天畸形包括多指（趾）畸形、小头畸形、多囊肾和睾丸女性综合征等。

引起先天畸形的环境因素统称为致畸因子（teratogen），主要有以下5种类型。

1. 生物性致畸因子　如风疹病毒可使胚胎发生动脉狭窄、小眼畸形、白内障及神经系统发育障碍等畸形。

2. 物理性致畸因子　如大剂量的射线照射可引起胎儿小头、智力低下、骨发育不全等畸形。

3. 药物性致畸因子　包括抗肿瘤药物（氨基嘌呤、环磷酰胺等）、某些抗惊厥药、抗生素、抗凝血药和激素类药物等。例如，氨基嘌呤可引起无脑、小头及四肢畸形；孕期长期大剂量应用链霉素，可引起胎儿先天性耳聋；大剂量服用四环素可引起胎儿牙釉质发育不良，呈黄黑色。

4. 化学性致畸因子　包括工业的"三废"、农药（如敌枯双等）、食品添加剂和防腐剂中存在的一些致畸化学物质（如某些多环芳香碳氢化合物、亚硝基化合物、烷基和苯类化合物等）、某些重金属（如铅、汞、砷）等。

5. 其他致畸因子　如孕期长期大量吸烟会引起胎儿体重明显低于不吸烟者，吸烟越多，胎儿体重越轻；孕妇过量饮酒会引起胎儿发育迟缓、小头、小眼、眼裂等先天畸形。

多数先天畸形都是由于遗传因素和环境因素相互作用而发生的。环境致畸因子通过引起染色体畸变和基因突变而导致先天畸形。胚胎的遗传特性会影响其对致畸因子的易感程度，如同时怀孕的孕妇在一次风疹病毒流行中都受到了感染，但其新生儿有些出现畸形，有的却完全正常。

二、胚胎畸形的易发期

一般而言，胚胎发育的各个时期都可因致畸因子和遗传因素的作用，使某个环节受到干扰而发生畸形，但在不同时期，发生畸形的敏感度不同。在受精后2周内，胚胎的主要变化是卵裂、胚泡形成、植入和胚层形成，此期胚胎虽易受致畸因子的影响，但很少发生畸形，因为严重受损的胚胎均会死亡而流产。若仅少数胚胎细胞受害死亡，其他完好的细胞往往予以补偿，胚胎仍可正常发育而不出现畸形。故胚胎早期不属畸形易发期。

从受精后第3周起，尤其是从第4周初至第8周末的胚期，细胞增殖分化和迁移活跃，是形态发生和器官发育形成的关键时期，胚的内部结构和外形的发育演变复杂而迅速，组织结构和器官原基最易受到干扰而发生异常演变，故第3～8周的胚期是先天畸形的易发期。各器官、系统的发生和发育先后不一，它们的畸形易发期也先后不同。胎儿期的发育过程最长，躯体各部和器官生长迅速，各器官的功能逐步分化成熟，此期若受致畸因子的影响，较少发生肉眼可见的形态结构畸形，往往表现为微细结构和功能的异常。

三、先天畸形的预防

胚胎发育的全过程都是受基因调控的，诸多基因的表达相互影响、相互制约。先天畸形发生的机制，从根本上说是胚胎发育受外因和（或）内因的干扰，染色体上的基因单位发生突变，即DNA的核苷酸出现变化，如碱基缺失、颠倒或错误插入等，或DNA分子中的核苷酸顺序发生变化。许多药物的致畸作用，就是由于干扰了细胞DNA结构的完整性，进而影响RNA合成和蛋白质合成，最终导致畸形发生。

预防先天畸形的重要而有效的措施是保护人类生存环境、减少和杜绝污染，以及先天性缺陷的筛查与预防。近年来，基因工程和细胞工程的研究进展迅速，基因克隆、基因打靶等技术的发展应用必将逐步揭示各种先天畸形的发生机制，提高先天畸形的预防、早期诊断和治疗水平。开展全民健康教育更是一个减少先天畸形发生的重要环节。先天畸形一旦发生，会给个人、家庭、国家、社会带来严重的不良后果，治疗也十分困难，故预防至关重要。

预防先天畸形的措施主要有以下几方面。

1. 妊娠前、妊娠后进行遗传咨询。

2. 做好孕期保健，预防感染。

3. 谨慎用药是孕妇防止药物致畸的主要途径。如果孕期中因治病必须应用致畸药，应终止妊娠。

4. 戒烟、戒酒。被动吸烟并不亚于主动吸烟，应引起重视。孕妇过量饮酒易导致胎儿酒精中毒。

5. 减少射线的照射，包括X射线和其他射线。胚体细胞对射线敏感度比成体细胞高得多，对母体无害的剂量照射就可能危及胎儿。

（吴燕明　吴　爽）

第四节　生殖工程

随着生命科学研究和生物技术的快速发展，人类对动物和人体发育过程及其机制有了较深入的了解，并已经有能力在一定程度上干预甚至驾驭动物和人体的发育过程，从而更有效地治疗疾病，促进人类健康。辅助生殖技术也叫人类生殖工程，包括人工授精、体外受精与胚胎移植、显微授精、胚胎遗传诊断与筛选、配子与胚胎的冷冻储存等。国家对辅助生殖技术进行了严格的规范管理，未经国家卫生行政部门批准的单位和个人不能从事该项目服务。

一、人工授精

人工授精是用器械将精液或精子悬液输送入女性生殖管道，是女子怀孕的辅助生育技术。使用丈夫精液的人工授精称夫精人工授精，适用于生殖器异常或性功能障碍者，或丈夫精液质量异常而不能正常受精者。使用志愿者精液的人工授精适用于丈夫为无精子症的女子。人工授精还可用于防止性连锁遗传病的发生。

二、体外受精与胚胎移植

体外受精与胚胎移植俗称试管婴儿技术，是复杂的生物高新技术，适用于因输卵管堵塞等无法进行正常体内受精的不育症。将获能精子和成熟卵子一起在体外共同培养，即体外受精。胚胎移植即用特制的器械将体外发育的早期胚输送，并安放于女子的输卵管或子宫内，移植胚可在子宫植入并发育成胎儿。胚胎移植要求子宫内膜的状态与胚胎发育同步。

三、显微授精

显微授精是利用显微注射技术，将精子注射到卵周间隙或直接注射到卵母细胞内进行受精的技术，是试管婴儿技术的延伸，因此也称为第 2 代试管婴儿技术。

四、胚胎诊断和胚胎筛选

利用显微操作技术取出早期胚的个别卵裂球，用特异性基因探针与卵裂球的染色体进行分子杂交，检测胚胎是否具有遗传缺陷，从而对胚胎进行筛选。选择遗传正常的早期胚进行胚胎移植，以避免先天畸形的发生。目前，主要在进行试管婴儿和显微授精时对移植前胚胎进行诊断，这也称第 3 代试管婴儿技术。

五、配子和胚胎冷冻储存

运用一定技术，将细胞在超低温的液氮中长期冷冻保存，细胞的结构、功能均不受破坏，需要时再将细胞从液氮中取出解冻，细胞将恢复其原有的活性与功能。利用这种方法可长期保存精子、卵子和早期胚，一旦解冻复苏后，精子、卵子依然具有受精能力，早期胚可以恢复胚胎发育。目前，精子和早期胚的冷冻保存技术已经发展到能够建立精子库和胚胎库的阶段，即在冷冻保存技术的基础上，建立起一系列符合人类伦理原则和健康安全要求，并具有科学而严格的管理制度的精子和胚胎保存服务机构。利用精子库和胚胎库，人们可以将精子或早期胚储存起来，用于治疗不育症或进行生殖研究等。

（吴燕明　吴　爽）

作业练习

1. 简述受精的定义、过程及意义。
2. 简述胚泡植入的定义、过程、部位，以及植入后的子宫蜕膜分布。

参 考 文 献

柏树令, 2013. 系统解剖学. 8 版. 北京: 人民卫生出版社.

崔慧先, 李瑞锡, 2018. 局部解剖学. 9 版. 北京: 人民卫生出版社.

丁文龙, 刘学正, 2018. 系统解剖学. 9 版. 北京: 人民卫生出版社.

李继承, 曾园山, 2018. 组织学与胚胎学. 9 版. 北京: 人民卫生出版社.

廖华, 2018. 系统解剖学. 4 版. 北京: 高等教育出版社.

刘树伟, 李瑞锡, 2013. 局部解剖学. 8 版. 北京: 人民卫生出版社.

彭裕文, 2008. 局部解剖学. 7 版. 北京: 人民卫生出版社.

王啟华, 2019. 实用眼耳鼻咽喉口腔美学解剖学. 3 版. 北京: 人民卫生出版社.

徐达传, 2012. 系统解剖学. 3 版. 北京: 高等教育出版社.

曾明辉, 李艳萍, 2016. 人体解剖学与组织胚胎学. 2 版. 北京: 科学出版社.

邹仲之, 李继承, 2013. 组织学与胚胎学. 8 版. 北京: 人民卫生出版社.

Standring S, 2008. 格氏解剖学. 39 版. 徐群渊译. 北京: 北京大学医学出版社.

附录 部分作业练习题参考答案

第一章 骨 学

1.案例1-1，老人与小孩两人同时摔倒，为何老人发生了骨折，而小孩却没有？

老人与小孩同时摔倒，老人发生了骨折，而小孩却没有，是因为老年人骨的脆性较大（尤其是老年女性，因体内雌激素水平下降，导致体内钙质流失），而弹性和韧性小；与此相反，小孩的骨韧性和弹性大，而脆性小。骨的这种物理特性是有机质与无机质在不同年龄所占比例不同所决定的。有机质与无机质的比例，在年幼儿童约为5：5，故他们的骨较柔软，不易发生骨折，但容易变形；在老年人，这个比例约为2：8或更多，故他们的骨脆性较大，较易发生骨折。

第二章 关 节 学

1.简述骨盆的构成和分部，并比较男、女骨盆的区别。

骨盆由左、右髋骨和骶骨、尾骨及其间的骨连接构成。骨盆由界线分为上方的大骨盆（假骨盆）和下方的小骨盆（真骨盆）。通常说的骨盆指小骨盆。骨盆上口（入口）由界线围成，骨盆下口（出口）由后方的尾骨尖、两侧的坐骨结节和骶结节韧带、前方的耻骨弓（坐骨支、耻骨下支）和耻骨联合下缘围成。男性骨盆的形态较粗壮、较高、较窄，耻骨下角一般小于90°（70°～75°），骨盆上口呈心形，骨盆腔较小和狭窄，骨盆下口较小、较窄。女性骨盆的形态较细薄、较短、较宽，耻骨下角一般大于90°（90°～100°），骨盆上口近似圆形或椭圆形，骨盆腔较大，较宽敞，骨盆下口较大、较宽。

2.以膝关节为例说明滑膜关节的基本结构和辅助结构各有哪些。

滑膜关节的基本结构包括关节面、关节囊和关节腔。关节面是构成关节骨的相对面，由关节软骨覆盖。关节囊由外层的纤维膜和内层的滑膜组成，附着于关节面的周围和邻近的骨面。滑膜能够分泌滑液润滑关节。关节腔是由滑膜和关节软骨围成的间隙，含有适量的滑液。滑膜关节的辅助结构包括韧带、关节盘、关节唇、滑膜襞和滑膜囊。对于膝关节而言，关节面包括股骨内、外侧髁及胫骨内、外侧髁，以及髌骨的髌面。膝关节的关节腔由关节面软骨和关节囊滑膜围成。膝关节的韧带有胫侧副韧带、腓侧副韧带、髌韧带、前交叉韧带和后交叉韧带等。膝关节的关节盘有内侧半月板和外侧半月板。该关节的滑膜襞由滑膜形成。膝关节的滑膜囊包括髌上囊、髌前皮下囊和髌下深囊。

第三章 肌 学

1.腹前外侧壁的肌由浅到深有哪几层？腹股沟管的结构及其在男、女中有何不同？

腹前外侧壁的肌由浅到深依次是腹外斜肌、腹内斜肌和腹横肌。腹股沟管位于腹前外侧壁下部，腹股沟韧带内侧半上方的一条裂隙，长4～5cm。腹股沟管的内口称腹环（深环），在腹股沟韧带中点上方约1.5cm处；腹股沟管的外口为皮下环（浅环）。腹股沟管有4个壁：前壁为腹外斜肌腱膜和腹内斜肌；后壁为腹横筋膜和腹股沟镰；上壁为腹内斜肌和腹横肌的弓状下缘；下壁为腹股沟韧带。腹股沟管在男、女的区别主要是通过的内容不同，男性有精索通过，女性有子宫圆韧带通过。腹股沟区是腹前外侧壁的薄弱区，常发生腹股沟疝，男性较易发生，男：女≈15：1，腹腔内容物（主要是小肠）可经腹股沟管突出形成腹股沟斜疝（约占腹股沟疝的95%）。

第四章 内脏学总论

1. 腹部九分区法是如何划分的，各区主要有哪些器官？

九分区法是通过两侧肋弓最低点（第10肋前端）所作的肋下平面和通过两侧髂结节所作的结节间平面将腹部分成上腹部、中腹部和下腹部，再由两侧腹股沟韧带中点所作的两个矢状面，将腹部分成9个区域，包括上腹部的腹上区和左、右季肋区，中腹部的脐区和左、右腰（外侧）区，下腹部的腹下（耻）区和左、右腹股沟（髂）区。腹上区主要有肝右叶一部分、肝左叶大部、胆囊、胃右侧大部、十二指肠上部、胰腺右侧大部、部分横结肠、两肾一部分及肾上腺等。右季肋区主要有肝右叶大部、结肠右曲、右肾上部、部分胆囊等。左季肋区主要有胃左侧一部分、脾、肝左叶一部分、胰腺尾部、结肠左曲、左肾上部等。脐区主要有空肠、部分回肠、部分横结肠、部分十二指肠、部分输尿管等。右腰（外侧）区主要有升结肠、右肾下部、部分回肠等。左腰（外侧）区主要有降结肠、左肾下部、部分空肠等。腹下（耻）区主要有部分空肠、回肠、盆位阑尾、部分盲肠等。右腹股沟（髂）区主要有盲肠、部分回肠、盲肠下位或后位阑尾等。左腹股沟（髂）区主要有乙状结肠，部分回肠。

第五章 消化系统

1. 简述胃的形态和分部。

胃是消化管中最膨大的部分，它分前、后壁，大、小弯，入、出口。胃前壁朝向前上方，后壁朝向后下方。胃小弯凹向右上方，其最低点、转折最明显转折处称角切迹；胃大弯大部分凸向左下方。胃的近端与食管连接处是胃的入口，称贲门；胃的远端续接十二指肠处，是胃的出口，称幽门。胃通常分为4部：①贲门部，为贲门附近的部分；②胃底，为贲门平面以上，向左上方膨出的部分；③胃体，为自胃底向下至角切迹处的中间大部分；④幽门部，为胃体下界与幽门之间的部分。

2. 简述胆汁在进食前（空腹）和进食后的产生、排出途径。

（1）空腹状态下：奥迪括约肌保持收缩状态，由肝细胞分泌的胆汁→肝内胆道（毛细胆管→小叶间胆管→肝段胆管）→肝左管、肝右管→肝总管→胆总管→胆囊管→胆囊。胆汁在胆囊内浓缩与暂时储存。

（2）进食后：在神经体液因素调节下，奥迪括约肌舒张，并且胆囊收缩。此时：①肝细胞分泌的胆汁→肝内胆道（毛细胆管→小叶间胆管→肝段胆管）→肝左管、肝右管→肝总管→胆总管→肝胰壶腹→十二指肠大乳头→进入十二指肠，与食物混合，参与食物的化学性消化。②胆囊收缩，其储存的胆汁→胆囊管→胆总管→肝胰壶腹→十二指肠大乳头→进入十二指肠，与食物混合并参与食物的化学性消化。

3. 某儿童误吞一小扣子，后经查从粪便中排出，其排出途径是什么？

扣子排出途径：口腔→咽→食管→胃→十二指肠→空肠→回肠→盲肠→升结肠→横结肠→降结肠→乙状结肠→直肠→肛管→肛门→体外。

第六章 呼吸系统

1. 人体的鼻旁窦有哪些？简述它们的位置及开口部位。

鼻旁窦也称副鼻窦或鼻窦，包括额窦、筛窦、蝶窦和上颌窦4对，是一些含有空气的腔隙，与外界相通，其主要功能是对发音起共鸣作用和减轻颅骨的重量。①额窦位于额骨中，开口于鼻腔的中鼻道。②筛窦位于筛骨迷路中，由许多薄壁的小腔构成，可分为前筛窦、中筛窦、后筛窦。前筛窦和中筛窦开口于中鼻道，后筛窦开口于上鼻道。③蝶窦位于蝶骨体中，向前开口于蝶筛隐窝。④上颌窦位于上颌骨体中，开口于中鼻道。鼻旁窦，尤其是上颌窦，易发生感染而引起鼻窦炎，因上颌窦的窦口比其窦底要高得多，自然引流较差。

2. 在声门裂以上部位发生急性喉梗阻无法从外部排出时，宜在何处切开或插粗针进行紧急通气？

在声门裂以上部位发生急性喉梗阻无法排出时，紧急情况下可用粗针头进行环甲膜穿刺；要彻底解决问题须进行气管切开，通常在颈正中线切开第 3～5 气管软骨环。

3. 试述肺的外部形态。

肺呈圆锥体形，可分为肺尖、肺底、三面和三缘。肺尖钝圆，经胸廓上口向上延伸到颈根部，高出锁骨内侧 1/3 上方达 2～3cm。肺底位于膈上方，受膈及腹腔脏器的压迫而呈半月形凹陷。三面即肋面、膈面和纵隔面。肋面与肋和肋间隙相邻；纵隔面即内侧面，此面中央凹陷为肺门，有支气管、肺动脉、肺静脉、淋巴管及神经等出入。肺底，即膈面，与膈相邻。三缘即前缘、后缘和下缘。肺的前缘薄而锐利，左肺的前缘下部有心切迹；肺的后缘圆钝，位于脊柱的两侧；肺的下缘也较锐利。左肺被斜裂分为上、下两叶；右肺被斜裂和水平裂，分为上、中和下 3 叶。

第七章　泌尿系统

1. 肾结石随尿排出体外在体内经过的途径如何？可能会在什么位置滞留？男女有何不同？

肾结石随尿排出体外要经过：肾盂→输尿管→膀胱→尿道→体外。结石可能会在排出途径的狭窄处滞留。经过输尿管三处狭窄，即输尿管起始处、输尿管跨越髂血管处、输尿管穿膀胱壁处；男性尿道长且有三处狭窄：即尿道内口、尿道膜部、尿道外口。女性尿道的特点是短、直、宽，结石不易在女性尿道滞留。

2. 在伴有前列腺增生肥大的男性患者，插导尿管时从尿道外口到膀胱内，导尿管依次要经过哪些部位？可能会遇到什么困难？需要采取什么措施？

插导尿管时从尿道外口到膀胱内，导尿管依次要经过尿道外口、尿道海绵体部、尿道膜部、尿道前列腺部和尿道内口。因患者有前列腺增生肥大导致的尿道前列腺部狭窄，导尿管在经过此部时可能会遇到较大的阻力，并引起疼痛，甚至使导尿管无法插入。故在插导尿管前，需要在尿道内注入适量润滑剂和局部麻醉药，同时还要在导尿管上涂抹润滑剂，以减少阻力和消除疼痛；插导尿管时将阴茎向上提起以消除尿道耻骨前弯，遇到阻力时稍退回，再旋转，缓慢插入。

第八章　生殖系统

1. 简述输精管和输卵管的分部，在临床上输精管和输卵管结扎的部位常分别选择在何处？

输精管是附睾管的延续，长约 50cm，根据行程可分为四部：睾丸部、精索部、腹股沟管部和盆部。睾丸部起于附睾尾，沿附睾后缘上行至附睾的上端。精索部从睾丸的上端延伸到腹股沟管浅环，此部是输精管结扎术的常用部位。腹股沟管部全程位于腹股沟管的精索内。盆部从腹股沟管深环进入盆腔，沿盆腔侧壁到膀胱底部与精囊的排泄管汇合，形成射精管。

输卵管是输送卵子的肌性管道，位于子宫阔韧带的上缘。输卵管由外侧向内侧分为四部：漏斗部、壶腹部、峡部和子宫部。输卵管漏斗部是其漏斗形的外侧端，呈喇叭形，边缘有许多指状突起的输卵管伞，此端通过其腹腔口开口于腹膜腔。输卵管壶腹部是漏斗部内侧较长、较粗的一段，受精通常在此部位进行。输卵管峡部是位于壶腹部内侧的一段，较短而直，壁厚腔窄，为输卵管结扎术的常用部位。输卵管子宫部是其位于子宫壁内的一段，其外侧端续于峡部，其内侧端就是输卵管子宫口，开口于子宫腔。

2. 简述子宫的形态和分部。

成年未孕的子宫似前后稍扁、倒置的梨形，根据形态可分为子宫底、子宫体和子宫颈 3 部分。子宫底是输卵管子宫口以上宽而圆的部分。下端长而狭细的部分为子宫颈。子宫颈包括突入阴道的子宫颈阴道部和位于阴道以上的子宫颈阴道上部两部分。子宫底与子宫颈之间的部分为子宫体。子宫颈阴道上部与子宫体相接较狭细的部分称为子宫峡，长约 1cm，妊娠末期可延伸至 7～11cm，产科常在此处进行子宫切开术（剖宫产术）。子宫内腔较狭窄，可分为上部三角形的子宫腔和下部梭形的子宫颈管两部分。

第九章　腹　膜

1. 腹膜与脏器的关系有哪几种？每一种各包括哪些器官？

根据脏器被覆腹膜的程度不同，将腹、盆脏器分为 3 类：①腹膜内位器官，是指器官表面几乎全被腹膜所覆盖，如胃、空肠、回肠、盲肠、阑尾、横结肠、乙状结肠、脾、卵巢和输卵管等；②腹膜间位器官，是指器官表面大部分或三面被腹膜所覆盖，如肝、胆囊、升结肠、降结肠、子宫、充盈的膀胱等；③腹膜外器官，是指器官小部分仅有一面被腹膜覆盖，如肾、肾上腺、输尿管、空虚膀胱和胰等。

第十章　心血管系统

1. 心的 4 个腔分别是什么？每个腔都有哪些入口和出口？

心的 4 个腔分别是左、右心房和左、右心室。左心房的入口为 4 个肺静脉口，出口为左房室口；左心室的入口为左房室口，出口为主动脉口；右心房的入口有上腔静脉口、下腔静脉口和冠状窦口，出口为右房室口；右心室的入口为右房室口，出口为肺动脉口。

2. 心有哪些瓣膜？各位于何处，有什么作用？

心的瓣膜有：①左房室瓣（二尖瓣），附于左房室口周缘，其作用是防止血液从左心室倒流到左心房；②右房室瓣（三尖瓣），附于右房室口周缘，其作用是防止血液从右心室倒流到右心房；③主动脉瓣，附于主动脉口周缘，其作用是防止血液从主动脉倒流到左心室；④肺动脉瓣，附于肺动脉口周缘，其作用是防止血液从肺动脉逆流到右心室。这些瓣膜能防止血液倒流，保证了血液的单方向流动。

3. 口服某药物一段时间后，经尿排出体外，写出药物在体内经过的路径。

药物→口腔→咽→食管→胃→小肠吸收，进入小肠毛细血管→肠系膜上静脉→肝门静脉→肝→肝静脉→下腔静脉→右心房→右心室→肺动脉干及其分支→左、右肺→肺静脉→左心房→左心室→升主动脉→主动脉弓→胸主动脉→腹主动脉→左、右肾动脉 →左、右肾→尿的生成→肾小盏→肾大盏→肾盂→输尿管 →膀胱→尿道→体外。

4. 某冠心病患者的左冠状动脉前室间支起始段严重狭窄，需要植入支架，写出支架从右侧桡动脉穿刺点到达狭窄处经过的途径。

右侧桡动脉→右侧肱动脉→右侧腋动脉→右侧锁骨下动脉→头臂干（无名动脉）→主动脉弓→升主动脉→主动脉左窦→左冠状动脉→前室间支起始段。

5. 简述肝门静脉的合成、主要属支、收集范围和特点。

肝门静脉是一条长 6～8cm 的短干，多由肠系膜上静脉和脾静脉在胰颈后方汇合形成，经肝十二指肠韧带至肝门，分为左、右两支分别进入肝的左、右叶。肝门静脉的属支有 7 条：①肠系膜上静脉，与同名动脉伴行；②脾静脉，起自脾门处，与肠系膜上静脉汇合成肝门静脉；③肠系膜下静脉，注入脾静脉或肠系膜上静脉；④胃左静脉；⑤胃右静脉；⑥胆囊静脉；⑦附脐静脉。肝门静脉收集腹部不成对器官（肝除外）的静脉血，将胃、肠道吸收的营养物质运送到肝。肝门静脉系统主要有两大特点：①两端是毛细血管（一端是胃肠道的毛细血管，另一端是肝血窦），中间是大的静脉干；②该系统的所有静脉都无瓣膜，当此系统的血液回流受阻（如肝硬化门静脉高压等）导致其压力升高时，血液会倒流。

第十一章　淋巴系统

1. 人体有哪些淋巴干？各汇入何淋巴导管？

全身共有 9 条淋巴干：即左、右腰干；肠干；左、右支气管纵隔干；左、右锁骨下干；左、右颈干。其中左、右腰干及肠干、左支气管纵隔干、左锁骨下干、左颈干这 6 条淋巴干汇入胸导管，注入左静脉角处；右颈干、右锁骨下干和右支气管纵隔干这3条淋巴干汇入右淋巴导管，注入右静脉角处。

2. 简述乳房的淋巴引流。

乳房的淋巴引流：①乳房外侧部和中央部的淋巴引流到胸肌淋巴结；②乳房上部的淋巴管引流到腋尖淋巴结和锁骨上淋巴结；③乳房内侧部的淋巴管引流到胸骨旁淋巴结；④乳房内侧部的浅淋巴管与对侧乳房淋巴管交通，乳房内下部的淋巴管通过腹壁和膈下的淋巴管与肝的淋巴管交通。

第十二章　视器（眼）

1. 简述睫状体的形态结构及其在视力调节中的作用。

睫状体是眼球壁中膜最厚的一部分，位于脉络膜与虹膜之间，在眼球水平面或矢状面上呈三角形，整体上呈环形结构，其前部较厚称睫状冠，后部较平坦称睫状环。睫状冠内面向晶状体方向的突起，称睫状突，其上有晶状体悬韧带（睫状小带）连于晶状体赤道部。睫状体内部主要有睫状肌，从外向内可分为纵行肌、辐射状肌和环形肌。

看远处物体（5m以上）时，睫状肌处于松弛休息状态，睫状体的直径变大，使睫状小带被拉紧，晶状体四周受牵拉而变得扁平，其屈光力降低，使远处来的平行光线能聚焦在视网膜上。看近处物体（5m以内）时，由于近处物体发出的光线属于辐散光线，晶状体在没有调节的情况下，焦点落在视网膜后方，使视网膜上的物像模糊不清，此时通过神经反射的调节来增加晶状体的屈光能力，使焦点重新落在视网膜上。神经反射的调节过程是：视网膜上的模糊物像到达视皮质时，引起下行神经冲动，经皮质-中脑束到达中脑正中核，继而到达动眼神经副交感核（缩瞳核/E-W核），经动眼神经及睫状神经节到达睫状体，使睫状肌收缩→睫状体前移、睫状体直径变小→引起晶状体悬韧带松弛→晶状体依靠自身的弹性变凸变厚→增加了屈光力，使辐散光线仍能聚焦在视网膜上，从而在视网膜上形成了清晰的物像。

2. 眼的屈光装置包括哪些，其中屈光能力最大的是哪一个？

眼的屈光装置从前向后依次是：角膜、房水、晶状体、玻璃体，其中角膜的屈光作用最大，约占总屈光能力的70%，因此只要改变角膜的屈光度，就能较大幅度地改变整个眼的屈光度。

3. 简述房水的产生及循环途径。

房水的产生及循环途径如下：房水由睫状体上皮的分泌渗透所产生→眼后房→瞳孔→眼前房→虹膜角膜角→虹膜角间隙→滤帘（小梁网）→巩膜静脉窦→房水静脉→巩膜内静脉丛→巩膜表层静脉丛→睫状前静脉→涡静脉→眼上、下静脉。

第十三章　前庭蜗器（耳）

1. 简述声音的空气传导。

声波→耳郭收集→外耳道→鼓膜→锤骨→砧骨→镫骨→前庭窗→前庭阶外淋巴→通过两个途径：①由蜗孔→鼓阶外淋巴→基膜→螺旋器；②通过前庭膜→蜗管内淋巴→螺旋器。螺旋器将振动转化为神经冲动→蜗神经→大脑听觉中枢，产生听觉。

2. 简述壶腹嵴、椭圆囊斑和球囊斑的位置和作用。

壶腹嵴位于内耳膜迷路各膜半规管的膜壶腹壁上，是位觉感受器，感受头部运动状态的位置和旋转变速运动，3个膜半规管内的壶腹嵴相互垂直。椭圆囊斑位于内耳膜迷路椭圆囊的上端和前壁上，是位觉感受器，感受头部静止的位置及直线变速运动，其神经冲动沿前庭神经的椭圆囊支传入。球囊斑在内耳膜迷路球囊的前上壁，位于与椭圆囊相互成直角的平面上，感受头部静止的位置及直线变速运动，其神经冲动沿前庭神经的球囊支传入。

第十四章 神经系统总论

1. 何为反射及反射弧？

神经系统对体内、体外环境的刺激作出反应的调节过程称反射，是神经系统生理活动的基本形式。反射弧是反射活动的结构基础，由5个部分组成：①感受器；②传入神经；③神经中枢；④传出神经；⑤效应器。

第十五章 中枢神经系统

1. 成人和儿童腰穿抽取脑脊液进行实验室检查时分别应在哪里进针？为什么？

为避免损伤脊髓，临床上进行腰穿抽取脑脊液进行实验室检查或椎管内麻醉的穿刺部位，成人常选择在第3与第4腰椎棘突之间或第4与第5腰椎棘突之间进针，而儿童常选择在第4与第5腰椎棘突之间进针。因为脊髓下端，在出生时位于第3腰椎体下缘水平，在成人位于第1腰椎体下缘水平。

2. 简述第I躯体运动区的位置和特点。

第I躯体运动区位于中央前回和中央旁小叶前部（4区和6区），控制骨骼肌的运动，具有以下特点：①上下颠倒，但头部是正的；②左右交叉，即一侧运动区控制身体对侧半的运动，但对与联合运动有关的肌（如躯干肌、咽喉肌、咀嚼肌等）的控制则是双侧性的；③身体特定部位皮质代表区（投影区）的大小取决于该部位功能的重要性和运动的复杂程度，而与该部位的形体大小无关，如手特别是拇指的代表区就比较大。

3. 简述脑脊液的产生及循环途径。

脑脊液主要由各脑室的脉络丛产生，少量由室管膜上皮和毛细血管产生。在成人总量平均约150ml，处于不断产生、循环和回流的平衡状态。脑脊液的循环途径如下：左、右侧脑室脉络丛产生的脑脊液→左、右侧脑室→左、右室间孔→第三脑室+第三脑室脉络丛产生的脑脊液→中脑（大脑）水管→第四脑室+第四脑室脉络丛产生的脑脊液→第四脑室正中孔和两个外侧孔→小脑延髓池（蛛网膜下隙）→沿蛛网膜下隙环绕脑和脊髓的表面→上矢状窦和其他硬脑膜窦的蛛网膜粒渗透→硬脑膜内，回流入血。

4. 列表比较4个语言中枢的位置功能及损伤后的临床表现。

4个语言中枢的位置功能及损伤后的临床表现见附表1。

附表1 大脑皮质语言中枢的位置功能及损伤后临床表现

语言中枢的名称	位置及功能	损伤后的临床表现	诊断
运动性语言中枢（说话中枢）	额下回后部，控制发音说话	丧失了说话能力，但仍能发音，其声音不能构成别人能够理解的句子	运动性失语症
书写中枢	额中回后部，控制书写文字或绘画	不能正确书写以前会写的文字或图画，但手的运动正常	失写症
听觉性语言中枢	颞上回后部或缘上回，理解别人或自己说话的含义	听不懂别人或自己说话的意思，但听力正常，常是答非所问	感觉性失语症
阅读中枢（视觉性语言区）	角回，理解文字或图画的含义	不能理解文字符号或图画意义，但视觉正常	失读症

5. 简述内囊的位置、分部、各部通过的传导束、损伤后的临床表现。

内囊位于背侧丘脑、尾状核与豆状核之间，由连接大脑皮质与皮质下各中枢间的上、下行纤维束组成，分为前肢（脚）、膝部和后肢（脚）3部分。前肢位于豆状核和尾状核头部之间，含有额桥束和丘脑前辐射。膝部位于豆状核尖部的内侧，内囊的前、后肢汇合处含有皮质核束。后肢位于豆状核和背侧丘脑之间，通过的上行纤维束有丘脑中央辐射、视辐射和听辐射，通过的下行纤维束有皮质脊髓束、皮质红核束、顶枕颞桥束等。内囊损伤将导致非常严重的神经学缺损，包括对侧身体偏瘫及对侧半身体的浅、深感觉丧失和双眼对侧视野同向性偏盲，即所谓"三偏"综合征。

第十六章　周围神经系统

1. 结合案例16-3简述面神经的管外损伤与管内损伤的区别。

面神经管外损伤主要导致面肌瘫痪，表现为面部看起来不对称、患侧额部皱纹消失、眼裂不能随意关闭、鼻唇沟变平、试图发笑时口角偏向健侧、患者不能鼓腮、说话时唾液从口角流出。面神经管内损伤，除面肌瘫痪外，还有舌前2/3味觉丧失及泪腺、下颌下腺和舌下腺分泌丧失或减弱，以及患侧听觉过敏。案例16-3只有面肌瘫痪的表现，没有味觉障碍、腺体分泌障碍和听觉过敏，为典型的面神经管外损伤。

2. 简述分布于舌的神经及其作用。

分布于舌的神经有5个来源：①三叉神经的舌神经分布于舌前2/3的黏膜，传递痛、温、触压一般感觉；②面神经的鼓索分布于舌前2/3的味蕾，传递味觉；③舌咽神经的舌支分布于舌后1/3的黏膜和味蕾，传递痛、温、触压觉和味觉；④舌下神经支配舌肌的运动；⑤迷走神经的喉上神经也分布于舌后部，传导味觉和一般内脏感觉。

第十七章　神经系统的传导通路

1. 一患者右侧视区损伤，患者可能会出现哪一侧视野偏盲？为什么？此时瞳孔对光反射会有什么变化？为什么？

右侧视区损伤，患者会出现双眼视野左侧半缺损（右眼视野左侧半和左眼视野左侧半偏盲）。由于眼屈光系统对光线的折射作用，两眼视野内侧半的物像投射到外侧半视网膜，视野外侧半的物像投射到内侧半视网膜上。在视交叉中，来自视网膜内侧半的纤维要交叉，加入对侧视束；来自视网膜外侧半的纤维不交叉，进入同侧视束。因此，右侧视束内含有来自双眼视网膜右侧半的纤维（来自左眼视网膜内侧半的纤维和右眼视网膜外侧半的纤维）。右侧视束通过第3级神经元（位于外侧膝状体内）交换神经元后组成视辐射，投射到右侧视区。因此，右侧视区损伤，双眼视野左侧半的信息不会被感知，患者出现双眼视野左侧半偏盲，即对侧视野同向性偏盲。两眼的瞳孔对光反射无异常变化。因为瞳孔对光反射通路不涉及视区，即光线→光感受器→视网膜双极细胞→视网膜节细胞→视神经→视交叉→视束→上丘臂→顶盖前区（核）→两侧动眼神经副核→两侧动眼神经→两侧睫状神经节→节后纤维→两侧瞳孔括约肌→两侧瞳孔收缩。所以，瞳孔对光反射正常。

2. 应用神经传导通路的知识分析案例17-1，确定其确切的损伤部位，并解释原因（诊断依据）。

案例17-1，损伤的部位是脊髓左侧半被利刃割断，损伤平面在T_4～T_5。左下肢完全瘫痪是因为损伤了左侧皮质脊髓侧束，左侧皮质脊髓侧束下行终止于同侧脊髓前角运动神经元，间接控制下肢骨骼肌的运动。由于上运动神经元对下运动神经元的抑制作用丧失，所以会出现腱反射亢进，巴宾斯基征阳性；右侧胸骨剑突水平以下和右下肢丧失痛和温度觉是因为损伤了左侧脊髓丘脑束，脊髓丘脑束是传递痛温觉的纤维交叉后形成的，故左侧脊髓丘脑束传递的是右侧的痛温觉；左下肢位置和被动觉丧失，但右下肢正常是因为损伤了左侧薄束，薄束是传递同侧下半身的本体感觉和精细触觉。由于右侧胸骨剑突平面由第6肋神经分布，它进入脊髓后要上升1～2节段或由于脊髓丘脑束的起始纤维经白质前连合交叉时，要上升1～2节段才进入脊髓丘脑束，故左侧脊髓丘脑束在T_4～T_5平面损伤就导致右侧躯干剑突平面以下痛觉、温觉丧失。

3. 应用神经传导通路的知识分析案例17-2，确定其确切的损伤部位，并解释原因。

案例17-2，根据临床表现，患者是左侧内囊出血。内囊是上行、下行神经传导通路必经之处，损伤后就会引起运动、感觉等方面的障碍。内囊后肢有下行的皮质脊髓束通过。皮质脊髓束的纤维在延髓下端大部分（75%～90%）经锥体交叉至对侧，形成皮质脊髓侧束，终于脊髓灰质前角外侧核，支配上肢肌和下肢肌。因此，左侧内囊损伤会造成右侧上、下肢瘫痪。由于上运动神经元对下运动神经元的抑制作用丧失，故右上、下肢痉挛性瘫痪，腱反射亢进。内囊后肢还有上行的丘脑中央辐射、视辐射和听后辐射通过。传递皮肤、肌和关节的感觉纤维在通过内囊前已完成交叉，经过第3级神经元（位于背侧丘脑腹后核）换元后发出的纤维形成丘脑中央辐射，因此左侧内囊损伤会造成整个右半身的位置觉、振动觉和两点辨别性触觉全部丧失，各种感觉缺损程度不一，但位置觉、振动觉和两点辨别性触觉全部丧失。由于在间脑可以感知痛觉，故内囊损伤对痛觉影响不大。两眼视野右侧半缺损是左侧视辐射损伤造成的。内囊膝有下行的皮质核束通过，面神经核下部（支配眼裂以下面肌）和舌下神经核只接收对侧皮质核束纤维，而脑干的其他躯体运动和特殊内脏运动核均接收双侧皮质核束的纤维，故左侧内囊膝损伤，皮质核束受损，产生右侧眼裂以下面瘫和右侧舌肌瘫痪，吐舌时舌尖偏向右侧。

第十八章　内分泌系统

1. 内分泌腺和外分泌腺有何区别？

内分泌腺和外分泌腺的区别主要有：①在结构上，内分泌腺无导管，而外分泌腺有导管；②在产生的物质上，内分泌腺分泌的物质称为激素，而外分泌腺分泌的物质有多种，如消化液、汗液、胆汁等；③在物质运输的方式上，内分泌腺分泌的激素通过血液运输到靶器官，外分泌腺分泌的物质通过导管排到管道内。

2. 简述甲状腺的位置、形态、分泌的激素及其作用。

甲状腺位于喉下部与气管上部的两侧，呈"H"形，分为左、右两个侧叶和一个峡部。峡部横过气管的前方，连接两个侧叶。约1/2的人有一锥状叶从峡部向上延伸到喉的前方。甲状腺能产生甲状腺素和降钙素。甲状腺素可调节机体的基础代谢率，促进骨骼和神经系统的生长、发育等。甲状腺功能不足时，分泌的甲状腺素过少，称为甲状腺功能减退（甲减）。极度的甲状腺功能减退，可导致胎儿或儿童生长迟缓、智力低下（呆小病）；在成人则会发生黏液性水肿。甲状腺功能过强，可产生过多的甲状腺素，称为甲状腺功能亢进（甲亢）。甲状腺功能亢进可引起基础代谢率升高、突眼性甲状腺肿等。缺碘可导致单纯性甲状腺肿。甲状腺滤泡旁细胞分泌的降钙素，通过减缓骨中破骨细胞释放钙的活动，使血中钙离子浓度降低，与甲状旁腺素一起作用，维持血钙浓度的稳定。

第十九章　基本组织

1. 简述上皮组织的结构特点。

上皮组织的结构特点：①细胞多，排列紧密，细胞外基质少。②细胞具有明显的极性，可分为游离面、基底面和侧面。游离面：朝向身体的表面或有腔器官的腔面；基底面：朝向深部结缔组织的一面，附着于基膜上；侧面：上皮细胞之间的连接面。③上皮组织内无血管，所需营养依靠结缔组织内血管提供。④有丰富的感觉神经末梢。功能：保护、吸收、分泌和排泄等。

2. 与上皮组织比较，固有结缔组织有何特点？

固有结缔组织的特点：①细胞少，细胞外基质多；②细胞排列无极性；③含有丰富的血管和神经；④由间充质分化而来。间充质：胚胎时期的结缔组织，由间充质细胞和基质组成。间充质细胞呈星形，可分化为多种结缔组织细胞。

3. 比较骨骼肌和心肌纤维组织结构的异同。

骨骼肌和心肌纤维组织的对比见附表2。

附表 2　骨骼肌纤维和心肌纤维组织结构的异同

异同点		骨骼肌纤维	心肌纤维
光镜结构	形态	长圆柱形	短圆柱状，有分支并相互吻合
	细胞核	几十至几百个，扁椭圆形，位于肌膜下方	1～2 个，卵圆形，居中
	横纹	明显	有，不及骨骼肌明显
	细胞连接	无	有，形成闰盘
电镜结构	肌丝	排列规则，形成明显的肌原纤维和肌节	形成的肌原纤维粗细不等，界线不明显
	横小管	位于明暗带交界处	位于 Z 线水平
	肌质网	发达，与横小管形成三联体	不太发达，与横小管形成二联体

4. 简述化学突触的结构。

突触是神经元与神经元之间或神经元与效应细胞之间传递信息的结构，是一种特化的细胞连接，其功能是传递信息。化学突触以神经递质作为传递信息的媒介，在光镜下镀银染色时为棕黑色的圆形颗粒，称突触小体。在电镜下分为 3 部分：①突触前成分，包括突触前膜、突触小泡（含神经递质或神经调质）；②突触间隙；③突触后成分，包括突触后膜及其受体、离子通道等。

第二十章　人体各系统重要器官的组织结构

1. 简述胃底腺的主要细胞及其功能。

胃底腺的主要细胞包括主细胞、壁细胞、颈黏液细胞等。①主细胞：又称胃酶细胞，数量最多，多分布于腺底、体部。细胞呈柱状，核圆，位于基部；基部胞质呈强嗜碱性，顶部胞质内充满粗大酶原颗粒。主细胞分泌胃蛋白酶原，经盐酸激活后可分解蛋白质。②壁细胞：又称泌酸细胞，多分布于腺的颈、体部。细胞体积大，呈圆锥形或三角形；核圆居中，胞质呈强嗜酸性。壁细胞的主要功能是合成和分泌盐酸，人的壁细胞还分泌内因子，其与维生素 B_{12} 结合成复合物，使维生素 B_{12} 在肠道内不被分解，促进回肠对维生素 B_{12} 的吸收，供红细胞生成所需。③颈黏液细胞：位于胃底腺颈部，数量少。顶部细胞质充满黏原颗粒，可分泌黏液。

2. 简述小肠壁能扩大其吸收面积的结构。

小肠壁能扩大小肠吸收面积的主要结构包括 3 种：皱襞、肠绒毛和微绒毛。这些结构使小肠内表面积增加了约 600 倍，有利于消化和吸收。①皱襞，由黏膜层和黏膜下层共同向肠腔面突起形成，呈环形；②肠绒毛，由小肠黏膜的上皮和固有层向肠腔突出形成；③微绒毛，是小肠上皮细胞游离面部分细胞膜和细胞质向表面伸出的微细指状突起，光镜下称纹状缘。

3. 简述胰岛的结构和功能。

胰岛是散在分布于胰腺外分泌部腺泡间的内分泌细胞团，细胞间有丰富的有孔毛细血管，主要包含 A、B、D、PP 4 种细胞，但是在 HE 染色切片中不易区分。① A 细胞：约占胰岛细胞总数的 20%，多分布于胰岛周边，分泌胰高血糖素，能促进肝细胞内的糖原分解为葡萄糖，并抑制糖原合成，使血糖升高。② B 细胞：约占胰岛细胞总数的 70%，主要位于胰岛中央部，分泌胰岛素，促进细胞吸收血液内的葡萄糖作为细胞代谢的主要能量来源，同时促进肝细胞将葡萄糖合成糖原。胰岛素的作用与胰高血糖素相反，可使血糖降低。这两种激素的协同作用使血糖保持稳定。③ D 细胞：约占胰岛细胞总数的 5%，散在于 A、B 细胞之间，分泌生长抑素，以旁分泌方式用于邻近细胞，抑制这些细胞的分泌活动。④ PP 细胞：数量很少，分泌胰多肽，抑制胃肠运动、胰液分泌及胆囊收缩。

4. 简述肝小叶的结构和肝门管区。

（1）肝小叶是肝的基本结构单位，呈多面棱柱体形，中央有一条沿其长轴走行的中央静脉，中央静脉周围是呈放射状排列的肝板和肝血窦。肝细胞呈多面体形，是构成肝小叶的主要成分，含丰富的细胞器和内含物。肝细胞有 3 种不同的功能面：血窦面、细胞连接面和胆小管面。肝细胞以中央静脉为中心，单行排列成板状，称肝板。相邻肝板分支吻合形成迷路样结构。肝板之间不规则的腔隙为肝血窦，肝血窦经肝板上的孔互相通连，形成网状管道。在切片中，肝板的断面呈索状，称肝索。血窦内皮细胞与肝细胞之间有宽约 0.4μm 的狭小间隙，称为窦周隙，其内充满血浆，是肝细胞与血液之间进行物质交换的场所。窦周隙内分布有贮脂细胞，细胞质内有大小不等的脂滴，能储存维生素 A 和产生胶原。肝细胞相邻面的质膜局部凹陷，形成微细的管道，称胆小管，胆小管在肝板内也互相连接成网。

（2）肝门管区是相邻肝小叶之间呈三角形或椭圆形的结缔组织区域，每个肝小叶的周围有 3～4 个门管区，其中可见 3 种伴行的管道：小叶间静脉、小叶间动脉和小叶间胆管。小叶间静脉是肝门静脉的分支，管腔较大而不规则，壁薄，内皮外仅有少量散在的平滑肌；小叶间动脉是肝动脉的分支，管径较细，管壁相对较厚，内皮外有几层环形平滑肌；小叶间胆管是肝管的属支，管壁由单层立方或低柱状上皮构成。

5. 简述气-血屏障的组成。

气-血屏障是肺泡内气体与血液内气体进行交换所通过的结构，厚 0.2～0.5μm，从肺泡腔到血液依次分为 6 层：①肺泡表面液体层；②Ⅰ型肺泡细胞；③Ⅰ型肺泡细胞的基膜；④薄层结缔组织；⑤毛细血管基膜；⑥连续毛细血管内皮。

6. 试述精子发生的过程。

①B 型精原细胞经过数次分裂后，分化为初级精母细胞；②初级精母细胞经过 DNA 复制后，进行第 1 次减数分裂，形成两个次级精母细胞；③次级精母细胞迅速进入第 2 次减数分裂，产生两个精子细胞；④精子细胞不再分裂，经过复杂的形态变化，由圆形逐渐转变为蝌蚪状的精子。

7. 简述月经周期子宫内膜的结构变化及其与卵巢的关系。

自青春期开始，在卵巢激素作用下，子宫内膜呈现每 28 天发生一次剥脱、出血、修复、增生的周期性变化过程称月经周期，可分为月经期、增生期、分泌期 3 期。①月经期（黄体退化期）：为月经周期的第 1～4 天，黄体退化，雌、孕激素骤然减少，螺旋动脉持续收缩，内膜功能层缺血、坏死，继而螺旋动脉短暂扩张，血管破裂出血，与坏死脱落的内膜组织一起从阴道排出，形成月经。②增生期（卵泡期）：为月经周期的第 5～14 天，卵泡逐渐生长发育，分泌的雌激素增多，内膜基底层逐渐增生、修复，子宫腺和螺旋动脉增长、弯曲，功能层增厚。此期末卵巢内有一个卵泡成熟并排卵。③分泌期（黄体期）：为月经周期第 15～28 天，黄体形成，在黄体分泌的雌激素和孕激素作用下，子宫内膜继续增厚，子宫腺极度弯曲，腺腔增大，充满含大量糖原的分泌物，螺旋动脉更加弯曲，基质细胞肥大，胞质内充满糖原和脂滴。此期如受孕，黄体即发育成妊娠黄体，继续分泌雌激素和孕激素，使子宫内膜进一步增厚而形成蜕膜；如未受孕，黄体于排卵后 8～10 天开始退化、萎缩，进入下一个月经周期。

8. 比较 3 种毛细血管的结构特点及分布。

毛细血管分为连续毛细血管、有孔毛细血管和血窦，它们的结构特点和分布见附表 3。

附表 3　三种毛细血管的结构特点及分布

	连续毛细血管	有孔毛细血管	血窦
内皮细胞间的连接	有紧密连接	有紧密连接	较大间隙
内皮窗孔	无窗孔	有窗孔，孔上有隔膜	有窗孔，无隔膜
基膜	完整	完整	不完整或缺如
分布	结缔组织、肌组织、外分泌腺、神经系统、胸腺和肺等	胃肠黏膜、肾小球和某些内分泌腺	肝、脾、骨髓和某些内分泌腺等

9. 简述角质形成细胞从表皮深层至浅层的结构变化。

厚皮肤的角质形成细胞从基底层到表面可分为 5 层，其变化反映了表皮的角化过程。①基底层：附着于基膜上，由一层矮柱状细胞组成，胞质呈嗜碱性，分裂增殖可以补充浅层细胞。②棘层：由 4～10 层多边形有棘状突起的细胞组成，相邻细胞的突起以大量桥粒相连。胞质呈弱嗜碱性，含有成束的角蛋白丝。③颗粒层：由 3～5 层梭形细胞组成，细胞核和细胞器均已退化，胞质中出现许多粗大的强嗜碱性颗粒。④透明层：由 2～3 层扁平细胞组成，细胞核和细胞器消失。细胞界线不清，胞质呈强嗜酸性，折光度高。⑤角质层：由数层扁平角质细胞组成，无细胞核和细胞器，细胞质呈嗜酸性，均质状，内充满角蛋白，已完全角化。

第二十一章　人体胚胎学概论

1. 简述受精的定义、过程及意义。

（1）受精的定义：指精子与卵子结合形成受精卵的过程，一般发生在输卵管壶腹部，排卵后 12～24 小时。

（2）受精过程：①获能精子与卵子相遇后，发生顶体反应，释放顶体酶，穿过放射冠和透明带。②精子头侧面细胞膜与卵细胞膜相贴并融合，精子核及胞质进入卵细胞的胞质；同时，发生透明带反应，卵膜下方胞质中的皮质颗粒释放出酶，引起透明带结构和 ZP3 糖蛋白分子发生变化，使透明带失去接受精子穿越的功能，阻止多精入卵和多精受精的发生，保证人类单精受精的生物学特性。③精子的进入激发卵细胞完成第 2 次成熟分裂，形成一个成熟的卵细胞；卵子和精子细胞核分别变成雌原核和雄原核。④两性原核向细胞中部靠拢并相互融合，核膜消失，染色体混合，形成了二倍体的受精卵。

（3）受精的意义：①恢复了细胞二倍体核型；②决定新个体遗传性别；③启动胚胎发育过程。

2. 简述胚泡植入的定义、过程、部位，以及植入后的子宫蜕膜分布。

植入指胚泡进入子宫内膜的过程，植入开始的时间为受精后第 5～6 天，第 11～12 天完成。植入部位多为子宫体和子宫底，以后壁多见。植入时，胚泡内细胞群一侧的极端滋养层首先与子宫内膜上皮接触并黏附，分泌蛋白酶，在内膜溶蚀出一个缺口，然后胚泡陷入缺口，逐渐被包埋其中。胚泡全部植入子宫内膜后，缺口修复，植入完成。

植入的条件包括：①胚泡适时进入子宫腔，胚泡一般应在受精后第 4～6 天进入子宫腔；②透明带及时消失；③母体雌、孕激素正常分泌，使子宫内膜保持在分泌期；④有正常的子宫腔内环境。

植入后的子宫内膜经蜕膜反应后称蜕膜，蜕膜反应包括：①血液供应更丰富。②腺体分泌更旺盛。③基质细胞肥大，富含糖原和脂滴。④内膜进一步增厚。蜕膜分为 3 部分：基蜕膜，位于胚的深面，参与形成胎盘；包蜕膜，覆盖在胚的子宫腔侧；壁蜕膜，子宫其余部位的蜕膜。